网络数字时代的
院前急救管理研究

苏 强 杨 微 著

国家自然科学基金（71432007，71972146）
同济大学上海市管理科学与工程高峰学科   资助

科学出版社

北 京

内 容 简 介

本书主要探讨互联网时代的急救站点选址、救护车配置和指派问题，分别从需求确定情境、随机需求情境和特定情境三个角度研究急救系统的规划和调度。需求确定情境下，主要探讨静态双覆盖急救网络规划方法，提出多时段急救网络再调度模型和算法，以及考虑两阶段救援的站点选址规划方法。随机需求情境下，考虑急救需求的时空随机性影响，开发了救护车配置的优化方法，并提出基于仿真的救护车指派策略优化框架。特定情境下，分别考虑"压床""救护车繁忙率""行驶时间随机"和"多种急救方式"的影响，提出急救网络的规划和调度方法。

本书适合医疗服务管理学者和学生学习参考，同时对医疗卫生相关政府机构和管理者也具有一定借鉴价值。

图书在版编目（CIP）数据

网络数字时代的院前急救管理研究 / 苏强，杨微著. —北京：科学出版社，2021.1
　　ISBN 978-7-03-067572-9

　　Ⅰ. ①网… Ⅱ. ①苏… ②杨… Ⅲ. ①急救-医药卫生管理-研究 Ⅳ. ①R459.7

中国版本图书馆 CIP 数据核字（2020）第 271810 号

责任编辑：陶　璇 / 责任校对：王晓茜
责任印制：张　伟 / 封面设计：无极书装

科 学 出 版 社 出版

北京东黄城根北街 16 号
邮政编码：100717
http://www.sciencep.com

北京虎彩文化传播有限公司印刷

科学出版社发行　　各地新华书店经销

*

2021 年 1 月第 一 版　　开本：720×1000　B5
2021 年 1 月第一次印刷　　印张：17 1/2
字数：350 000

定价：175.00 元
（如有印装质量问题，我社负责调换）

目　　录

第1章　绪论 ……………………………………………………………… 1
　1.1　研究背景 ………………………………………………………… 1
　1.2　研究目的与意义 ………………………………………………… 7
　1.3　研究内容与章节结构 …………………………………………… 12
第2章　国内外院前急救管理现状及研究综述 ……………………… 17
　2.1　国内外院前急救管理模式 ……………………………………… 17
　2.2　院前急救网络资源配置的特点与原则 ………………………… 20
　2.3　国内外急救站选址及救护车调度研究综述 …………………… 23
　2.4　院前急救网络规划理论与模型 ………………………………… 27
　2.5　本章小结 ………………………………………………………… 36
第3章　静态双覆盖急救网络规划 …………………………………… 41
　3.1　问题分析与模型构建 …………………………………………… 41
　3.2　求解算法 ………………………………………………………… 44
　3.3　案例分析与拓展 ………………………………………………… 50
　3.4　本章小结 ………………………………………………………… 56
第4章　多时段的院前急救再调度研究 ……………………………… 57
　4.1　考虑固定"基站"的多时段再调度模型 ……………………… 57
　4.2　不设"基站"的院前急救多时段再调度模型 ………………… 68
　4.3　本章小结 ………………………………………………………… 78
第5章　考虑两阶段救援的急救站选址规划 ………………………… 80
　5.1　问题描述与建模分析 …………………………………………… 81
　5.2　求解方法 ………………………………………………………… 83
　5.3　应用实例——上海市松江区急救站选址规划 ……………… 87
　5.4　本章小结 ………………………………………………………… 92
第6章　基于随机需求的急救网络规划 ……………………………… 95
　6.1　考虑需求空间随机性的期望值随机规划模型 ………………… 95

6.2 考虑需求空间随机性的机会约束规划模型 ·························· 105

6.3 本章小结 ·· 113

第7章 基于急救需求时空随机性的救护车配置优化 ······················ 115

7.1 急救需求时空随机性的定量分析与描述 ·························· 115

7.2 考虑时空随机需求的急救站选址规划问题 ······················ 132

7.3 考虑需求时空随机性的救护车数量配置问题 ···················· 141

7.4 本章小结 ·· 151

第8章 基于仿真方法的救护车配置优化 ································ 155

8.1 仿真优化方法框架设计 ·· 156

8.2 仿真模型的建立 ·· 157

8.3 算法设计 ·· 162

8.4 实验设计与结果讨论 ·· 165

8.5 本章小结 ·· 169

第9章 考虑需求时空耦合性的救护车指派决策优化 ···················· 172

9.1 时空耦合性 ·· 173

9.2 基于马尔可夫决策过程的时空耦合建模分析 ···················· 175

9.3 近似动态规划算法设计 ·· 180

9.4 实例应用与讨论 ·· 182

9.5 本章小结 ·· 186

第10章 考虑"压床"问题的救护车调度规划 ·························· 188

10.1 救护车"压床"现象的相关研究 ································ 188

10.2 基础模型构建 ·· 189

10.3 考虑病情分类的模型构建 ······································ 192

10.4 实例应用 ·· 195

10.5 性能衡量及敏感性分析 ·· 203

10.6 本章小结 ·· 211

第11章 考虑救护车繁忙率的急救网络规划 ···························· 213

11.1 繁忙率研究概述 ·· 214

11.2 考虑救护车繁忙率的概率模型 ·································· 215

11.3 PCLM模型与UBUL模型比较实验 ······························ 220

11.4 PCLM模型在上海中心城区的应用 ······························ 223

11.5 本章小结 ·· 229

第12章 考虑救护车行驶时间随机性的急救网络规划 ···················· 230

12.1 供需关系分析 ·· 231

12.2 行程速度函数刻画随机性法 ···································· 232

12.3　正态分布行驶时间的随机性刻画 ……………………………………241

12.4　本章小结 ………………………………………………………………245

第13章　考虑多种急救方式的网络优化 ………………………………247

13.1　考虑急救摩托车和救护车联合调度的急救网络优化 …………………247

13.2　考虑直升机与救护车联合调度的急救网络优化 ………………………257

13.3　本章小结 ………………………………………………………………270

第1章 绪 论

院前急救是急救医疗服务体系的首要环节，为社会公共安全和人民卫生健康提供基础保障。本章为全书的绪论部分，首先，介绍了院前急救的定义，我国主要城市的院前急救的相关条例，目前我国院前急救存在的问题及互联网和大数据对院前急救的推动作用。其次，针对院前急救的现存问题，提出了本书的研究目的与研究意义。最后，从规划和运营两个层面提出院前急救的研究逻辑，并从确定需求情境、随机需求情境和特定情境三种院前急救场景介绍了本书的结构与内容。

1.1 研究背景

1.1.1 院前急救概述

院前急救是指紧急事故发生时，患者拨打急救电话，急救中心派送救护车及相应医护人员到达事故现场并采取一些现场急救的措施，必要时将患者送达医院急诊室做进一步治疗的过程。它与院内急诊科、重症监护室（intensive care unit，ICU）等相关医疗科室一道组成了完整的急诊医疗服务（emergency medical service system，EMS）体系，是城市应急保障体系的重要组成部分。院前急救医疗服务水平的高低是衡量一个城市公共卫生建设、综合服务能力的重要指标，反映了一个城市的公共管理水平。建立高质量、高效、完善的院前急救服务体系是政府的义务和责任，是社会和谐发展的重要基础。院前急救的整个过程如图1.1所示，首先急救病人通过120电话向急救中心进行呼救，告知自己所处的地址并对病情进行描述，急救中心的受理人员会对该急救呼叫进行详细记录并对急救病人的病情等信息进行评估，决策并调度急救人员和救护车辆。急救人员接到救护指令后和受理人员沟通了解急救病人的情况，然后乘坐救护车并携带相关药品和医疗设备到达指定地点。急救人员到达现场后，首先需要询问了解病人的病史，进行身体排查之后做出初步诊断，并对急救病人进行必要的救治和处理，一般救护车到达现场的时间为15~26min，实际时间会因交通和路况有所变动。在完成对急救病人的初步处理之后，将需要转运的病人安全搬运到救护车上，确定需要转运的医院，并在转运途中对病人进行基本护理和生命体征的监护，最终抵达医院将病人送到急诊室。然后救护车回到急救站待命。以上所述的过程是一个比较完整的院前急救流程。

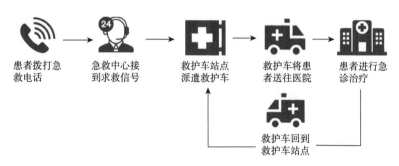

图1.1　院前急救医疗服务示意图

院前急救管理具体涉及实物和服务两个方面。其中，实物具体指参与院前急救的人员（医疗人员和调度人员）、救护车、急救设备等。服务包括院前急救的调度过程、调度人员对伤病者给出建议、急救人员对伤病者的救治、伤病员的转移、院前院内的衔接和整个急救过程中信息的传送。

院前急救不同于其他医疗服务体系，具有时间性、多样性、不可预见性等鲜明特点（邹萍萍，2013）。因此，针对各个城市的院前急救网络进行充分的调研和科学性的规划是迫切及必要的。

1.1.2　我国主要城市院前急救的政府规划及条例

2013年11月国家卫生和计划生育委员会发布《院前医疗急救管理办法》（以下简称《办法》），体现了国家层面对院前急救网络优化的密切关注。《办法》指出应统筹并充分利用有限的区域院前医疗急救资源，避免或减少医院内部二次调度，缩短呼叫反应时间，提高急救效率，《办法》要求设立院前医疗急救网络。院前医疗急救网络以急救中心（站）为主体，按照急救半径和呼叫反应时间，由卫生行政部门确定医院共同组成网络。有条件的地方由急救中心和隶属于急救中心的急救站点组成网络，其他地方由急救中心和医院组成网络。2016年7月，国务院根据《医疗机构管理条例》《全国医疗卫生服务体系规划纲要（2015—2020年）》等规定，制定了《医疗机构设置规划指导原则（2016—2020年）》（以下简称《指导原则》）。《指导原则》制定了我国2020年医疗机构设置规划的主要指标，具体如表1.1所示。

表 1.1 我国 2020 年医疗机构设置规划的主要指标

主要指标	2020 年目标	指标性质
每千常住人口医疗卫生机构床位数/张	6	指导性
医院/个	4.8	指导性
公立医院/个	3.3	指导性
社会办医院/个	1.5	指导性
基层医疗卫生机构/个	1.2	指导性
每千常住人口执业（助理）医师数/人	2.5	指导性
每千常住人口注册护士数/人	3.14	指导性
医护比	1∶1.25	指导性
市办及以上医院床护比	1∶0.6	指导性
县办综合性医院适宜床位规模/张	500	指导性
市办综合性医院适宜床位规模/张	800	指导性
省办及以上综合性医院适宜床位规模/张	1000	指导性

随着国家卫生宣传和急救科普工作的有效进行，市民的卫生和急救意识不断增强，呼叫救护车服务的次数越来越多，对院前急救服务水平的期望和要求也越来越高，我国各大城市的急救医疗系统将面临越来越多的需求和服务压力。为了提升和改善院前急救服务水平，近年来，针对目前急救医疗系统面临的形势和主要问题，各地方政府均提出了一系列指导和改革方案，希望通过这些方案的细化和实施，推进我国急救医疗系统的优化。以下是我国几个主要城市的院前急救系统规划。

1. 上海

2013年至2017年，上海市急救需求业务量以每年10%左右的速度增长，主要原因是人口数量的增加和人口老龄化程度的加重。2013年3月，上海市发布《上海市卫生改革与发展"十二五"规划》，明确提出规划指标，按照每万人口0.25辆救护车的标准配置救护车辆，日常急救中心城区12min到达率92.5%、15min到达率98%；郊区县15min到达率92.5%、20min到达率98%。《上海市院前医疗急救事业发展"十二五"规划》还提出了四个统一管理模式——"建立统一受理平台，探索统一调度模式，构建统一指挥体系，研究统一考核机制"，为上海市急救医疗体系发展奠定了良好的基础。

2016年底上海市卫生和计划生育委员会发布《上海市院前医疗急救事业发展"十三五"规划》，总结了"十二五"期间取得的成绩，并指出了下一步发展的方向和目标。相较"十二五"初期，上海市新增17个站点，院前急救网络布点日趋完善，全市拥有急救分站128个，其中中心城区42个，郊区86个，平均服务半径约为4km，基本达到2~3个街道（乡镇）设置一个急救分站，有效填补急救服务覆盖盲区。全市拥有救护车辆692辆，较"十二五"初期增加100辆，达到每4万常住人口1辆救护车的配置标准；装备质量上，精确性、稳定性、便携性有所提升，同时新增了自动心肺复苏机、血生化血气分析仪、脊椎固定板、楼梯担架等先进设备，达到国内领先水平。取得成就的同时，《上海市院前医疗急救事业发展"十三五"规划》针对当下面临的形势提出了进一步的发展要求。"十三五"期间，上海市各级急救医疗部门按照"统筹规划、整合资源、合理配置、提高效能"的原则，合理确定院前急救服务设施网络规划，并纳入城市总体规划中的卫生设施专项规划。《上海市院前医疗急救事业发展"十三五"规划》明确提出核心指标，"十三五"期间，上海市急救系统应达到站点平均服务半径≤3.5km，救护车辆数量达到每3万人1辆，急救平均反应时间≤12min。

2. 北京

据统计，2010年以来，北京院前急救呼叫量年均增长6.49%，2014年已达72.6万人次，按常住人口计算，平均每百人急救呼叫3.4次。当时，发达国家院前医疗急救服务的呼叫满足率多在95%以上，而2014年北京院前医疗急救服务的呼叫满足率仅达到87.13%。为此，2016年7月北京市第十四届人民代表大会常务委员会第二十八次会议颁布了《北京市院前医疗急救服务条例》（以下简称《条例》）。《条例》明确急救站点要统一规划布局、建设要达到基本标准，同时明确了急救站点组织建设和运行保障的责任主体。《条例》在明确了市、区人民政府的总体责任基础上，提出了主管部门加强队伍建设的具体措施：要求有关部门负责制定院前医疗急救从业人员引进、培养和职业发展规划，建立与院前医疗急救服务特点相适应的医护人员岗位轮转机制和薪酬待遇、职务晋升等激励、保障机制，确保建立稳定的院前急救人员队伍。除此以外，《条例》还规定，院前医疗急救机构应当根据患者情况，遵循就近、就急、满足专业需要、兼顾患者及其家属意愿的原则，将患者及时转运至具有相应急诊抢救能力的院内医疗急救机构，且每辆院前救护车应当配齐包括驾驶员、医师、护士、担架员等在内的急救人员。

3. 深圳

2018年10月1日起，深圳首部急救条例——《深圳经济特区医疗急救条例》（以下简称《深圳急救条例》）正式实施。这部条例是在2018年6月27日举行的深圳市第六届人民代表大会常务委员会第二十六次会议中表决通过的，为深圳的医疗急救带来了新变化。首先，《深圳急救条例》借鉴英美等国及香港、台湾等地区的经验，设立了"医疗救护员"岗位，在非危急重症的情况下，其可以代替医生的部分急救职能。其次，《深圳急救条例》引入了欧美发达国家应用多年的分级调度系统，急救中心接到急救呼叫电话后，先评估患者的病情，危急重症则安排医生出诊，如果病情轻微，可以只安排护士和医疗救护员前往。《深圳急救条例》规定执行院前医疗急救任务的救护车辆应当每辆配备三名以上医疗急救人员,其中至少包括一名医师或者护士、医疗救护员。不仅如此,《深圳急救条例》决定对标发达国家,规定市卫生行政部门应当制订机场、地铁、火车站、汽车客运站、客运码头、口岸等公共场所配置自动体外除颤仪(automated external defibrillator,AED)等医疗急救设备和器材的规划,并鼓励社会力量在人员密集场所按照相关规范配置AED等急救设备和器材。为了鼓励社会力量参与,共同把急救网铺得更大更密,《深圳急救条例》把"指定加入"模式调整为"法定加入"+"主动加入"。各级公立综合医院和符合标准的公立专科医院必须"法定加入";符合标准的非公立医疗机构也可以"主动加入"。

1.1.3 我国院前急救现存问题

在肯定发展成绩的同时,我们也应意识到我国急救医疗系统发展任重而道远。虽然近年来我国院前急救服务得到了较大的提升,但由于发展起步较晚、基础较为薄弱,在满足城市公共安全和市民急救服务需求上仍然存在一定差距,特别是与西方发达国家相比还相对落后。因此,我们必须加快急救网络的科学规划与完善,努力提高急救服务水平,为创建和谐社会提供更加可靠的急救服务与安全保障。

患者对急救医疗服务质量的要求主要体现在急救站点的响应时间及现场急救处理上(顾璇等,2015)。响应及时性直接关系到患者的生命安全,尽快赶到现场给予恰当的医疗处理才能避免悲剧的发生。医学研究表明,心脏骤停的黄金急救时间是发生后4~6min内,呼吸骤停的黄金急救时间是发生后的4~15min内(丁立新和周子春,2011;何春来,2015)。在国际上,纽约的平均急救服务响应时间少于5min,东京约为6min,欧洲一些城市也基本上控制在10min以内(廖茜和乃远福,2016)。就我国目前的情况来看,在响应速度方面很多时候无法满足危重患者的急救需求。而在急救处理上,对比发达国家,我国的急救医疗服务水平还有较大上升空间。

下面分别从系统规划、调度运营及考虑特定情境应用三个方面,总结目前我国院前急救存在的主要问题。

1. **系统规划方面**

院前急救规划方面的重点包含科学的急救站选址和合理的救护车配置两大部分。我国人口数量众多,各个城市区域之间的人口分布和医疗情况参差不齐。为保证有急救需求的病人能被及时送达医院进行救治,需要综合考虑每个地区的居民分布情况、医院分布情况和城区交通状况,合理设置急救站的位置,以求最大限度地覆盖急救需求。而每个急救站应该配置多少辆救护车才能既保证服务的全面性和及时性，又不造成医疗资源的浪费，也是必须考虑的要点。由于我国城市情况错综复杂，急救设施选址和救护车配置问题在数学模型的建立方面还需要进一步的改善，在解决问题的方法上也还需要进一步的改进或继续寻找更有效的方法（罗凤连和郭强，2011）。在急救需求确定的情况下，如何综合考虑急救响应速度和急救成本，应用科学的数学模型来进行急救站的选址和救护车配置是亟待解决的问题之一。此外，在急救需求存在时空变换的情况下，急救需求具有一定的随机性，这使问题变得更加复杂，因此，救护车的配置与指派需要具有一定的灵活性以适应急救需求的随机变化。

2. 调度运营方面

院前急救运营的重点在于救护车调度管理。现阶段我国很多城市的调度工作程序基本为在呼救者发出呼救信号后，先由急救中心接受并响应，在充分了解患者的情况后，将患者的情形转述给距离患者最近的医院，医院接到信息后派出120救护车前往现场，再将患者以最快速度运回医院的急救科（高红梅，2018）。但是，救护车的调度阶段应该不仅包括将救护车调度到患者处，再将患者送往医院的过程，还应包括救护车返回急救站点的过程，这样才能形成一个完整的循环链。然而这一点，却经常被研究者和管理者忽略。除此以外，在实际情况中，救护车数量有限，各个患者的病情也各有差异，且在不同时间段内救护车所面临的路面交通情况也有所不同。如果救护车调度不能根据实际情况变通，则会造成服务响应时间增加，导致急救病人的生命受到威胁。因此，我国在救护车调度方面应该探索更加科学有效的解决方案，考虑各种实际因素及其叠加效果，尝试建立更加科学和符合实际的调度规则，以提高急救服务的响应性。

3. 考虑特定情境应用

在院前急救任务的实施过程中，除了急救站选址、救护车配置和救护车调度几大热点问题以外，还有很多在特定情境下需要考虑的特定问题。例如，医院的急救中心因为资源不足造成的救护车压床问题；考虑救护车繁忙率的配置优化问题；考虑救护车与摩托车等其他救援设备搭配的协同救护问题等。只有将这些特定情境全面考虑起来，我国才能建立更加完备和符合实际需求的院前急救网络管理体系。

1.1.4 互联网时代下的院前急救管理

进入21世纪以来，以"大数据""人工智能"为标志的新兴科技对社会的方方面面产生了前所未有的影响。我国也积极加入了建设"智慧城市"的浪潮中（赵大鹏，2013）。2015年，国务院印发了《国务院关于积极推行"互联网+"行动的指导意见》，"互联网+"上升至国家战略高度。公共医疗服务作为政府城市治理的重要组成部分，关乎百姓民生，在大数据时代背景下经历了巨大的变革。在医疗方面，信息化建设问题已纳入"十三五"医药卫生体制改革任务中。以信息化建设为重点，要求构建规范的监督管理体系，即通过信息化的手段来推进医疗、医保、医药"三位一体"的综合监督、管理和指导。通过不断强化医药卫生各个领域和上下环节的数据采集、信息共享和业务协同，推动社会远程医疗的深入应用和高效发展。

院前急救作为智慧医院系统的关键环节，需要实时感知每名伤病员的位置和需求，充分利用急救资源的服务能力，在各种复杂情境下实现急救需求的快速响应。在大数据时代，科学规划急救网络站点布局成为院前急救研究领域的热点，全球定位系统（global positioning system，GPS）、地理信息系统（geographic information system，GIS）等地理信息技术为院前急救的快速调度提供了保障（向珍君等，2013；康万里，2007）；同时，大数据技术使合理预测潜在急救需求、探索院前急救运营新模式成为可能。不仅如此，在互联网的帮助下，合理构建院前急救的配置也同样得以实施，在获取伤病员地理位置信息、生命体征状况和既往健康数据的基础上，可以实现高效与伤病员对接，科学指定适合（地理位置、车载设备、人员年资、人员构成等）的救护车执行任务（谢明等，2018）。除此以外，人脸识别技术的应用及医疗急救平台的建设则实现了院前治疗和院内治疗的有效衔接，优化了急救诊疗链，从而使患者获得及时有效的治疗（毛晓东，2017）。

总而言之，互联网的应用能够帮助医护人员更快更详细地了解患者信息，完成数据采集，做出急救决策；而大数据的应用能够帮助我们完善和建立更科学的数学模型，找到更符合实际情况的解决办法，为院前急救的优化提供了更多的可能。

1.2 研究目的与意义

1.2.1 研究目的

院前急救作为急救医疗服务系统的首要环节，其医疗服务水平的高低是衡量一个城市公共卫生建设、综合服务能力的重要指标。服务响应的及时性是衡量院前急救服务水平的重要指标，救护车需要尽快到达现场，对患者进行及时、恰当的医疗处理，从而降低患者的死亡率、伤残率，提高患者愈后的生活质量。提高急救服务的响应及时性需要合理布局急救站点，配置适当数量的救护车，并科学地指派救护车完成急救任务。

院前急救资源的优化配置，关系着院前急救资源效能的发挥，决定着急救中心急救能力的发挥，对满足急救服务需求、实现现代化城市发展具有重要意义。制定良好的急救网络发展战略，进行合理规划，高效应对院前急救需求，对突发事件进行有效救援，都需要对院前急救资源进行优化配置并制定科学合理的管理策略。

本书从系统规划和调度运营两个层面对院前急救的科学管理进行理论和实证研究。在系统规划层面，分别考虑确定性需求和时空随机需求情况下的急救站选址和救护车配置问题，建立相应的确定模型、随机规划模型、仿真优化模型和动态规划模型（Su et al.，2015）；在调度运营层面，考虑需求固定和随机情况下的救护车指派问题；在考虑患者随机因素的基础上，设计不同的调度策略，进行分时分阶段的动态调度（Naoum-Sawaya and Elhedhli，2013）。本书旨在探索适用于急救医疗领域的选址和资源配置方法，为相关的理论研究者提供新的视角和思路，为相关管理决策者提供更有效的方法工具。

具体的研究目标概括如下。

（1）需求确定情境下的急救网络规划与调度。在需求确定情况下，以最小化急救社会总成本为目标，对静态双覆盖急救网络进行规划。在多时段调度策略指导下，分别考虑救护车固定基站和不固定基站两种情况，对静态急救网络进行改进设计。提出"站点—患者—医院"的两阶段调度模型，优化原有的静态急救网络。

（2）随机需求情境下的急救网络规划与调度。总结急救需求发生的内在规律，为急救需求空间随机分布提供一种科学有效的定量描述方法。在此基础上，开发救护车配置优化的模型方法，该模型方法优化得到的配置方案在急救需求时空随机性影响下能够保持一定的有效性和可靠性。开发一种更加系统、科学的救护车指派策略，该指派策略在满足当前需求响应及时性要求的同时，兼顾对后续需求响应及时性的影响，从而做出系统最优的救护车指派安排。

（3）考虑特定情境的急救网络规划与调度。结合实际需求并考虑非常规的急救情景，对院前急救模型进行不断拓展和完善。考虑不同病情的患者压床时救护车的调度和规划；考虑救护车繁忙率和行驶时间随机等因素的急救网络规划和优化；引入摩托车和直升机作为辅助救护工具，建立摩托车和救护车或直升机和救护车配合使用情况下的急救网络的规划与调度优化。

1.2.2　理论意义

本书主要关注互联网时代下的急救站点选址、救护车配置和指派问题，探索适用于急救医疗领域的选址和资源配置方法，并且注重配置方案的有效性，使理论研究更适合于实践应用，为急救中心管理者提供规划层面选址与配置优化的理论依据。本书通过对当前整个院前急救领域研究进行梳理，对院前急救各个方面进行系统研究，根据实际情况选择不同的优化目标，在大数据的支持下进行分析求解，丰富了当前院前急救优化模型和求解方法，也为整个院前急救领域提供了多角度的研究探索。

1. 需求确定情境下的急救网络规划与调度

静态双覆盖急救网络规划中，在经典双覆盖模型基础上引入成本效益分析，创新地提出最小化急救社会总成本的目标函数，该目标函数包括病人的时间损失成本和急救站点的运营支出成本，并设计适用于急救网络规划问题的改进蚁群算法求解模型。多时段院前急救再调度中，创新地提出基于最大期望覆盖选址问题（maximum expected covering location problem，MEXCLP）模型的多时段再调度模型，以急救站空闲救护车为再调度对象，以不同时间段为再调度触发要件，运用"繁忙系数"计算延迟成本和再调度成本。此外，基于传统的实时再调度模型，本书提出不固定基站的救护车多时段实时再调度模型。一个急救任务的全过程拟合了随时间变化的急救需求、交通速度及繁忙率等因素。本书采用遗传算法求解模型，并利用ArcGIS软件拟合院前急救需求的时空分布热度图。两阶段院前急救优化中，本书以最小化总成本和救护车时间为目标，建立混合整数规划模型，解决急救站点的位置和车辆分配，以及患者伤情和医院水平相匹配的问题。

2. 随机需求情境下的急救网络规划与调度

在考虑随机需求的急救网络规划中，本书将静态模型中的呼叫需求设定为随机参数，分别建立蒙特卡洛方法和机会约束规划两种模型，通过转化为确定性等价类进行求解，并使用实际数据验证这两种模型的鲁棒性。基于机会约束规划的救护车配置优化中，本书采用高斯混合模型（Gaussian mixture model，GMM）对急救需求的空间、时间和空间-时间三个维度进行定量描述，并基于此建立急救站选址覆盖模型和救护车选址和数量配置优化模型。急救站选址覆盖模型引入具有服务优先级的多站点覆盖思想，降低患者长时间等待风险，应用机会约束规划求解。救护车选址与数量配置优化模型中预先给定急救站繁忙率，从而对比不同空间随机分布下配置方案的绩效。基于仿真的救护车配置优化模型将救护车繁忙率视为模型的输出，使之更接近于现实应用情况。本书采用基于高斯过程理论的随机搜索算法，将其与仿真模型整合，通过迭代搜索寻找最优配置数量。考虑需求时空耦合性的救护车指派决策优化，开发基于系统状态的救护车指派策略。同时考虑选址与救护车配置决策，建立救护车指派决策的动态模型，应用基于决策后状态的近似动态规划（approximate dynamic programming，ADP）算法来求解最优策略。

3. 考虑特定情境的急救网络规划与调度

考虑"压床"问题的救护车调度规划中，在现有模型基础上，考虑到病情分类，本书运用排队论及相关理论进行数学建模和实证研究。考虑救护车繁忙率及行驶时间随机的急救网络规划中，建立考虑救护车服务能力和站点服务顺序的概率模型，从而降低模型预设繁忙率和实际繁忙率之间的误差，提高模型分析的精度和效率。考虑交通堵塞对救护车行驶速度的影响，将救护车在固定两点间行驶的时间设定为概率分布，这使得模型分析结果更加符合实际。在救护车和摩托车或直升机联合调度的急救网络优化中，考虑摩托车不受交通拥堵影响和直升机的快速通勤能力，本书通过建立数学模型定量分析了联合救护模式的成本和效率问题。

1.2.3   实际意义

相对于传统的医疗服务来说，院前急救服务是一个较为特殊的分支。病人对医疗服务质量的需求主要体现在急救站点的反应时间及现场急救上。急救站点的响应速度是院前急救的关键要素，如果急救站点和救护车数量的分布较为合理，从病人呼叫到救护车抵达现场的响应时间将得到一定的改善，每一分钟的节约，都将给病人后续的急救和治疗带来巨大的益处。医学研究表明，心脏骤停后的4~6min是"救命的黄金时间"，超过6min后人类大脑细胞将大规模坏死且不可逆，起死回生的希望渺茫（郑进，2012）。因此，在最短的时间内实施对患者的有效院前急救，是院前急救的核心任务和首要目标，也是专家学者深入思考的议题（陈晓松和沈洪，2012）。作为一个拥有14亿人口的大国，我国的灾难事故、意外事件时有发生，严重危害了人民的生命安全。因此，如何更有效地运营院前急救网络体系具有重要的现实意义。

从城市治理的角度而言，包含院前急救在内的急救医疗服务是政府公共卫生职能之一，也是政府服务百姓、关切民生的重要方面（裘云仙，2008）。如何去合理调度医疗急救资源、提高院前急救水平，也是相关职能部门所关注的议题。进一步优化院前急救医疗资源配置，加快急救医疗信息化水平，需要社会各界的通力协作与配合（唐皇凤，2018）。本书致力于为急救中心管理者提供系统规划层面的急救站选址与救护车配置优化的理论依据，并注重理论在实际生活中的运用，能够为运营层面上救护车的指挥调度提供决策支持。下面仍然分三个方面总结本书研究的实际意义。

1. 需求确定情境下的急救网络规划与调度

在静态双覆盖急救网络规划中，本书通过基于上海市的实证分析得出，相较于优化之前的配置方案，优化后的急救资源配置方案的目标函数总成本下降了8.5%，每年预计能节约逾800万元人民币；通过增加备选站点，尤其是将社区地段医院纳入可选急救站点后，能大幅度提升服务水平，降低延误时间，节约急救网络总运营成本。在多时段院前急救再调度中，在救护车固定基站的情况下，优化后的救护车调度方案能为院前急救系统节省4.42%的运营成本，网络双覆盖率增加3.19个百分点；将救护网络中的站点增加到23个时，院前急救运营成本将大幅减少58.56%，网络单覆盖率和双覆盖率将分别增加至94.26%和86.61%。在救护车不固定基站的情况下，优化后的日均运营总成本降低了23.56%，平均服务延迟时间减少0.74min，12min内救护车响应率提升8.13个百分点。两阶段院前急救优化中，通过非支配排序遗传算法（non-dominated sorting genetic algorithm-Ⅱ，NSGA-Ⅱ）算法求得8个最优帕累托解，并采用3个指标来衡量每个帕累托解与理想解之间的距离。解3的方案与理想解的三个指标距离最小，效果最好，其总投资成本为1030万元，总时间为237 307.4min。最后将具体的需求点和急救站点及送往医院进行详细分配。

2. 随机需求情境下的急救网络规划与调度

在考虑随机需求的急救网络规划中，期望值随机规划模型给出的规划方案比静态模型增加了两个急救站点，在降低服务延误时间和提升双覆盖率上表现更好。随机规划模型提出的急救网络规划决策有较高的鲁棒性，更能应对实际就医人数的波动，面对不同情况时机会约束规划模型所给出的决策平均服务延误损失成本更小。基于机会约束规划的救护车配置优化中，高斯混合模型聚类方法能够准确描述（预测）近80%的急救需求发生位置，正态分布能够较好地描述每天需求数量的波动情况。急救需求空间分布的随机性会显著影响救护车选址配置方案的真实绩效水平，本书提出的基于高斯混合模型的选址和救护车配置方案能够在大多数情况下满足模型的约束要求，显著减少救护延误的情况和救护车的配置数量，降低响应时间和总运营成本。基于仿真的救护车配置优化模型能够更加准确地刻画救护车的真实繁忙率，相应地可以提高救护车的利用效率，减少不必要的救护车配置，从而降低总成本。此外，考虑需求时空耦合性的救护车指派决策优化，应用基于系统状态的指派策略能够显著减少救护延误时间和延误次数。

3. 考虑特定情境的急救网络规划与调度

基于"压床"的救护车调度规划中，我们考虑两类病人：救护车病人和自行前往病人，根据病人需求将医院分为高水平医院和普通医院。优化后四家医院的实际调度概率分别为34.99%、30.38%、22.20%和12.43%，中心医院的病人数量相较之前有明显下降；中心医院救护车病人的等待时间从原来的1.0180h和1.3080h减少到了0.2296h和0.2688h，起到了救护车分流作用（具体参见第10章）。考虑救护车繁忙率的急救网络规划中，通过概率能力选址模型（probabilistic capacitated location model，简称PCLM模型）求解得到的急救网络可以比现实网络节省4个急救站点（具体参见第11章）。在考虑救护车行驶时间随机性的急救网络规划中，我们选取上海市杨浦区5条路径进行测试，88%的路段-路径行驶时间标准差小于5min，时变路网具有良好的可靠性（具体参见第12章）。本书创新性地提出使用摩托车配合救护车和直升机配合救护车进行院前急救的服务模式。增加摩托车作为急救交通工具，在上海市松江区的实证分析中，需求覆盖率提高了5.15个百分点，总成本降低了24.49%（具体参见第13章）。

1.3 研究内容与章节结构

1.3.1 研究逻辑解析

本书主要研究网络数字时代的院前急救管理问题，研究逻辑主要分一般情境和特定情境两个层面进行考虑，详细内容如图1.2所示。

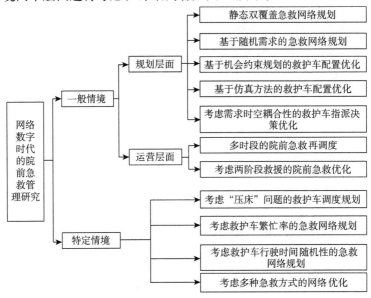

图 1.2 研究逻辑解析

一般情境主要分为规划和运营两个层面：①规划层面的急救网络布局。从急救需求确定的情况入手，建立静态确定性模型，规划急救网络；接着考虑急救需求随机的情况，建立随机需求的期望值和机会约束规划模型，对急救网络进行布局优化。并建立了随机规划模型和仿真模型，对救护车数量配置进行优化，最后考虑急救需求的时空耦合性，对救护车指派决策进行优化。规划层面的急救网络设计需要解决两个问题：一是如何从众多的候选急救站点中挑选出合理的急救站点，达到院前急救覆盖率、病人等候时间、单辆救护车服务人口数等服务指标的预设目标。二是为上述选定的急救站点配备合适数量的救护车，并制定高效的救护车指派决策，在尽量满足当前需求响应性的同时考虑后续需求的响应性。②运营层面的动态急救资源调配。使用确定性模型获得的急救网络布局在规划层面能够提供设计规划的思路与方向，但在具体急救服务运营中缺乏一定的灵活性。由于患者呼叫的不确定性与突发性，管理者需要考虑随机因素，对现有急救资源进行及时调配来随时提供最优的覆盖水平。因此，要设计不同的调度策略，如分时调度和多阶段调度，使模型能更好地解决实际问题。分时调度策略将一天划分为多个时段，根据每个时段的急救需求对救护车进行实时调配；多阶段调度策略将急救过程分成"站点—患者—医院"这样的两个阶段，分阶段考虑，并统筹优化整个调配过程。

特定情境中将院前急救模型与实际运营中的情况相结合，是对实际的拓展和应用。建立考虑病情分类的压床-救护车调度模型，基于"压床"情况对救护车进行调度规划。考虑救护车繁忙率及行驶时间随机，对急救网络进行规划。引入摩托车和直升机作为辅助工具，和救护车配合使用，对救护车和摩托车、直升机和救护车联合调度的急救网络进行优化。

1.3.2 研究结构

围绕院前急救管理的相关问题，本书主要分为4大部分，具体从13个章节进行探索研究并展开实证分析，章节结构图如图1.3所示。

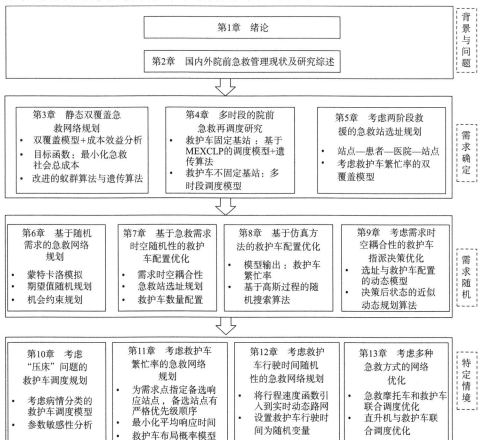

图 1.3 章节结构图

第一部分由第1、2章构成，主要介绍院前急救管理的背景与问题。第1章绪论包含研究背景、研究目的和意义，以及研究内容和章节结构。从院前急救概述、我国与主要城市院前急救的政府规划及条例、我国院前急救现存问题和互联网时代下的院前急救管理四个方面阐述研究背景；阐述研究目的、理论意义和实际意义；最后从运营和规划两个层面解析研究逻辑，并概括介绍整体研究框架及各章节主要研究内容。第2章根据收集到的中英文文献、资料、新闻报道及相关政策规定，分析了国内外院前急救管理现状。从急救网络布局、救护车选址与配置、救护车派车调度规则三个方面对相关的理论、模型和方法进行系统展示和说明，为后续研究的展开作铺垫。

第二部分由第3~5章构成，研究需求确定模型在院前急救管理中的应用。第3章研究静态双覆盖急救网络规划。在经典双覆盖模型基础上引入成本效益分析，提出最小化急救社会总成本的目标函数（急救服务损失总成本+急救站点的运营支出总成本）。模型一方面将病人的等待时间列为关键的待优化因素之一，体现了以患者为中心的服务理念，另一方面在目标函数中加入急救网络建设的基础设施成本，以期达到服务水平与成本支出的平衡。设计适用于急救网络规划的改进蚁群算法求解模型，并将改进算法与遗传算法和经典急救网络规划模型比较，验证模型的有效性和优越性，最后根据优化结果给出相应的管理启示。第4章是多时段的院前急救再调度研究。在救护车固定基站的情况下，建立基于MEXCLP的院前急救网络多时段调度模型，设计基于遗传算法的院前急救网络调度算法，并比较该算法与精确求解器Gurobi的求解结果。通过案例验证模型的可靠性，并运用ArcGIS热度图分析作为案例的辅助分析工具。在救护车不固定基站的情况下，建立不设"基站"的院前急救多时段调度模型，采用CPLEX求解器验证模型的有效性。第5章是考虑两阶段救援的急救站选址规划。本书设置两个目标：最小化总投资成本和最小化救护车服务总时间，并建立混合整数规划模型。通过模型解决急救站位置、车辆分配及患者伤情和医院水平相匹配的问题。采用精确的ε-约束法求解小规模问题，并设计启发式算法NSGA-Ⅱ，有效解决文中的大规模问题。

第三部分由第6~9章构成，主要探索需求随机模型在院前急救管理中的应用。第6章是基于随机需求的急救网络规划。基于不确定的急救需求，本书将静态模型中的需求设定为随机参数，并通过两种方法求解。一是建立蒙特卡洛方法模型，并转化为确定模型进行求解，蒙特卡洛方法能进一步降低由服务延迟导致的损失成本；二是将需求数量设为服从一定正态分布的随机变量，建立机会约束规划模型，并将其转化为确定型等价类求解。第7章是基于急救需求时空随机性的救护车配置优化。首先，从空间维度、时间维度和空间-时间维度三个方面对急救需求的随机性表现特征进行分析，提出基于高斯混合模型的急救需求空间分布定量描述方法。基于此，建立考虑急救需求时空随机性的急救站选址覆盖模型，引入具有服务优先级的多站点覆盖思想，以降低患者长时间等待的风险，应用机会约束规划的方法对随机模型进行求解。然后，建立救护车选址与数量配置优化模型，对比不同空间随机分布假设下获得的配置方案，并探讨站点繁忙率对配置决策的影响。第8章是基于仿真方法的救护车配置优化。仿真模型没有预先设定救护车的繁忙率，而是将救护车繁忙率视为模型输出，这更接近于现实情况。为获得最优的配置方案，本书采用基于高斯过程的随机搜索（Gaussian process-based search，GPBS）算法，并将其与仿真模型整合，通过迭代搜索寻找最优配置数量。第9章是考虑需求时空耦合性的救护车指派决策优化。针对需求时空耦合的影响，开发基于系统状态的救护车指派策略。首先建立救护车指派决策的动态模型，在该模型中同时考虑选址与救护车配置决策，其次应用基于决策后状态的近似动态规划算法来求解最优策略。

最后一部分由第10~13章构成，主要展示院前急救模型与实际结合的拓展模型和相关应用。第10章是考虑"压床"问题的救护车调度规划。基于现有急救模型和排队论等相关理论，本书建立考虑病情分类的压床-救护车调度模型。根据真实案例中的历史数据了解救护车调度和需求现状，不断改进模型，确定模型参数，优化救护车调度策略。对相关参数进行敏感性分析，分析参数对服务性能的影响，调整急救资源以达到期望的服务水平。第11章是考虑救护车繁忙率的急救网络规划。研究救护车繁忙率这一因素时，本书建立了考虑救护车服务能力和站点服务顺序的概率模型——PCLM模型，该模型大大降低了救护车预设繁忙率和实际繁忙率的误差，减少了所需布局的救护车数量。第12章是考虑救护车行驶时间随机性的急救网络规划。救护车在行驶过程中受交通状况影响其行驶时间会出现波动性，采用行程速度函数和时间正态分布两种方法来刻画时间的随机性，并研究这种随机性对急救网络规划的影响。第13章是考虑多种急救方式的网络优化。引入急救摩托车和直升机作为辅助救护工具，和救护车联合使用，并比较引入急救摩托车、直升机前后系统的成本和服务水平的综合优化效果。

参 考 文 献

陈晓松，沈洪. 2012. 中国"急救"史论（系列）之十一中国"院前急救"历史的简溯. 中国急救医学，32（1）：91-93.

丁立新，周子春. 2011. 在中学生中定期开展急救培训的思考. 中华预防医学会少儿卫生分会第九届学术交流会、中国教育学会体育与卫生分会第一届学校卫生学术交流会、中国健康促进与教育协会学校分会第三届学术交流会论文集，1040-1042.

高红梅. 2018. 现阶段我国120急救指挥调度中存在的问题. 放射与影像，（3）：168.

顾璇，解炯，张文超，等. 2015. 上海 12.31 踩踏事件应急救援的反思. 中国急救复苏与灾害医学杂志，（7）：671-672，674.

何春来. 2015. 关于院外心肺复苏几点思考. 中华灾害救援医学，3（006）：359-360.

康万里. 2007. 空间分析方法在中国结核病分布和 120 急救系统中的应用. 太原：山西医科大学.

廖茜，乃远福. 2016. 国外院外急救最新进展及启示. 中国急救复苏与灾害医学杂志，11（9）：926-929.

罗凤连，郭强. 2011. 急救中心选址及其配车问题研究. 计算机工程与应用，47（28）：241-244，248.

毛晓东. 2017. 人脸识别系统在医疗行业的应用与前景. 中国安防，（9）：40-44.

裘云仙. 2008. 公共管理视角下现代院前急救体系的建构. 济南：山东师范大学.

唐皇凤. 2018. 社会主要矛盾转化与新时代我国国家治理现代化的战略选择. 新疆师范大学学报（哲学社会科学版），39（4）：7-17.

向珍君，范达，雷燕妮，等. 2013. 基于地理信息系统（GIS）的急救站设置研究. 医学信息学杂志，34（1）：25-29，50.

谢明，梁红璇，张亮. 2018. 建立"互联网+"智慧院前急救模式的探讨. 灾害医学与救援（电子版），7（1）：1-3.

闫志明，唐夏夏，秦旋，等. 2017. 教育人工智能（EAI）的内涵、关键技术与应用趋势*——美国《为人工智能的未来做好准备》和《国家人工智能研发战略规划》报告解析. 远程教育杂志，35（1）：26-35.

赵大鹏. 2013. 中国智慧城市建设问题研究. 长春：吉林大学.

赵绪帅，赵文君. 2017. 基于互联网的医疗服务与监管研究. 现代交际，（17）:197.

郑进. 2012. 谈救命的黄金时间. 医学与哲学，33（9）：66-67.

邹萍萍，龚纯贵，邹建锋，等. 2013. 我国院前急救体系面临的困境及对策分析. 卫生软科学，27（10）：616-618.

Naoum-Sawaya J，Elhedhli S. 2013. A stochastic optimization model for real-time ambulance redeployment. Computers & Operations Research，40（8）：1972-1978.

Su Q，Luo Q Y，Huang S H. 2015. Cost-effective analyses for emergency medical services deployment：a case study in Shanghai. International Journal of Production Economics，163：112-123.

第 2 章 国内外院前急救管理现状及研究综述

院前急救管理模式的构建及急救网络资源合理配置是高水平急救服务不可缺少的重要环节。本章将围绕院前急救在国内外的管理现状及研究情况展开细致的评述，具体分为国内外院前急救管理模式、院前急救网络资源配置的特点与原则、国内外急救站选址及救护车调度研究综述，以及院前急救网络规划理论与模型四部分，以期读者能更好地把握该理论并将该理论应用于院前急救管理的实践中。

2.1 国内外院前急救管理模式

近年来，随着社会现代化进程的加快，急救服务供给与需求的失衡问题越发突出。院前急救是急诊服务体系的一个子系统，是急救过程中的第一个环节，也是后续院内急救的基础。院前急救的目的在于挽救患者生命，是使病患生命得以维持、为院内急救赢得抢救时间和治疗条件的重要环节。可以说，能否对急危重症病患实施及时、有效的救治，是反映一个地区经济、文化、医疗卫生发展水平的重要指标之一。

院前急救的四大职能任务包含：急危重症患者的院前急救任务、突发公共事件的应急医疗救援任务、大型社会活动的医疗保障任务、院前急救知识和技能的社会普及培训任务。

开展院前急救工作是现代急救医学的必然要求。以"快速反应、有效救治"为服务理念的院前急救服务体系，不仅是现代社会医疗保障体系的一部分，也是现代社会安全保障体系的重要组成部分，在发生突发灾害性事故时，能够最大限度地降低人员的伤亡和损失。因此，院前急救是急救医疗服务体系的重要起点。

2.1.1 国外院前急救管理模式

由于国家体制不同，院前急救管理和运行机制也不尽相同，发展程度有快有慢。目前，发达国家的急救网络体系经过了长期的发展和磨合，已经形成了较为完善的体系，值得我们学习和借鉴。以下就一些发达国家的急救网络体系做简要介绍。

1. 美国——扁平化的院前急救网络体系

美国的急救网络实现了急救、消防、警察各部门间的应急联动机制，全国共用一个号码"911"。由"911"接警后，根据突发事件的规模大小和严重程度派遣相应人员前往救助。美国的院前急救网络由国营急救站和私营急救站组成，急救半径为2.5~4km，能够保证在5min内响应呼叫。美国的院前急救网络体系以应急管理中心为核心，以各地方政府紧急事务管理署为节点，形成一个扁平化的院前急救网络，实行纵向、横向交叉管理。

2. 日本——消防部门兼管的院前急救网络体系

由消防部门承担院前急救任务是日本急救网络体系的特色。日本急救电话使用消防的"119"。日本的院前急救网络主要由以下机构组成：急救中心、定点急救医疗机构、急救站、假日与夜间急诊站等。

日本消防部门兼管的院前急救服务体系是由日本特殊的地理环境决定的。在日本，地震、台风、火山等自然灾害发生频繁，因此，灾后急救是政府非常关心的问题，把急救服务网络纳入"119"消防系统的做法也由此产生。消防系统布点密、范围广，能够在最短时间内做出反应。接受过培训的消防员能够在第一时间运用所学的医学知识，及时地将伤病员转送到相应的医院，必要时也可以做出初步的诊断和救治。

由消防部门兼管的院前急救网络的优势在于可以充分利用现有的消防网络资源，较为便捷地建立科学高效的急救网络。消防网络将各个医疗单位和急救机构有机串联起来，构成一个完整的服务网络，充分体现了"统一指挥、统一调配、快速反应"的枢纽作用，有效地开辟了绿色生命通道，缩短了急救服务半径，使危重病患能在最短距离、最短时间内得到救治，将危害与损失降至最低。

3. 德国——以医疗机构为主体的立体院前急救网络体系

德国的院前急救网络由各个地方红十字会和地方政府领导，由医疗机构承担院前急救任务，全国使用"112"急救电话号码。德国的市、县均设有急救指挥中心，指挥中心接收病人的呼叫，与急救站联系。同时，各级指挥中心之间也互相联网，从而形成了覆盖全国的急救网络，在呼叫发生后，救护车能保证在7min内赶赴现场进行急救处理。德国的空中立体救护水平也处于世界领先地位。截至2019年，德国境内共有75个直升机救护基地，规定急救任务的半径约为50~70km，几乎覆盖了德国98%以上的领空。

发达国家的院前急救网络建设有许多值得学习和借鉴的特点与方法。总体来说，这些国家的突发公共卫生事件应急医疗救治体系相对健全和完备，院前急救网络与整个社区、城市和医院密切联系，从而形成了较为完整的院前急救网络体系。

2.1.2　国内院前急救管理模式

20世纪50年代以来，我国也开始逐步重视急救网络的建设。目前我国的急救网络体系，根据类型划分，主要可以分为独立型、依附型、依托型和指挥型。

（1）独立型120院前急救网络中，急救中心由当地卫生行政部门领导，院前急救网络的管理和运行完全独立。急救中心具有法人资质，是专门从事院前急救的医疗单位。急救中心内部的车辆、通信、设备、物资储备由急救中心完全独立管理，医、护、驾驶人员的人事关系、薪酬劳务由中心自行管理，急救中心财务管理实行独立核算。独立型院前急救网络具有独立性强、组织完善、指挥灵敏和专业化程度高等特点，但由于财务独立核算，通常政府给予的扶持力度较小，一定程度上制约了院前急救网络的发展和深入完善。

（2）依附型120院前急救网络中，急救中心是在当地卫生行政主管部门的领导下具有独立法人的单位，是一个相对独立的机构。卫生行政主管部门把急救中心设在一所综合医疗服务水平较强、地理位置好的三甲综合医院内，由卫生行政主管部门和医院共同管理，急救中心内部的车辆、通信、设备、物资储备由所在医院进行调配管理，医、护、驾驶人员的聘用、薪酬和医院挂钩。依附型120急救网络对挂靠医院的管理水平要求较高。

（3）依托型120院前急救网络中，本地区卫生行政部门完全将本地院前急救任务交付于一个医院进行管理，此类急救网络多见于小型城市和乡镇。依托型120急救网络实质上并不是完整的急救网络，只是依靠几家医院辐射需求区域，急救服务半径大，抢救效率不高是此类急救网络的弱点与弊病。同时，由于急救站点本身不是独立的法人单位，而只是医院的一个部门，在发生突发公共事件时，往往难以有效应对，更难以发挥网络互联协同的优势。

（4）指挥型120急救网络中，急救中心由当地卫生行政部门领导，急救中心具有法人资格，但仅具有院前急救的指挥调度权，车辆、通信、设备、物资储备、急救人员都属于医院所有，一定程度上缺乏管理力度，相对来说，容易发生指挥失灵的情况。

我国的院前急救网络建设起步较晚，体系也欠完善，人口老龄化的加剧与突发事故的增加使得对急救服务的需求日益上升，亟待学术界与政府机构共同努力，提升目前的院前急救服务能力与水平。

2.2 院前急救网络资源配置的特点与原则

2.2.1 院前急救网络资源配置特点

院前急救网络资源配置优化问题主要解决的是急救站点的选址和救护车的分配问题。资源配置是指根据社会需求，组织劳动力、物资资料、资本、设备等生产要素。在社会经济发展过程中，对于人们的需求来说，资源经常会在相对程度上表现出稀缺的特点，因此，要求人们对相对稀缺且有限的资源进行合理配置，达到耗费最少的资源，生产出最适用的商品和劳务，获取最佳效益的目的。不同于传统资源配置问题，院前急救网络资源配置问题具有以下特点（马燕平，2013）。

1. 突发性

院前急救网络的第一大特点为突发性。急救服务，顾名思义是指紧急情况下施以的救治服务，各种急症在人们预料之外或始料不及的情况下突然发生，如急性心肌梗死、某些急性中毒、大动脉损伤破裂出血、重要脏器损伤甚至是灾难事故等，有时是分散的、有时是集中的，有时是少数的、有时是成批的。

2. 时间紧迫性

抢救时间最能体现出紧迫性特点，挽救生命的"黄金时间"往往只有短短几分钟，这就要求急救机构接到呼救时，车与人必须即刻出发，到达现场立即进行抢救处理，再根据抢救后的情况采取立即运送或就地监护治疗的相应措施，充分体现出"时间就是生命"的急救医学原则。否则，即使院内设备条件再先进、救治水平再高超，也不可能起死回生。院前急救服务资源配置对时效性要求非常高，必须在最短时间内，快速响应病患的呼叫需求。在研究院前急救问题时，目标函数常常基于这一特点建立，这在本书后面的章节中也有所体现。

3. 不确定性

从整个院前急救网络来看，其运营环境具有很强的不确定性。在日常运营过程中，许多因素可能会随着时间的迁移而变化，如需求数量、病人何时呼救、呼救患者的病情严重程度、重大事故或灾害何时发生、城市交通拥堵情况等。此外，救护车在实际运营中可能还会出现"压床"现象，即医院无法提供后续治疗（如没有床位）或患者自身原因而导致救护床被占用，救护车在医院滞留的现象。这些问题都是无法准确估计的未知因素，因此在进行院前急救网络规划时必须考虑这些不确定性因素。本书后面的章节分别考虑了需求数量的不确定性、需求在时间及空间上的随机性及时空耦合性、城市交通状况及"压床"等问题。

4. 弱经济性

对于院前急救网络规划来说，公益性大于经济性，对保障生命的要求高于对经济效益的诉求。因此，院前急救网络规划问题具有弱经济性特点。在本书后面的章节中，有考虑以经济成本作为目标函数的模型，这个成本函数考虑了政府投入的资源、人员及运营成本，同时考虑了由于救护不及时而给患者带来的生命损失成本，此时并非一味求取成本的最小化，而是在保证患者能够在一定有效时间范围内被救助后的经济成本最小化。

2.2.2　院前急救网络资源配置原则

基于以上特点，可以归纳得到院前急救网络资源分配需要遵循的基本原则。

1. 公平性

公平性要求急救网络中的急救服务资源能够为其所辐射到的地区内的所有人提供服务。这就需要对急救网络进行科学布局、合理规划，以使得在相同条件下，人人可获得基本同质的院前急救服务。资源配置的公平性是保障急救服务质量的基础条件之一。考虑院前急救资源配置的公平性时，可以从车辆和人员按人口配置的角度及按地理因素对群众利用院前急救资源的地理可及性配置的角度进行综合分析，保证兼顾到人口因素和地理因素，从而更加公平（张雨翠，2015）。

2. 公益性

公益性是指在一定预算下，使尽可能多的人获得急救服务，以追求社会福利最大化。作为急诊医疗体系的重要组成部分，院前急救中心是带有公益性、以社会效益为主、由政府支持的福利事业机构，是实施院前急救的专业机构，也是社会保障体系的重要组成部分（周华等，2005），属于基本公共卫生服务。公益性和慈善性是院前急救事业的特点，应由政府给予经费支持。

3. 资源高效利用

资源高效利用是指在保证急救网络中所有资源利用效率最大化的前提下，使急救服务资源能够发挥最大的作用，提供最优的服务，最大化满足人民群众的需求。急救信息化建设提高了急救医疗资源的利用效率，保证了急救信息链的完整与连贯，主要体现在：①完整记录现场救治过程中的重要数据，如患者的生命体征信息、救治信息等，规避潜在的医疗危险；②救护车车载设备可及时采集监测数据，并提供数据回放功能，向医生提供更为可靠的诊断结果与医治信息；③参与院前急救过程的医生能够及时记录信息，保证病历质量；④院前-院内患者交接主要通过完整的信息化交接方式实现，从而明确界定了医务人员间的责任关系；⑤管理的信息化提高了工作效率（如收费、药品、物资管理等）；⑥动态掌握急救中心救护车的工作状态，当发生大规模突发灾害、公共卫生事件时，可及时调派离事故点最近的车辆进行救援（徐振宇等，2012）。

4. 易达性

易达性体现在急救网络中的相应站点与车辆能够在最短时间内响应急救呼叫。在最短的时间内抵达现场为患者提供专业救治，并安全、快速地将患者送达医院进行进一步救治，可以给院内急救争取到更多的时间和可能，降低致残率甚至病死率。

2.2.3　院前急救派车调度原则

一般来讲，派车规则指的是急救事故发生时，具体将哪辆救护车派送过去。显然，派车规则会对急救响应时间产生极大影响，从而影响整个系统的效果。另外，派车规则还会影响系统的服务能力，决定后续急救事故救援的车辆使用，因为当一辆救护车被派往某个急救事故时，意味着它所覆盖的区域可能无车可用，这也从另外一个方面表明，救护车的再选址（救护车停靠站点不固定）可以在一定程度上减少覆盖盲区。院前急救派车调度原则可分为下面五种情况。

1. 按急救分区派车

城区急救分区的划定，一般是依据"急救半径"标准和该区域医疗机构的综合能力而定（陈刘生等，2009）。如果病人当前的病情没有危及生命，调度员需要按照城区急救分区划片的原则，调派负责该区域的急救站的救护车响应病人需求，进行院前急救。按照急救分区派车，既能避免"跨区派车"可能会带来急救站之间出现矛盾的问题，又能降低"跨区派车"中难以准确找到事发现场的概率，既提高了院前急救的质量，又避免了医疗纠纷的发生。本书中大部分模型均是在"急救半径"标准的基础上构建的。

2. 按就近原则派车

按急救分区派车虽然遵循了急救半径标准，但存在一些因地理因素离所辖急救站较远，而离另一个急救站较近的区域。如果此时调度员仍拘泥于"急救分区"，忽视患者当前已生命垂危的问题，调派原急救分区下的救护车前往，很可能出现"远水救近火"的局面，进而耽误及时救助，埋下医疗纠纷的隐患。在面对病人病情较重，已对生命安全构成威胁的局面时，调度员需要秉承"时间就是生命，病情就是命令"的理念，果断调派距事发现场最近的急救站的救护车前往实施院前急救。按照就近原则调度派车，既能为患者争取到医治的"黄金"时间，又能避免"舍近求远"引发的后续医患纠纷。本书后面的章节也提出了取消"急救半径"这种绝对覆盖的概念，采用部分覆盖的概念，通过急救响应时间的长短来衡量急救的效果（马利平，2009）。

3. 按医院能力派车

如果遇到像严重的烧伤、肢体离断伤等情况复杂的病例问题时，调度员需要考虑救治医院的能力，直接调派专科能力较强的医院或综合能力较强的医院出车；必要时也可以先调派离现场最近的急救站出车，进行初步的救护治疗，再将患者迅速转移到专业能力或综合实力较强的医院进一步治疗。按医院能力派车对调度员具有较高的要求，需要调度员非常熟悉城区各个医院的专科能力、综合实力等情况。否则，如果将病情特殊的患者送到了不具备专科能力的医院，既耽误了对患者的及时救治，又十分容易带来医患纠纷（马利平，2009）。

4. 按患者意愿派车

如果病人的病情在短时间内并不会危及生命，此时调度员可以考虑尊重患者及患者家属的意愿，调派他们指定的医院所在区域的救护车抵达现场实施院前急救，并转送患者到指定医院进行救治；或者抵达现场的医护人员尊重患者与患者家属的意愿，直接将患者送到指定医院救治。但不管是调度员还是抵达现场的医护人员，都需要向患者和患者家属事先声明"按患者意愿"可能存在的风险，且需要严格履行相关的签字手续（周泓君，2009）。这在防范和解决医疗纠纷中是至关重要的一环，不管是调度员还是现场医护人员，都不可忽视这个细节。否则，如果在转运患者的途中出现意外情况，极大可能会因为没有事先提醒患者和患者家属而产生医患纠纷。

5. 突发公共事件，按统一指挥、综合协调原则派车

突发公共事件，指的是突然发生的，（可能）造成重大财产损失、人员伤亡、生态环境破坏及危及公共安全、严重危害社会的紧急事件。当突发公共事件发生时，调度员应遵循"统一指挥、综合协调"的原则接警调度。首先，需要快速了解事发的现场情况，如事发的时间、地点、事件种类、伤亡人数等，第一时间将突发公共事件接警调度的情况报告给指挥中心的领导。其次，要迅速调派离事故现场最近的急救站出车，进行紧急救援行动。全程利用车载GPS系统等监控救援车辆的情况，及时将相关信息报告给领导，便于正确决策。根据现场有关人员的评估反馈及指挥中心领导的指示，再次调派综合实力强的医院出车救治，并通知相关医院打开绿色通道，以应对分流和收治患者的局面。还需注意的一点是在处理突发公共卫生事件时，接警调度应照常运行，并需密切关注那些派车实施紧急救援的急救站是否还有空闲救护车。如果此时出现了"顾此失彼"的情况，将导致其他患者无法及时被救治，极易引发医患纠纷。因此，120急救指挥系统在城市应急指挥体系中具有至关重要的作用（马利平，2009）。

2.3　国内外急救站选址及救护车调度研究综述

院前急救区域规划指的是一个地区在制订与实施院前急救服务发展规划时，应全面考察和分析本区域内院前急救服务的总需求，进行合理规划、统筹使用和

管理相关资源，使之既能满足市民群众对院前急救服务的需求，公平地向社会提供优质的院前急救服务，又能符合成本效益原则，即以较小的投入获得较大的收益（严梅凤等，2010）。

制订一个科学合理的院前急救网络规划方案，能有效避免院前急救资源投入和调配时可能出现的重复和遗漏。但是，经济、文化、交通、地理状况、医疗机构、急诊发病等因素均可能对院前急救服务数量、质量及机构设置规模产生影响，且存在地域差异，因此，对于如何优化院前急救资源配置的问题，国内外的研究者目前仍未给出统一的、有效的答案。院前急救资源配置中核心资源的辐射范围、核心资源的调配，以及如何通过优化急救资源增强院前急救和应急救援能力的问题，仍然是院前急救资源配置研究与实践的热点和难点。

相对于传统的医疗服务来说，院前急救服务是一个较为特殊的分支，病人对院前急救服务质量的需求主要体现在急救站点的反应时间及现场急救的效果上。因此，急救站点的响应速度是院前急救的关键要素之一，如果急救站点和救护车数量的分布较为合理，从病人呼叫到救护车抵达现场的响应时间就能够得到一定的改善。而每一分钟的节约，都将给病人后续的急救和治疗及愈后的生存质量带来巨大的益处。根据世界卫生组织（World Health Organization，WHO）的统计数据，对危重病人实施急救的黄金时间是5min，一旦超出10min，病人的生还概率将显著降低80%以上。另外，随着全球老龄化趋势的加剧，对急救服务的需求将会快速增长，以上海市为例，预计2020年日常服务需求将增长至85万车次，较2015年增加约26%（上海市卫生和计划生育委员会，2016）。

对于院前急救网络规划问题，通常分两个层面进行考虑：①规划层面的急救网络布局。主要采用静态确定性模型进行设计，达到对院前急救覆盖率、病人等候时间、单辆救护车服务人口数等服务指标的预设目标；②运营层面的动态急救资源配置优化。在信息技术的支持下，考虑系统中的随机因素，如使用马尔可夫决策过程，对救护车资源分配进行动态调配，实现实时最优。以下将分别针对这两个层面的国内外相关研究进行文献分析。

2.3.1 规划层面的急救网络设计

静态规划层面的急救网络设计要解决的问题有二：一是如何挑选合理的急救站点，二是如何决策各个站点中配备的救护车的数量。急救服务水平则可以通过急救覆盖率、病人等候时间、单辆救护车服务人口数等指标进行衡量。早期最为经典的救护车选址模型之一是Toregas等（1971）建立的集覆盖模型（location set covering model，LSCM），该模型要求覆盖全部需求点并且所使用车辆最少。之后，Aly和White （1978）将LSCM中对急救需求来自离散需求点的假定进行了修正，认为急救呼叫来自连续的区域，以此来描述模型中响应时间的不确定性。但是，由于LSCM中对全部需求点的覆盖在资源有限的现实情况下极难实现，于是，Church和ReVelle（1974）建立了最大覆盖选址问题（maximal covering location problem，MCLP）模型，该模型解决了在救护车数量有限的条件下，覆盖尽可能多的救助对象的问题。Eaton等（1985）成功地将MCLP模型应用于美国得克萨斯州奥斯丁地区的急救站点规划，优化后的急救网络每年能够节约超过120万美元（1984年的美元价值）的运营成本。

　　然而以上两个早期的经典模型存在一个共同的问题，即一旦某一站点的一辆救护车处于执行急救服务的过程中，之前被这个站点覆盖的需求点就有可能不再被覆盖，即出现了"伪覆盖"的情况。在之后的研究中，针对这一问题，学者主要给出了两种解决方法。一种是尝试将车辆的外出概率计算出来，如Daskin（1983）提出的MEXCLP模型。之后在对MEXCLP的扩展研究中，学者通过hypercube queuing theory（超立方体排队理论）尝试更为精确地刻画车辆的外出概率来改进模型的有效性，如Saydam和Aytug（2003）、McLay（2009）等。而另一种解决思路是在急救网络中向需求点提供多次覆盖，如双覆盖模型（double standard model，DSM）。LSCM和MCLP模型都只在模型中设计一个服务半径范围，而由Gendreau等（2001）提出的DSM则设计了两个服务半径范围。LSCM中可能约束车辆需要在5min内到达需求点，即服务半径为5min车程，而DSM要求先以一个较大的服务半径，如8min内，对所有需求点进行完全覆盖，再最大化较小服务半径，如5min内覆盖的需求数量。实际上DSM并没有从数学上根本地、严格地解决"伪覆盖"问题，但有趣的是，Doerner等（2005）对奥地利急救站点选址问题的研究及Laporte等（2009）对蒙特利尔地区的相关研究等已经证明DSM的确能够将"伪覆盖"的概率降至可忽略的水平。

2.3.2　运营层面的急救资源多时段调度和分时调度

　　随着信息技术的发展及算法领域的新突破，研究者开始关注动态模型研究。早期的一种动态模型是基于多时间段调度的，正如Kolesar和Walker（1974）所提及的，系统首先确立一个单位时间段，决策者在不同的时间段之间根据系统内的变化情况对救护车进行再选址调度，从而最大限度保证各时段各区域的需求覆盖水平。Repede和Bernardo（1994）在MEXCLP模型基础上建立了一个多时段模型（TIMEXCLP[①]），该模型考虑了院前急救系统在不同时段中的急救需求、行驶时间及救护车数量的变化。研究通过仿真对模型进行了验证，但是并未深入探讨有关各时段间救护车再调度的具体路径。Rajagopalan等（2008）提出了DACL

───────────────

① Maximal expected coverage location model with time variation，简写为TIMEXCLP。

（dynamic available coverage location，动态可用覆盖选址）多时间段模型，在某一置信度下，给定一定覆盖要求，最小化各系统内的救护车数量。近些年来，有关多时间段的再调度模型成为研究热点之一。例如，Schmid和Doemer（2010）的模型考虑了随时间段变化的行驶速度，并引入了再调度的惩罚机制，模型利用了邻域搜索法进行求解。在实际案例求解验证过程中，Schmid选取了奥地利维也纳的院前急救网络数据作为案例，经过模型求解可知，如果不去考虑如交通速度、需求率等时序因素，系统内的覆盖率会被高估约24%，而考虑时序因素后的优化方案中系统的覆盖率会提升10%。再如van den Berg和Aardal（2015）的模型考虑了不同时间段的需求变化，并引入了繁忙率的概念。在实际案例求解过程中，van den Berg和Aardal选取了阿姆斯特丹的院前急救数据作为案例，得到了对于现有院前急救网络的优化方案，以更少的站点获得了更大的覆盖率。可见，多时段的再调度模型可以很好地拟合系统中随时间变化的各类因素，从而更大限度地符合现实运行情况。

另一类模型是基于系统接到急救任务或者完成急救任务而建立的分时段模型。分时段模型往往根据系统内呼入电话或者救护车任务完成为触发要件，进行救护车的调度。Gendreau等（2001）提出了分时再调度模型（即RP^{T}模型，real-time relocation problem），这个模型拓展了早期的双覆盖模型，利用平行禁忌启发式算法对急救系统进行求解。Maxwell等（2009）和Schmid（2012）都运用了动态近似规划的方法来求解分时调度问题，前者最小化了无法及时响应的急救需求的数量，而后者则在一定的规划周期内最小化了系统内救护车的平均响应时间。Geroliminis等（2011）建立了一种立方体模型来解决复杂的随机再调度问题，该模型为解决空间系统分布问题提供了潜在解决方法。Jagtenberg等（2015）受到MEXCLP模型的启发，以边际覆盖率最大为目标建立了一种新的启发式再调度策略，并通过仿真的形式对实际数据进行了验证。在荷兰乌特勒支区域院前急救网络中，再选址调度策略将系统内的急救任务及时完成率提升了16.8%，有效缩短了服务延迟时间。van Barneveld等（2016）研究了再选址策略对响应时间的影响。利用瓶颈指派方法求解从当前救护车分布动态调度到目标分布的最优方法。为了验证该方法的有效性，进一步建立了基于现实情况的不同场景。验证结果表明较少次的再调度策略就可以让院前急救网络达到近似最优的结果，因此救护车的动态管理具有重要的现实意义。

与国外相关研究相比，我国在急救调度方面的研究相对较少。王文颖（2018）考虑了分时段调度问题，以双覆盖模型为基础探讨了上海市松江区的多时段院前急救再调度的问题。杨微（2018）设计了一个基于马尔可夫决策过程的救护车调度优化方法，并将其应用到松江区院前急救派车实际调度中。朱红霞（2017）结合南通市急救中心情况，就影响当前院前急救指挥调度质量中的若干因素如调度员综合素质和呼救者因素等进行分析，提出相应的防范措施和管理对策。王丽（2018）主要分析了院前急救调度质量控制对救护车空返率的影响，通过分析强化院前急救调度质量控制前后各半年的急救出车情况，观察救护车空返率及调度质量变化。结果显示，通过强化急救调度的质量控制，能有效降低院前急救空返率，可以很大程度上提高院前急救效率。陈志刚（2009）指出，院前急救呼救量在日益增长，急救调度资源也出现了相对不足的情况，在此基础上研究了镇江市急救中心最优的调度席位配置问题。闫涛（2014）将GIS/GPS系统应用到急救调度系统，天津急救中心通过采用该系统缩短了救护车行驶的时间，救护车在出发之前，能够精确地掌握病人的地点，该系统对患者的及时救护和医院的充分准备具有重要意义。

2.4 院前急救网络规划理论与模型

国内外学者自20世纪70年代起即对包括院前急救网络在内的各类应急服务设施选址优化问题展开了广泛的研究，以期建立及时响应、迅速服务、高效运行的应急服务系统。目前，研究较为成熟且被广泛认可乃至实践应用的理论方法主要包括覆盖模型、p-中位模型、p-中心模型、扩展模型、多时段及分时调度模型等。本节将对这些模型展开具体阐释，并在此基础上介绍近年来的一些扩展模型。

2.4.1 覆盖模型

经典覆盖模型主要包括集覆盖模型与最大覆盖模型。

1. 集覆盖模型

集覆盖模型研究在满足覆盖所有需求点的前提下，服务站点个数或建设费用最小的问题。集覆盖模型最早由Toregas等于1971年提出，主要解决消防中心和救护车的选址及分配问题。

集覆盖模型的数学表达如下所示：

$$\min \sum_{j \in J} c_j x_j \tag{2.1}$$

约束条件为

$$\sum_{j \in N_i} x_j \geqslant 1, \quad \forall i \in I \tag{2.2}$$

$$x_j \in \{0,1\}, \quad \forall j \in J \tag{2.3}$$

其中，I——需求点的集合；

J——设施候选点的集合；

c_j——在点j建站的成本；

d_{ij}——需求点i到设施点j的距离；

r——覆盖距离标准；

$N_i = \left\{ j \,\middle|\, d_{ij} \leq r \right\}$——能覆盖到需求点$i$的设施点集合；

x_j——0-1变量，若在点j建设施则为1，否则为0。

目标函数（2.1）表示覆盖所有需求点的设施花费最小。约束条件（2.2）表示每个需求点至少被一个设施覆盖。约束条件（2.3）表示决策变量的取值情况。Karp（1972）证明了集覆盖问题为NP-完全问题。随后，许多学者在算法方面进行了深入的研究。Beasley和Jørnsten（1992）将次梯度优化算法与拉格朗日松弛算法相结合，用于求解集覆盖问题。Alminana和Pastor（1997）使用代理启发式算法求解集覆盖问题。Beasley和Chu（1996）将遗传算法用于求解服务站建站成本不同的集覆盖问题。Grossman和Wool（1997）对比了九种用于求解集覆盖问题的启发式算法，结果显示，随机贪婪算法、简单贪婪算法和转换贪婪算法具有较好的求解质量。图2.1给出了集覆盖模型的图形表达。$D1\sim D12$为需求点，$S1\sim S4$为急救设施备选点，需求点处于以设施点为圆心，r为半径的圆内，即认为该需求点能够被设施点覆盖，获得急救服务。

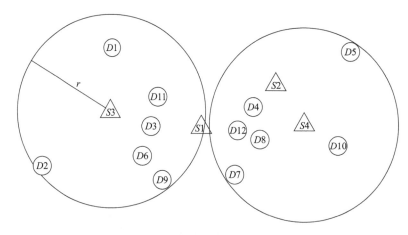

图 2.1　集覆盖模型的图形表达

2. 最大覆盖模型

在集覆盖模型中，覆盖所有需求点的约束条件比较严格，对建设成本提出了很高的要求，通常很难达到。因此，Church和ReVelle（1974）提出了最大覆盖模型，假定服务设施数目为P，覆盖半径为r，求解如何对服务设施进行合理选址，以达到服务设施覆盖的需求量最大。

最大覆盖模型的数学表达如下所示：

$$\max \sum_{i \in I} h_i z_i \qquad (2.4)$$

约束条件为

$$\sum_{j \in N_i} x_j - z_i \geqslant 0, \quad \forall i \in I \qquad (2.5)$$

$$\sum_{j \in J} x_j = P \qquad (2.6)$$

$$x_j \in \{0,1\}, \quad \forall j \in J \qquad (2.7)$$

$$z_i \in \{0,1\}, \quad \forall i \in I \qquad (2.8)$$

其中，I——需求点的集合；

$\quad J$——设施候选点的集合；

$\quad h_i$——需求点i的需求量；

$\quad P$——要建设的设施点数量；

$\quad d_{ij}$——需求点i到设施点j的距离；

$\quad N_i = \{ j \mid d_{ij} \leqslant r \}$——能覆盖到需求点$i$的设施点集合；

$\quad x_j$——0-1变量，若在点j建设施则为1，否则为0；

$\quad z_i$——0-1变量，若点i被覆盖则为1，否则为0。

目标函数（2.4）为最大化被服务设施覆盖的需求量。约束条件（2.5）保证了只有当能覆盖需求点i的设施点中至少一个被启用时，i才被覆盖。约束条件（2.6）限制了服务设施的数量。决策变量$x_j = 1$表示在点j建立设施，否则不建。决策变量z_i表示需求点i是否被覆盖。

2.4.2　p-中心问题

p-中心问题也叫minmax问题，模型是在p个服务站点的限制条件下，求解能够使得任意需求点与最近站点之间的最大距离最小的建站方案。Hakimi在1965年首次提出p-中心问题，该问题为NP-难问题。

p-中心模型的数学表达如下所示：

$$\min W \qquad (2.9)$$

约束条件为

$$\sum_{j \in J} x_j = p \qquad (2.10)$$

$$\sum_{j \in J} y_{ij} = 1, \quad \forall i \in I \qquad (2.11)$$

$$y_{ij} - x_j \leqslant 0, \quad \forall i \in I, j \in J \qquad (2.12)$$

$$W - d_{ij} y_{ij} \geqslant 0, \quad \forall i \in I, j \in J \qquad (2.13)$$

$$x_j \in \{0,1\}, \quad \forall j \in J \tag{2.14}$$

$$y_{ij} \in \{0,1\}, \quad \forall i \in I, j \in J \tag{2.15}$$

其中，I——需求点的集合；

  J——设施候选点的集合；

  p——要建设的设施点数量；

  d_{ij}——需求点i到设施点j的距离；

  W——需求点和设施点之间的最大距离；

  x_j——0-1变量，若在点j建设施则为1，否则为0；

  y_{ij}——0-1变量，若点i被分配给设施点j则为1，否则为0。

目标函数（2.9）为最小化需求点和设施点之间的最大距离。约束条件（2.10）限制了所要建立的服务站点数量。约束条件（2.11）表示每个需求点都被一个站点所覆盖。约束条件（2.12）确保只有在j点建立了设施时，需求点i才能被分配给站点j。约束条件（2.13）确保W为所有需求点和设施点之间的最大距离。如果在点j建立设施，则决策变量x_j=1，否则x_j=0。当需求点i能够获得来自设施点j的服务时，决策变量y_{ij}=1，否则为零。

2.4.3 p-中位问题

p-中位问题由Hakimi于1965年提出，该问题是在p个服务站点的限制下，求解各个需求点和服务站点之间的距离与需求量的乘积之和的最小值。

p-中位模型的数学表达如下所示：

$$\min \sum_{i \in I} \sum_{j \in J} h_i d_{ij} y_{ij} \tag{2.16}$$

约束条件为

$$\sum_{j \in J} x_j = p \tag{2.17}$$

$$\sum_{j \in J} y_{ij} = 1, \quad \forall i \in I \tag{2.18}$$

$$y_{ij} - x_j \leqslant 0, \quad \forall i \in I, j \in J \tag{2.19}$$

$$x_j \in \{0,1\}, \quad \forall j \in J \tag{2.20}$$

$$y_{ij} \in \{0,1\}, \quad \forall i \in I, j \in J \tag{2.21}$$

其中，I——需求点的集合；

  J——设施候选点的集合；

  p——要建设的设施点数量；

  d_{ij}——需求点i到设施点j的距离；

  h_i——需求点i的需求量；

x_j——0-1变量，若在点j建设施则为1，否则为0；

y_{ij}——0-1变量，若点i被分配给设施点j则为1，否则为0。

目标函数（2.16）是最小化每个需求点抵达最近服务站点的加权距离之和。约束条件（2.17）限定了服务站点的数量。约束条件（2.18）保障每个需求点的需求都能够得到满足。约束条件（2.19）表示只有被选中的服务站点才能为需求点提供服务。如果在点j建立设施，则决策变量$x_j = 1$，否则$x_j = 0$。当需求点i能够获得来自设施点j的服务时，决策变量$y_{ij} = 1$，否则为零。

2.4.4　扩展模型——双覆盖问题

当服务设施对服务的可达性要求较高时，如消防站、急救站等应急公共服务设施，需要服务站点能够在规定时间内，有足够的服务能力前往需求发生地点进行响应。然而，由于预算限制，服务资源不可能无限制地增加，即不可能在所有站点中配备足量乃至超量的服务设备。因此，便可能出现某一站点处于服务过程中时，之前被这个服务站点覆盖的需求点就不再被覆盖的情况。在这种情况下，即指定的服务站点处于工作繁忙状态，无法提供服务时，备用覆盖模型给出了启用备用设施的思路，即启用覆盖范围内的其他服务站点来响应其需求。Daskin和Stern（1981）首先提出了备用覆盖模型，允许在可接受的时间范围内的其他站点向需求点提供服务，而不是之前覆盖模型中一对一的服务关系。Gendreau等（1997）在备用覆盖模型的基础上提出了双覆盖模型，即模型中使用两个距离测度标准r_1和r_2，使得每一个需求点都能够被"大圈"，即较长的服务距离至少覆盖一次，并且最大化被"小圈"，即较短的服务距离覆盖的需求点数量。

双覆盖模型的数学表达如下所示：

$$\max \sum_{i \in I} h_i y_{i2} \tag{2.22}$$

约束条件为

$$\sum_{j \in J_{i2}} x_j \geqslant 1, \quad \forall i \in I \tag{2.23}$$

$$\sum_{i \in I} h_i y_{i1} \geqslant \alpha \sum_{i \in I} h_i \tag{2.24}$$

$$y_{i1} \leqslant y_{i2}, \quad \forall i \in I \tag{2.25}$$

$$\sum_{j \in J_{i1}} x_j \geqslant y_{i1} + y_{i2}, \quad \forall i \in I \tag{2.26}$$

$$\sum_{j \in J} x_j = p \tag{2.27}$$

$$x_j, y_{i1}, y_{i2} \in \{0,1\}, \quad \forall i \in I, j \in J \tag{2.28}$$

其中，I——需求点的集合；

　　　J——设施候选点的集合；

　　　p——要建设的设施点数量；

　　　h_i——需求点i的需求量；

　　　α——被服务半径r_1覆盖一次的需求量比例；

　　　x_j——0-1变量，若在点j建设施则为1，否则为0；

　　　y_{i1}——0-1变量，若点i被设施点j在服务半径r_1内覆盖一次则为1，否则为0；

　　　y_{i2}——0-1变量，若点i被设施点j在服务半径r_1内覆盖两次则为1，否则为0。

目标函数（2.22）表示最大化被高标准服务半径r_1覆盖两次的需求数量。y_{i1}和y_{i2}为0-1变量，当且仅当需求点i被设施点j在高标准服务半径r_1内覆盖一次时，y_{i1}=1，同样的，当且仅当需求点i被设施点j在高标准服务半径r_1内覆盖两次时，y_{i2}=1。J_{i1}和J_{i2}分别代表了以高标准服务半径和低标准半径覆盖需求点i的服务站点集合。约束条件（2.23）确保了所有需求点均被低标准服务半径覆盖至少1次。约束条件（2.24）保证了不低于α比例的需求能够被高标准覆盖服务半径至少覆盖1次。约束条件（2.25）和约束条件（2.26）表明需求点被高标准覆盖1次后才能被覆盖第2次，确保了不会重复计算覆盖次数。约束条件（2.27）限定了服务站点的数量。图2.2给出了双覆盖模型的图形表达。与图2.1类似，D1~D12为需求点，S1~S4为急救设施备选点。当需求点处于以设施点为圆心，r_1为半径的圆内，即认为该需求点能够被设施点高标准覆盖，获得快速的急救服务。当需求点处于以设施点为圆心，r_2为半径的圆内，即认为该需求点能够被设施点低标准覆盖。

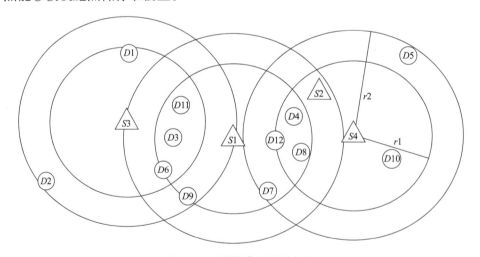

图 2.2　双覆盖模型图形表达

2.4.5　救护车多时段及分时派车模型

救护车的调度计划是日常急救的核心，也是整个院前急救系统管理的核心。利用救护车调度理论对院前急救进行科学化管理，不仅可以提高经济效益，还可以改善服务质量，在实际的操作中通常有以下四种模型。

1. RP^T分时调度模型

Gendreau等（2001）提出了RP^T模型，该模型借鉴Gendreau等（1997）提出的DSM双覆盖的急救响应时间要求，最小化救护车再布局调度的总损失。模型具体参数设置如下：

n——需求点数量；

m——设施点数量；

h_i——需求点i的需求量；

M_{jk}^t——在时间t，车辆k从当前站点调度到站点j的惩罚系数；

p_j——站点j处能配置救护车的最大数量；

γ_{ij}——0-1变量，如果需求点i能够被站点j以小半径覆盖则为1，否则为0；

δ_{ij}——0-1变量，如果需求点i能够被站点j以大半径覆盖则为1，否则为0；

u_i——0-1变量，需求点i如果被小半径覆盖两次为1，否则为0；

x_{jk}——0-1变量，救护车k分配到备选站点j则为1，否则等于0；

y_i——0-1变量，需求点i被至少覆盖一次则为1，否则等于0。

目标函数为

$$\max \sum_{i=1}^{n} h_i u_i - \sum_{j=1}^{m} \sum_{k=1}^{p} M_{jk}^t x_{jk} \tag{2.29}$$

约束条件为

$$\sum_{j=1}^{m} \sum_{k=1}^{p} \delta_{ij} x_{jk} \geqslant 1, \quad i=1,2,\cdots,n \tag{2.30}$$

$$\sum_{i=1}^{n} h_i y_i \geqslant \alpha \sum_{i=1}^{n} h_i \tag{2.31}$$

$$u_i \leqslant y_i, \quad i=1,2,\cdots,n \tag{2.32}$$

$$\sum_{j=1}^{m} \sum_{k=1}^{p} \gamma_{ij} x_{jk} \geqslant y_i + u_i, \quad i=1,2,\cdots,n \tag{2.33}$$

$$\sum_{j=1}^{m} x_{jk} = 1, \quad k=1,2,\cdots,p \tag{2.34}$$

$$\sum_{k=1}^{p} x_{jk} \leqslant p_j, \quad j=1,2,\cdots,m \tag{2.35}$$

$$x_{jk}, y_i, u_i \in \{0,1\}, \quad i=1,2,\cdots,n, j=1,2,\cdots,m \tag{2.36}$$

目标函数（2.29）最小化救护车调度损失，其他约束与前面的双覆盖选址模型的意义一样，这里就不再赘述。

2. DMEXCLP 分时调度模型

Jagtenberg 等（2015）提出了 DMEXCLP[①] 分时调度模型，该模型在做决策的时候考虑了急救车和急救需求的状态，模型目标函数是最小化预期的延误率。集合参数及变量设置如下：

A——急救车的集合；

V——需求点的集合；

H——医院的集合，$H \subseteq V$；

W——急救站的集合，$W \subseteq V$；

T——响应时间阈值；

λ——事故发生率；

d_i——需求区域 i 的需求比率，$i \in V$；

τ_{ij}——从需求点 i 到急救站点 j 的行驶时间，$i, j \in V$；

n_i——目的地点 i 闲置的急救车的数量，$i \in W$。

目标函数为

$$\arg\min_{\pi \in \Pi} \lim_{I \to \infty} \frac{\sum_{i=1}^{I} \mathbb{I}\left[h^{\pi}(i) - t(i) > T \right]}{I} \tag{2.37}$$

其中，$t(i)$ 表示事故发生的时间；$h^{\pi}(i)$ 表示在调度策略 π 下的急救车到达事故点的时间。

约束条件为

$$\pi\left(\{n_1,\cdots,n_{|W|}\}\right) = \arg\max_{w \in W} \sum_{i \in V} d_i(1-q)q^{k\left(i,w,n_1,\cdots,n_{|W|}\right)-1} \tag{2.38}$$

$$k\left(i,w,n_1,\cdots,n_{|W|}\right) = \sum_{j=1}^{|W|} n_j \cdot \mathbb{I}\left(\tau_{ij} \leqslant T\right) + \mathbb{I}\left(\tau_{iw} \leqslant T\right) \tag{2.39}$$

$$\sum_{j \in W_i} x_j \geqslant \sum_{k=1}^{p} y_{ik}, \quad i \in V \tag{2.40}$$

$$\sum_{j \in W} x_j \leqslant |A| \tag{2.41}$$

$$x_j \in N, \quad j \in W \tag{2.42}$$

$$y_{ik} \in \{0,1\}, \quad i \in V, k=1,2,\cdots,p \tag{2.43}$$

———————

① 全称为 dynamic maximum expected coverage location problem。

目标函数（2.37）为最小化急救需求的延迟率，约束条件（2.38）和约束条件（2.39）代表调度策略的分配，约束条件（2.40）代表的是只有空闲的急救车才去派往服务，约束条件（2.41）代表的是空闲的急救车的数量不超过A，约束条件（2.42）和约束条件（2.43）是变量的约束条件。

3. TIMEXCLP 多时段调度模型

Repede和Bernardo（1994）在MEXCLP模型基础上建立了一个多时段模型（TIMEXCLP），该模型考虑了院前急救系统中急救需求、行驶时间及救护车数量的变化。模型参数及决策变量设置如下：

u——救护车的平均服务时间，单位为min；

m——周期t中的时间间隔，单位为min；

$C_{t,i}$——在t时段，i需求点单位时间的期望需求量；

$D_{t,i}$——在t时段内，i需求点的需求量；

S_t——t时段系统内救护车数量；

P_t——救护车的繁忙率；

$X_{t,j}$——整数变量，t时段站点j的救护车数量；

$Y_{t,k,i}$——0-1变量，在t时段第k辆救护车是否要分配给需求点i；

$a_{t,j,i}$——0-1变量，在t时段，若急救站j覆盖需求点i则为1，否则为0。

目标函数为

$$\text{Max} \sum_t \sum_i \sum_k (1-P_t)P_t^{k-1}D_{t,i}Y_{t,k,i} \tag{2.44}$$

约束条件为

$$\sum_k^{s_i} Y_{t,k,i} = \sum_j (X_{t,j})(a_{t,j,i}) \quad \forall i,t \tag{2.45}$$

$$\sum_j X_{t,j} = S_t \quad \forall t \tag{2.46}$$

$$P_t = \sum_i (C_{t,i})(u)/S_t(m) \tag{2.47}$$

$$S_t \geqslant \text{Max}_i \left\{ \text{INT}\left[(C_{t,i})(u)/m \right] \right\} \tag{2.48}$$

目标函数（2.44）主要考虑在多时段情景下，最大化急救站的覆盖水平，约束条件（2.45）为变量一致性约束，约束条件（2.46）确保系统内救护车数量的总和是一定的，约束条件（2.47）和约束条件（2.48）是救护车繁忙率和车辆数量的约束。

4. DACL 多时段调度模型

TIMEXCLP模型假定需求模式和可用车辆的数量因时间的不同而不同，但是它没有明确说明考虑救护车调度的费用。在此基础上，Rajagopalan等（2008）提出了DACL多时间段模型，该模型在某一置信度下，给定一定覆盖要求，最小化急救系统内的救护车数量。模型具体参数及变量设置如下。

$x_{kj,t}$——0-1变量，在时段t救护车k被分配在站点j则为1，否则为0；

m_t——t时段内的救护车数量；

$h_{i,t}$——t时段i需求点的需求概率；

c_t——t时段需要达到的最低覆盖标准；

ρ_t——在t时段内，救护车系统的平均繁忙率；

$p_{j,t}$——在t时段内，站点j的救护车系统的繁忙率；

P_0——M/M/m/0-loss系统中所有救护车空闲的概率；

P_m——M/M/m/loss系统中所有救护车繁忙的概率；

$y_{i,t}$——0-1变量，在t时段，若需求点i被至少一辆急救车以α_t可靠率服务则为1，否则为0；

$a_{ij,t}$——0-1变量，在t时段，若需求点i能够在一定范围内被急救站点j服务则为1，否则为0。

目标函数为

$$\min \sum_{t=1}^{T}\sum_{k=1}^{n}\sum_{j\in k} x_{kj,t} \tag{2.49}$$

约束条件为

$$\left[\left\{1-\prod_{j=1}^{m_t} p_{j,t}^{\sum_{k=1}^{n} a_{ij}x_{kj,t}} Q\left(m_t,\rho_t,\sum_{i=1}^{n}\sum_{j=1}^{m_t} a_{ij,t}x_{ij,t}-1\right)\right\}-\alpha_t\right] y_{i,t}\geq 0 \quad \forall i,t \tag{2.50}$$

$$\sum_{i=1}^{n} h_{i,t}y_{i,t}\geq c_t \quad \forall t \tag{2.51}$$

$$Q(m,\rho_t,i)=\frac{\sum_{k=i}^{m-1}(m-i-1)!(m-k)\left(m^k\right)\left(\rho_t^{k-i}\right)P_0}{(k-i)!\left(1-P_m\right)^i m!\left(1-\rho_t\left(1-P_m\right)\right)} \quad \forall i=0,1,\cdots,m-1 \tag{2.52}$$

$$y_{i,t},x_{kj,t}=\{0,1\}\forall i,j,k,t \tag{2.53}$$

目标函数（2.49）为最小化各系统内的救护车数量，约束条件（2.50）和约束条件（2.51）一起保证了急救需求点能够被一定概率的服务水平所覆盖。约束条件（2.52）为 Jarvis 算法的调整系数，保证能够始终满足模型的要求。约束条件（2.53）为变量取值约束。

2.5 本章小结

本章分析了国内外院前急救管理的现状，包含国内外院前急救的管理模式及管理原则，阐述了院前急救网络的四大特点（突发性、时间紧迫性、不确定性和弱经济性）以及四大原则（公平性、公益性、资源高效利用和易达性）。在此基础上，对院前急救网络规划的理论文献研究进行了综述分析，并给出了一些经典模型的详细介绍。

参 考 文 献

陈发军，周东，余汉辉. 2009. 国内道路交通事故的院前急救模式概述. 广东医学，30（12）：1929-1930.

陈辉，张进军，马隽，等. 2008. 北京市院前急救反应能力现况调查. 军医进修学院学报，29（5）：392-393.

陈刘生，张波，段华芳，等. 2009. 某部高寒山地野外驻训卫生防病工作的做法与体会. 西南军医，11（3）：518-519.

陈志刚. 2009. 院前急救程序标准化构想与实现. 实用心脑肺血管病杂志，17（12）：1100-1101.

侯世科，樊毫军. 2010. 灾害医学救援中应把握的几个要点. 军医进修学院学报，31（3）：280-281.

李灯凯，李华，吕桂荣. 2010. 院前急救资源需合理利用. 实用心脑肺血管病杂志，18（2）：172.

廖安平，彭金凤，2010. 浅谈院前急救网络化、专业化. 中国中医药现代远程教育，8（22）：124-125.

刘慧，徐丽华，李百成. 2009. 浅析院前急救机制建设. 中国现代药物应用，3（14）：213-214.

马利平. 2009. 准确把握派车原则 提高院前急救质量 避免发生医疗纠纷. 中国医药指南，7（15）：126-127.

马燕平. 2013. 从经济学视角解读高等教育办学体制创新——以独立学院为例. 经济师，（12）：143-144，146.

上海市卫生和计划生育委员会. 2016. 上海市院前医疗急救事业发展"十三五"规划.

王丽. 2018. 院前急救调度质量控制对救护车空返率的影响分析. 实用临床护理学电子杂志，3（35）：113，118.

王文颖，2018. 多时段院前急救再调度研究. 上海：同济大学.

徐振宇，成颖，甄淑新，等. 2012. 加强院前急救信息化建设，提高急救效率. 军医进修学院学报，33（12）：1314-1315.

严梅凤，陈奕雯，唐汇鑫. 2010. 院前急救规范化管理的探讨. 当代护士（专科版），（1）：152-154.

闫涛. 2014. 天津市120救护车辆调度指挥系统的设计与实现. 成都：电子科技大学.

杨微. 2018. 考虑时空随机需求的救护车配置与指派决策优化. 上海：同济大学.

张雨翠. 2015. 某省院前急救资源配置现状与公平性分析. 大连：大连医科大学.

赵永春，金雅丽，张雷，等. 2009. 数字化院前急救医学系统的组成与应用. 中国全科医学，12（14）：1309-1311.

周泓君. 2009. 准确把握院前急救派车原则　防止医疗纠纷的发生. 西南军医, 11（3）: 519-520.

周华, 黄丕强, 徐相瑞, 等. 2005. 院前急救管理模式的探讨. 中国全科医学, 8（10）: 822-823.

朱红霞. 2017. 影响院前急救调度质量相关因素分析及管理对策. 江苏卫生事业管理, 28（6）: 175-176.

Alminana M, Pastor J T. 1997. An adaptation of SH heuristic to the location set covering problem. European Journal of Operational Research, 100（3）: 586-593.

Aly A A, White J A, 1978. Probabilistic formulation of the emergency service location problem. Journal of the Operational Research Society, 29（12）: 1167-1179.

Andersson T, Värbrand P. 2007. Decision support tools for ambulance dispatch and relocation.Journal of the Operational Research Society, 58（2）: 195-201.

Beasley J E, Chu P C. 1996. A genetic algorithm for the set covering problem. European Journal of Operational Research, 94（2）: 392-404.

Beasley J E, Jørnsten K. 1992. Enhancing an algorithm for set covering problems. European Journal of Operational Research, 58（2）: 293-300.

Church R, ReVelle C. 1974. The maximal covering location problem. Papers of the Regional Science Association, 32（1）: 101-118.

Daskin M S. 1983. A maximum expected covering location model: formulation, properties and heuristic solution. Transportation Science, 17（1）: 48-70.

Daskin M S, Stern E H. 1981. A hierarchical objective set covering model for emergency medical service vehicle deployment. Transportation Science, 15（2）: 137-152.

Doerner K F, Gutjahr W J, Hartl R F, Karall M, Reimann M. 2005. Heuristic solution of an extended double-coverage ambulance location problem for Austria. Central European Journal of Operations Research, 13（4）: 325-340.

Eaton D J, Daskin M S, Simmons D, et al. 1985. Determining emergency medical service vehicle deployment in Austin, Texas. Interfaces, 15（1）: 96-108.

Gendreau M, Laporte G, Semet F, 1997. Solving an ambulance location model by tabu search. Location Science, 5（2）: 75-88.

Gendreau M, Laporte G, Semet F. 2001. A dynamic model and parallel tabu search heuristic for real-time ambulance relocation. Parallel Computing, 27（12）: 1641-1653.

Geroliminis N, Kepaptsoglou K, Karlaftis M G. 2011. A hybrid hypercube-genetic algorithm approach for deploying many emergency response mobile units in an urban network. European Journal of Operational Research, 210（2）: 287-300.

Grossman T, Wool A, 1997. Computational experience with approximation algorithms for the set covering problem. European Journal of Operational Research, 101（1）: 81-92.

Hakimi S L. 1965. Optimum distribution of switching centers in a communication network and some related graph theoretic problems. Operations Research，13（3）：462-475.

Jagtenberg C J，Bhulai S，van der Mei R D. 2015. An efficient heuristic for real-time ambulance redeployment. Operations Research for Health Care，4：27-35.

Karp R M. 1972. Reducibility among combinatorial problems. Miller R E，Thatcher J W. Complexity of Computer Computations. Boston：Springer：85-103.

Kolesar P，Walker W E. 1974. An algorithm for the dynamic relocation of fire companies. Operations Research，22（2）：249-274.

Laporte G，Louveaux F V，Semet F，et al. 2009. Application of the double standard model for ambulance location. Innovations in Distribution Logistics，619：235-249.

Lowthian J A，Curtis A J，Jolley D J，et al. 2012. Demand at the emergency department front door：10-year trends in presentations. Medical Journal of Australia，196（2）：128-132.

Maxwell M S，Henderson S G，Topaloglu H. 2009. Ambulance redeployment：an approximate dynamic programming approach. Austin：2009 Winter Simulation Conference.

McLay L A. 2009. A maximum expected covering location model with two types of servers. IIE Transactions，41（8）：730-741.

McLay L A，Mayorga M E. 2010. Evaluating emergency medical service performance measures. Health Care Management Science，13（2）：124-136.

Rajagopalan H K，Saydam C，Xiao J. 2008. A multiperiod set covering location model for dynamic redeployment of ambulances. Computers & Operations Research，35（3）：814-826.

Repede J F，Bernardo J J. 1994. Developing and validating a decision support system for locating emergency medical vehicles in Louisville，Kentucky. European Journal of Operational Research，75（3）：567-581.

Saydam C，Aytug H. 2003. Ambulance deployment and shift scheduling：an integrated approach. Socio-Economic Planning Sciences，37（1）：69-80.

Schmid V. 2012. Solving the dynamic ambulance relocation and dispatching problem using approximate dynamic programming. European Journal of Operational Research，219（3）：611-621.

Schmid V，Doerner K F. 2010. Ambulance location and relocation problems with time-dependent travel times. European Journal of Operational Research，207（3）：1293-1303.

Su Q，Luo Q Y，Huang S H. 2015. Cost-effective analyses for emergency medical services deployment：a case study in Shanghai. International Journal of Production Economics，163：112-123.

Toregas C，Swain R，ReVelle C，et al. 1971. The location of emergency service facilities. Operations Research，19（6）：1363-1373.

van Barneveld T C，Bhulai S，van der Mei R D. 2016. The effect of ambulance relocations on the performance of ambulance service providers. European Journal of Operational Research，252（1）：257-269.

van den Berg P L，Aardal K. 2015. Time-dependent MEXCLP with start-up and relocation cost. European Journal of Operational Research，242（2）：383-389.

van den Berg P L，Kommer G J，Zuzáková B. 2016. Linear formulation for the maximum expected coverage location model with fractional coverage. Operations Research for Health Care，8：33-41.

第 3 章　静态双覆盖急救网络规划

经典覆盖模型通常是基于以下假设，即需求点或者完全被覆盖或者完全未被覆盖。很明显，这种"0或1"的界限清晰、非此即彼的逻辑是不符合实际情况的（Church and ReVelle，1974）。故而，应该使用一种连续的测度，而非"0或1"，对设施的部署进行评估。通过计算服务时间延迟来评价急救网络的运行效率是一种可以避免上述问题的方法。同时应该考虑急救网络中设施的启动成本和运营成本，以综合考量急救网络的运行效果与经济性。

基于以上分析，本章以上海中心城区为研究对象，建立了一个静态急救网络双覆盖模型，并在经典双覆盖模型的基础上引入了成本效益分析，创新地提出了最小化急救社会总成本的目标函数，该目标函数由病人的时间损失成本和急救站点的运营支出成本构成。其中，病人的时间损失成本是指由响应延误而导致的急救服务损失成本（包括额外治疗花费和生命质量损失等），延误时间精确至分钟，延误越久则损失越大。在此修正的目标函数下，相较于传统的模型，病人的等待时间变得更加重要；每个急救需求的响应程度都可以使用连续测度来精确和公平地度量。相比之前的研究，病人的等待时间被列为关键的待优化因素之一，更体现了以患者为中心的服务理念。

3.1　问题分析与模型构建

构建静态急救网络双覆盖模型如下：

目标函数为

$$\min F = C_{st}N_{st} + C_{am}N_{am} + \sum_{i=1}^{n} P_{call}\lambda_i a_i \left(P_s C_s + P_r C_r \right) \tag{3.1}$$

其中，C_{st}——急救站点年运营成本；

N_{st}——急救站点数量；

C_{am}——救护车年运营成本；

N_{am}——救护车数量；

n——急救网络中需求点数量（$V = \{v_1, v_2, \cdots, v_n\}$）；

P_{call}——平均急救服务呼叫占人口百分比；

λ_i——需求点的人口数；

a_i——响应需求点呼叫的平均延误时间；

P_s——危重病情呼叫比例；

P_r——普通病情呼叫比例；

C_s——危重病情时急救延误导致的损失成本；

C_r——普通病情时急救延误导致的损失成本。

目标函数为最小化院前急救社会总成本。院前急救社会总成本由三部分相加而成，分别为急救站年运营总成本、救护车年运营总成本、急救服务损失总成本。

$C_{st} N_{st}$：急救站年运营总成本。在模型中，我们假定每个急救站点的运营成本相同。具体的急救站点年运营成本计算方式如下：站点初置费为150万元，每年的土地租借费为10万元，假定租期30年，则将站点初置费除以30再加上年租金后可以得出平均每年大致的急救站点分摊成本，即 $C_{st} = \dfrac{1\,500\,000}{30} + 100\,000 = 150\,000$ 元。

$C_{am} N_{am}$：救护车年运营总成本。救护车年运营成本包含救护车的使用费用及随车人员的工资。具体计算方法如下：每辆救护车购置费用为400 000元（包含相关车载医用设备），平均使用年限10年。每辆救护车平均配备5名随车医护人员（包含司机），随车人员月薪资为5000元。另外，油费及相关维护费用为每年60 000元。因此 C_{am}=400 000/10+12×5×5 000+60 000=400 000元（以上详细数据均来自医院相关人士访谈所得）。

$\sum_{i=1}^{n} P_{call} \lambda_i (P_r C_r + P_s C_s) a_i$：急救服务损失总成本。通过将 P_{call}、λ_i、P_r、C_r、a_i 相乘可获得需求点 v_i 发出的普通病情急救呼叫由服务延误而导致的年损失成本。同样地，需求点发出的危重病情急救呼叫中由服务延误而导致的年损失成本可由 P_{call}、λ_i、P_s、C_s、a_i 的乘积计算获得。根据历史统计数据，模型中 P_{call}、P_r 与 P_s 的值分别为0.03、0.923 38和0.076 62。通过查阅近年来因救护车服务延误而导致的赔偿诉讼，并参考对急救指挥中心工作人员的访谈，危重病情时急救延误导致的损失成本 C_s 约为5 000元/分钟，普通病情时急救延误导致的损失成本 C_r 约为500元/分钟。

$\sum_{i=1}^{n} P_{call} \lambda_i (P_r C_r + P_s C_s) a_i$ 中，响应需求点 v_i 呼叫的平均延误时间 a_i 的取值与站点布局与车辆分配方案有关。具体取值规则如下：①需求点 v_i 被"小圈" r_1 覆盖两次或两次以上，即认为需求点 v_i 被完全覆盖，此时所有来自需求点的呼叫均能够在高标准时间限制内获得响应，所以 a_i=0；②需求点 v_i 没有被任何急救站点在高标准时间限制内覆盖，此时，因为模型约束条件中限制了所有需求点均能够被"大圈" r_2 覆盖，所以，虽然没有救护车能够在高标准时间限制内对 v_i 的呼叫进行响应，但有救护车能够在低标准时间限制内对v_i的呼叫进行响应。所以，平均延误时间为实际行驶时间减去高标准规定的时间，例如，若实际花了8min抵达，而高标准时间规定为5min，则损失时间为3min；③如果需求点v_i仅被高水平覆盖一次，本书根据实际派车情况，假定当某个需求点发出呼叫时若距离其最近的站点的救护车已经被派出，则指挥中心安排距需求点第二近的急救站点派车满足需求。此时，需要考虑救护车的派出概率P_{out}。此概率较难测算，故本书对其仅进行粗略计算，假定救护车出车一次时间为45min，即可将计算救护车派出概率的问题转换为某个急救站点45min内接到两个呼叫的概率。本书将一年的总急救人数进行换算得到45min的平均呼叫人数，大约为22人。再将平均45min内的呼叫人数除以需求点总数的结果进行乘方，即可粗略获得平均每个站点45min内接到两次呼叫的概率。因此，平均延误时间a_i取值为估计的救护车派出概率P_{out}^*与实际行驶时间减去高标准规定时间的乘积，即$a_i = P_{out}^*\left(r_{ij} - r_1\right)$。

约束条件为

$$\sum_{j=1}^m \delta_{ij} y_j \geqslant 1, \forall i \tag{3.2}$$

$$\sum_{i=1}^n \lambda_i x_{i\cdot1} \geqslant P \sum_{i=1}^n \lambda_i \tag{3.3}$$

$$\sum_{j=1}^m \gamma_{ij} y_j \geqslant x_{i\cdot1} + x_{i\cdot2}, \quad \forall i \tag{3.4}$$

$$x_{i\cdot1} \leqslant x_{i\cdot2}, \quad \forall i \tag{3.5}$$

$$\sum_{j=1}^m y_j \leqslant Y \tag{3.6}$$

$$\frac{\lambda_i}{\sum_{j=1}^m \delta_{ij} y_j} \leqslant WL \tag{3.7}$$

约束条件（3.2）为低标准覆盖约束，即所有需求点v_i均必须被低标准r_2覆盖至少一次。m为可选择急救站点总数。决策变量y_j为分配至急救站点w_j的救护车数量。当需求点v_i被站点w_j低标准覆盖时，δ_{ij}等于1，否则为0。

约束条件（3.3）确保了不少于P比例的人口能被高标准覆盖一次或一次以上。当且仅当需求点v_i被高标准覆盖一次或一次以上时，$x_{i\cdot1}$等于1，否则为0。

约束条件（3.4）中的不等式左侧计算了能够在高标准时间限制内响应需求点v_i呼叫的救护车总数。当需求点v_i被站点w_j高标准覆盖时，γ_{ij}等于1，否则为0。当且仅当需求点v_i被点w_j高标准覆盖两次或两次以上时，$x_{i\cdot2}$等于1，否则为0。约束条件（3.4）和约束条件（3.5）共同确保了需求点被高标准覆盖的次数不会重复计算。

约束条件（3.6）是救护车总数的限制，Y为可用的救护车总数。约束条件（3.7）考虑了救护车即随车人员服务负荷，设置了单辆救护车服务人口数上限，WL为单辆救护车服务人口上限。

3.2 求解算法

蚁群算法采用正反馈机制，并且具有全局搜索能力较强、收敛性好及鲁棒性较强等特点，且静态急救网络双覆盖模型是一个大规模的整数规划模型，属于NP-难问题。因此，在已有研究的基础上，将蚁群算法引入到静态急救网络布局规划问题的求解中，并对经典蚁群算法进行了改进以适用于该问题，本节将对此展开具体介绍。

应用蚁群算法解决急救网络规划问题时，重点需要解决三个问题。一是如何记录蚂蚁周围的环境信息；二是怎样描述蚂蚁的状态转移；三是怎样根据解的情况相应地更新信息素（黄金虎，2007）。

3.2.1 蚂蚁周围环境信息的表示

蚂蚁周围环境信息主要有两个。一是信息素τ，是不断更新的根据现有情况选择的可能性。在急救网络规划问题中，急救站点之间不存在"路径"的关系，为此，将信息素存储在各个急救站点，随着求解过程的不断深入，各急救站点的τ随之改变。二是可见度η，可见度代表了预先判断的未来选择的可能性。在急救网络规划问题中，急救站点之间的距离对问题的求解不产生重要作用，有重要影响因素的是急救站点所能覆盖的需求点个数及覆盖的次数。在静态急救网络规划双覆盖问题中，我们需要获得的最终方案是选择哪些站点及在这些选中站点中放置多少数量的救护车。因此，信息素矩阵中元素τ_{js}与可见度矩阵中元素η_{js}的具体意义转变为配置s辆救护车至急救站点w_j。为获得初始的信息素矩阵与可见度矩阵，本书定义了参数y'_j。y'_j代表急救站点需要覆盖高标准服务半径内所有需求点所需要的救护车数量。

$$y'_j = \frac{\sum_{i=1}^{n} \lambda_i}{\text{WL}} \qquad (3.8)$$

向急救站点w_j配置y'_j辆救护车能够确保所有需求点均至少被高标准覆盖一次，且定义中确保了救护车服务人口不超过单辆救护车的服务负荷，是一种理想状态。然而，由于救护车数量的限制，无法实现所有站点均被分配到理想的车辆数。因此，某种程度上来说，y'_j可以作为救护车车辆分配过程中的衡量标准，即认为将y'_j辆救护车分配至站点w_j为最优情况，偏离y'_j的解则被认为是次优解，且偏离越远，信息素与可见度越低。由此，初始的信息素矩阵中元素τ_{js}与可见度矩

阵中元素 η_{js} 表达式如下：

$$\tau_{js} = \begin{cases} 1, & y_j = y'_j \\ \max\left(0.001, 1-0.1\left|y_j - y'_j\right|\right), & \text{其他} \end{cases} \tag{3.9}$$

$$\eta_{js} = \begin{cases} 1, & y_j = y'_j \\ \max\left(0.001, 1-0.1\left|y_j - y'_j\right|\right), & \text{其他} \end{cases} \tag{3.10}$$

由上述表达式可知，信息素矩阵中元素 τ_{js} 与可见度矩阵中元素 η_{js} 随算法迭代过程中产生的车辆分配方案而变化，且可用于描述各种决策方案的可行度。当决策结果 y_j 等于 y'_j，则 τ_{js} 与 η_{js} 等于1。而当 y_j 偏离 y'_j，则 τ_{js} 与 η_{js} 随偏离程度的增加而下降。在表达式中，我们还设置了一个较小的常数代替0作为 τ_{js} 与 η_{js} 的下限，以避免搜索过程中出现某种决策完全不可行而使得求解过快陷入局部最优。

3.2.2　改进的蚂蚁状态转移规则

在急救网络规划问题中，蚂蚁的状态转移规则与选择下一路径节点的概率无关，而是描述了在急救站点中所分配车辆数量的概率。当蚂蚁 k 位于站点 j 时，分配 s 辆救护车的概率表达如下所示

$$p_{js}^k = \begin{cases} 1, & q < q_0 \text{ 且 } y_j = \arg\max\left\{\tau_{js}\eta_{js}^\beta \middle| s = 0,1,\cdots,y_{\max}\right\} \\ \dfrac{\tau_{jy_{\text{random}}}\eta_{jy_{\text{random}}}^\beta}{\displaystyle\sum_{h=1}^{y_{\max}}\tau_{jh}\eta_{jh}^\beta}, & q \geqslant q_0 \text{ 且 } y_{\text{random}} = 0,1,\cdots,y_{\max} \end{cases} \tag{3.11}$$

表达式中信息素 τ_{js} 是每轮迭代后蚁群留下的信息素总量，动态描述了将 s 辆救护车分配至站点 w_j 的决策是否明智。η_{js} 则作为衡量决策是否偏离理想值的标尺。参数 β 起到平衡信息素与可见度比重的作用。$y_{\max}$ 是一个预设的可分配车辆最大值，以减小解的搜索空间。在改进的状态转移规则中，首先，随机选取一个（0，1）间的数 q，若 q 小于预设阈值 q_0，站点的车辆数由可见度的次方与信息素的次方的乘积决定，通过比较该站点不同车辆数选项下的乘积大小，选取 $\tau_{js}\eta_{js}^\beta$ 乘积最大值下的车辆数，如式（3.11）所示。这里，q_0 代表了救护车分派数量被信息素和可见度信息决定的可能性，例如，$q_0=0.9$ 代表有90%的可能性救护车的分派数量由可见度信息矩阵和信息素信息矩阵乘积决定。如果大于等于预设阈值 q_0，分配车辆数则由式（3.11）所示随机产生。$\dfrac{\tau_{jy_{\text{random}}}\eta_{jy_{\text{random}}}^\beta}{\displaystyle\sum_{h=1}^{y_{\max}}\tau_{jh}\eta_{jh}^\beta}$ 计算出了选取不同车辆数的概率，分母代表所有车辆数信息素乘积的和，分子代表每一个车辆数的信息素乘积，因而其比值即选取某个车辆数的概率，程序在运行过程中有相应概率选择该车辆数为最终

解，从而跳出局部最优的情况。

3.2.3 改进的蚁群信息素更新规则

在蚁群算法中，当一只蚂蚁遍历完急救站点，局部信息素更新被触发，信息素将会有一定程度蒸发，表达式如下：

局部信息素更新规则为

$$\tau_{js} = (1-\alpha)\tau_{js} + \alpha\Delta\tau_{js} \tag{3.12}$$

$$\Delta\tau_{js} = 0.01 \tag{3.13}$$

其中，α表示信息素的蒸发率。蒸发率越大，信息素消失得越快，因此根据局部更新的规则，信息素的蒸发使蚂蚁也有可能选择之前没有选取过的新的路径。

当所有蚂蚁都完成了遍历，算法进行全局信息素更新。通常来讲，更好的路径解决方案应当得到更多的保留，因此，全局更新表达式如下：

全局更新规则为

$$\tau_{js} = (1-\alpha)\tau_{js} + \alpha\Delta\tau_{js} \tag{3.14}$$

$$\Delta\tau_{js} = \begin{cases} u_1, & j' = j \\ u_2, & j' = j-1\text{或}j+1 \end{cases}, u_1 > u_2 \tag{3.15}$$

该设置的意图在于使本次迭代过程中最优的解尽可能被保留，另外为了使最优解的搜寻范围更广，最优解的相邻解也得到一定程度的保留，这使算法更加完善。这里，$\Delta\tau_{js}$代表配置的车辆与最优解或相邻解的契合程度，用来更新信息素列表。式（3.15）的含义为对信息素矩阵中与最优解相同的车辆数给予更高的契合度，对与最优解相差正负1的车辆数给予较低的契合度，契合度的增加使矩阵中这些信息素的值更大，对后续的蚂蚁具有更大的吸引力，也能起到拓展搜索空间，避免过快陷入局部最优状态。

3.2.4 算法流程

使用蚁群算法求解急救网络规划问题的算法流程描述如下所示。

（1）初始化需求点数目n，以及各需求点的急救服务需求人口量λ_i。

（2）初始化急救站点数目m。

（3）初始化m个急救站点到n个需求点的行车时间t_{ij}。

（4）蚁群参数初始化，设置最大循环次数N_{max}，将m只蚂蚁随机置于m个急救站点上，初始化信息素矩阵τ_{js}与可见度矩阵η_{js}。

（5）蚂蚁k根据状态转移概率公式计算的概率决定救护车分配数量。

（6）更新需求点呼叫满足情况，并将蚂蚁k移动到新的急救站点备选点。

（7）若需求点要求未能全部得到满足，则跳转至（5），否则执行（8）。

（8）记录蚂蚁当前搜索得到的解，更新急救网络规划最小社会总成本及相应的站点选择方案与车辆分配方案，根据局部信息素更新表达式更新所有急救备选站点上的信息素。

（9）如果蚂蚁没有全部搜索完毕，即$k < m$，则转至（5），否则执行（10）。

（10）每次m只蚂蚁完成遍历后选择最优解，根据上述最优解进行全局更新。

（11）若满足结束条件，即迭代次数$N=N_{max}$，则循环结束，并输出搜索所得到的最优解及相应的站点选择方案与车辆分配方案。

算法流程图如图3.1所示。

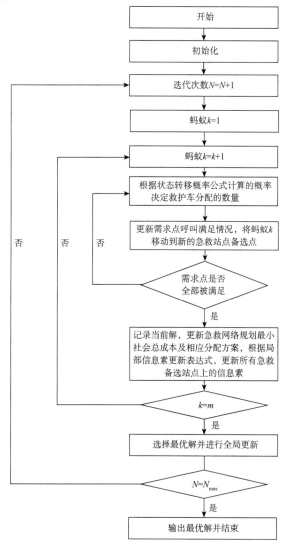

图 3.1　改进的蚁群算法流程图

3.2.5 算法比较

本节主要对改进的蚁群算法与遗传算法及精确求解算法在求解速度、求解效果进行了比较。

1. 改进的蚁群算法与遗传算法的运算性能比较

为比较遗传算法与改进的蚁群算法对急救网络规划双覆盖模型的求解性能，运算实验中，需求点数量分别取10，20，30，40，50，60，70，80，同时给定可选的急救站点数为30，可用的救护车数量为60。图3.2展示了取不同需求点数量时，改进的蚁群算法与遗传算法所给出的目标函数最优解。

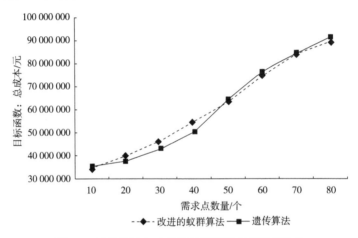

图3.2 遗传算法与改进的蚁群算法运算效果比较

由图3.2可以看到，当需求点数量较少时，遗传算法相比改进的蚁群算法给出了更好的解。但当需求点数量超过50个时，遗传算法在求解效果上的表现有所下降。当需求点数量为80个时，改进的蚁群算法给出了相比遗传算法更优的解，计算所得成本比遗传算法所得解低了1.3%。由此可见，改进的蚁群算法与遗传算法在解决急救网络规划双覆盖模型时的平均运算效果十分接近，而遗传算法在解决规模较小的急救网络规划双覆盖模型时运算效果更好，改进的蚁群算法在问题规模扩大时能搜索到更优的解。

另外，为比较两种智能算法的收敛效率，图3.3给出了取不同需求点数量时，改进的蚁群算法与遗传算法所需要的运算时间。由图3.3可知，改进的蚁群算法在问题规模扩大时收敛速度更快，而遗传算法的运算效率则随着问题规模增加显著降低。

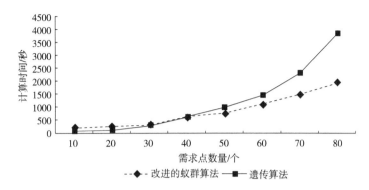

图 3.3　遗传算法与改进的蚁群算法运算效率比较

基于以上针对遗传算法与改进的蚁群算法的运算性能的测试比较，可以得出以下结论：遗传算法更适用于规模较小的急救网络规划问题，能够在更短的时间内给出较好的解，而改进的蚁群算法则在问题规模扩大时表现突出。本书将结合实际案例分析上海中心城区急救网络优化，问题规模较大，因此更适合使用改进的蚁群算法。

2. 改进的蚁群算法与精确求解算法的运算性能比较

为进一步评估改进的蚁群算法在运算性能上的优势，我们使用了CPLEX对不同问题规模下的急救网络规划问题进行了求解。共测试了三组急救网络规划情景，[需求点数量，备选站点数量，救护车数量]分别为[10，4，7]、[83，35，63]、[83，128，73]。

对情景1与情景2，CPLEX均给出了精确最优解，如表3.1所示。然而，在计算时间上，相比改进的蚁群算法，CPLEX分别高出39%与2400%。同时，在求解结果上，相比精确求解算法，改进的蚁群算法最优解成本分别略高1.5%与2.3%。

表 3.1　蚁群算法与 CPLEX 算法求解效果比较（情景 1 与情景 2）

		计算时间/s		目标函数：总成本/元	
		蚁群算法	CPLEX	蚁群算法	CPLEX
#1	10 需求点，4 备选站点，7 救护车	132	184	9 862 830	9 712 900
#2	83 需求点，35 备选站点，63 救护车	1 933	46 008	86 724 200	84 772 300

针对情景3，CLPEX在50 000秒内仍未找到最优解，而改进的蚁群算法在7649秒时即收敛至最优解。相比CPLEX，在相同的运算时间内，改进的蚁群算法能够较快地找到较好的可行解，更适用于解决涉及多需求点、多备选站点情况下的大规模急救网络规划问题。图3.4具体展示了CPLEX与改进的蚁群算法针对情景3的运算性能比较。

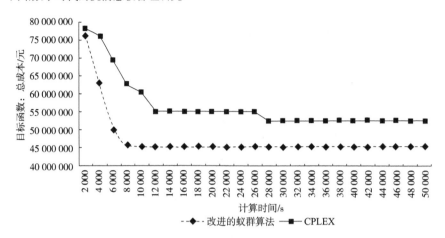

图 3.4　改进的蚁群算法与 CPLEX 算法运算性能比较

3.3　案例分析与拓展

3.3.1　案例背景描述

案例研究中主要探索了上海市中心城区中，包括35个急救站点、63辆救护车、83个需求点的急救网络规划问题。

案例研究中的人口数据由2010年人口普查数据获得。需求点与急救站点间的行车时间由谷歌地图获得。双覆盖模型中的高低标准服务半径根据文献研究与专家访谈分别设定为5min与8min。改进的蚁群算法中的相关参数经调试后定义如下：α=0.1、β=2.5、q_0=0.1、u_1=0.8、u_2=0.1。

3.3.2　优化结果

首先针对上海中心城区的日间急救站点布局与车辆分配方案进行了优化。人口普查统计数据为居住人口情况，而在白天，区域内的实际人口与居住人口因存在就业流动而产生一定的差异。因此，在具体分析问题时，本书引入了错位率这一概念，对各需求点的人口数进行了调整，数学表达式如式（3.16）所示，具体数值参考了郭永昌在《上海社会阶层空间错位研究》中的相关数据。

人口错位率=（就业人口–就业和居住人口）/就业人口×100%　（3.16）

表3.2给出了优化后的急救网络与目前急救网络运营的各项指标比较结果。其中年社会总成本下降了8.5%，节约逾800万元人民币。对需求点的双覆盖率，即被高标准服务半径覆盖至少一次的概率由目前的83.5%提升至93.6%，提高了近10个百分点。所需急救站点数由目前的35个降低至29个。平均服务延误时间略有上升，上升约2%，这主要是因为站点与车辆重新分配后增加了被高标准服务半径覆

盖两次或两次以上的需求点数量，而使得被高标准服务半径覆盖一次的需求点数量下降，仅被低标准服务半径覆盖的需求点数量增加，虽然需求点被高标准服务半径覆盖两次或两次以上时延误时间直接计算为0，会帮助降低总体平均服务延误时间，但仅被低标准服务半径覆盖的需求点的服务延误时间的增加，以及仅被高标准服务半径覆盖一次的需求点的服务延误时间的增加，抵消了降低总体平均服务延误时间的效果。

表 3.2　优化前后急救网络各项服务指标比较

	目标函数：总成本/元	双覆盖率	平均延误时间/min	站点数量/个
优化后	88 628 700	93.6%	4.83	29
优化前	96 817 000	83.5%	4.74	35

优化结果显示，目前的急救网络改进空间非常大，减少一定数量的站点同样可以保持较为满意的服务水平，并显著地降低服务总成本。但是，降低急救网络的运营成本仅仅是优化的一个方面，虽然优化后损失的平均服务延误时间上升约为2%，由于急救服务的特殊性，如何保障乃至进一步提升服务水平，降低平均服务延误时间仍是值得继续探索的问题。在3.3.4小节拓展分析中，将对此问题进行具体探讨。

表3.3给出了优化前后各个站点具体的车辆分配变化，以及站点选择变化。例如，目前静安区的两个急救站点，在优化后静安区中心医院站救护车数量不变，而长征医院站的车辆数增加了1辆。优化后的方案重新分配了有限的资源，提高了车辆的使用效率。

表 3.3　优化前后急救网络救护车分配情况比较

序号	站点名称	现有车辆分配情况/辆	静态双覆盖模型优化后车辆分配情况/辆
1	新华医院站	2	2
2	杨浦中心医院站	1	3
3	市东医院站	2	0
4	长海医院站	1	2
5	中西医结合医院站	2	3
6	安图医院站	3	0
7	八五医院站	3	3
8	大华医院站	2	2
9	第八人民医院站	2	3
10	龙华医院站	2	2

续表

序号	站点名称	现有车辆分配情况/辆	静态双覆盖模型优化后车辆分配情况/辆
11	华东医院站	1	0
12	武警总队医院站	3	0
13	普陀医院站	3	2
14	长宁医院站	1	0
15	利群医院站	2	1
16	江宁路街道卫生服务中心站	1	2
17	天山中心医院站	2	4
18	第一人民医院站	1	1
19	桃浦镇社区卫生服务中心站	1	3
20	闸北中心医院站	2	0
21	岳阳中西医结合医院站	2	1
22	同济医院站	1	3
23	第十人民医院站	3	3
24	北站医院站	1	2
25	闸北区市北医院站	2	2
26	建工医院站	2	2
27	复旦大学附属妇产科医院站	2	2
28	黄浦区中心医院站	1	2
29	江湾医院站	2	2
30	浦东医院站	3	2
31	瑞金医院站	2	2
32	第二人民医院站	1	1
33	中国人民解放军第四五五医院站	1	2
34	静安区中心医院站	2	2
35	长征医院站	1	2

3.3.3　与经典模型的对比

为验证本节模型的有效性，本小节将展示本书所提出的模型与经典模型在解决上海中心城区急救网络规划问题上的求解效果。首先，我们选择了MCLP作为比较对象之一。MCLP作为解决急救网络规划问题的经典模型是最早也是最被广泛接受的可用于解决实际急救网络规划问题的模型之一。其次，我们选择了经典双覆盖模型。一方面，由于本书所提出的模型本身衍生自经典双覆盖模型，另一方面，通过与经典双覆盖模型的比较，也更能够体现出本书加入成本效益分析的双覆盖模型的不同。

三个模型具体测试的问题即为案例研究中上海中心城区，包括35个急救站点、63辆救护车、83个需求点的急救网络规划问题。MCLP模型中本身只涉及一个服务半径标准，因此，在实验时分别将双覆盖模型中的高低标准服务半径进行测试（即单标准服务半径分别为5min和8min），表3.4给出了具体的测试结果与指标比较。

表 3.4　不同模型优化后急救网络服务指标比较

模型	站点数量/个	救护车数量/辆	平均延误时间/min	目标函数：总成本/元
MCLP（5min）	33	59	5.49	98 881 700
MCLP（8min）	25	51	7.98	118 088 800
DSM（5min+8min）	33	63	4.80	88 939 400
本书设计的模型（5min+8min）	29	63	4.83	88 628 700

由表3.4可以看出，无论以5min作为服务半径还是以8min服务半径作为覆盖标准的MCLP模型在服务延误上都大大超过了两个双覆盖模型，且虽然降低了站点数量与车辆使用数量，但是总运营成本非常高。与经典双覆盖模型相比，本书所设计的加入成本效益分析的双覆盖模型在平均服务延误时间上略高，但在总运营成本上表现最好。对急救服务管理者而言，使用本书所提出的改进的目标函数，可以更方便直观地就服务成本与服务水平的保障之间进行权衡。

3.3.4　拓展分析

在对现有急救资源进行优化后，研究考虑放开资源限制，即增加备选站点数量及救护车数量，尝试进一步完善上海中心城区急救网络，对急救网络的未来发展进行探索。在新增备选站点中，不仅考虑了将综合医院作为新的急救站点（共45个），也将各个街道的社区医院纳入考量，作为可派出救护车辆响应病患呼叫的急救服务站（共83个）。通过计算，实验测试了多种情境下的急救站点与救护车的组合。表3.5具体展示了在不同急救站点数量（35个现有综合医院站点、拓展后45个综合医院站点、拓展后加入社区医院共128个备选站点）及救护车数量（63，68，73）时，急救网络运行的情况。

表 3.5 放开资源限制后多情境急救网络优化效果比较

救护车数量/辆	备选站点数量/个	实选站点数量/个	服务延误损失成本/元	总运营成本/元	目标函数：总成本/元	双覆盖率	平均延误时间/min
63	35	29	59 078 370	29 550 000	88 628 700	93.50%	4.83
	45	35	44 538 160	30 450 000	74 988 310	88.30%	4.49
	128	47	8 993 320	32 250 000	41 243 620	82.40%	4.31
68	35	29	58 729 870	31 550 000	90 279 870	93.60%	4.82
	45	35	42 974 320	32 450 000	75 424 320	90.90%	4.46
	128	49	8 969 600	34 550 000	43 519 600	87.50%	4.06
73	35	30	59 063 200	33 700 000	92 778 160	93.80%	4.74
	45	36	42 949 260	34 600 000	77 549 490	91.20%	4.29
	128	50	8 733 190	36 700 000	45 433 190	90.60%	3.95

从表3.5可以发现，通过增加救护车辆数可以降低急救服务的平均延误时间，通过增加备选站点，即将社区医院纳入可选急救站点后，总运营成本显著下降。例如，在现有63辆救护车辆的限制条件下，将社区医院纳入可选站点后，总运营成本与现有情况比较下降超过一半，并且平均服务延误时间也由4.83min下降至4.31min，实现了成本与服务水平的双重改善。这说明，目前上海中心城区急救网络的瓶颈问题在于急救站点与需求点之间的行车时间过长。通过重新分配车辆，如3.3.2小节中优化结果所示，的确可以帮助降低总运营成本，但对服务响应时间产生了一定的负面影响，而将社区医院纳入可选急救站点后，救护车辆分散至各个社区医院，由于社区医院服务半径通常能够辐射到整个街道，这使得更多的需求点能够被高标准服务半径覆盖一次，从而大幅降低了服务延误导致的损失成本，并抵消了由于增加站点而产生的站点运营成本。唯一表现逊于资源放开前的指标为双覆盖率，这是由于救护车辆的分散使得许多的需求点仅被高标准服务半径覆盖了一次。这一点不足可以通过增加救护车辆数量得以消除，如表3.3所示。例如，当车辆数增加至73辆时，整个急救网络的双覆盖率即可超过90%。由以上分析可知，社区医院应当作为备选急救站点纳入整个急救网络的建设。通过降低急救站点与需求点之间的响应距离，能够大幅提升服务水平，降低延误时间，节约急救网络的总运营成本。

另外，通过整理分析数据，本书还发现了一个有趣的现象。随着选择站点数目的增加，平均延误时间与总成本的变化曲线呈现下降速度逐渐趋缓，并在某一节点开始缓慢上升的趋势，如图3.5、图3.6所示。这表明，对应一定数量的救护车，存在最优匹配的站点数量。当站点不足时，救护车分配在距离需求点更远的位置，响应呼叫时需要更长的时间，因而导致了较长的服务延误时间和更高的损失成本。当站点数量增加，救护车可被分配至距离需求点更近的站点，因而服务延误时间与相应的损失成本随之下降，并冲抵了由于增加站点而升高的运营费用。然而当站点数量超过一定数目时，救护车的分布会过于分散，如果不相应增加救护车的数量，则会出现由于救护车服务负荷过高，对需求点呼叫的响应反而下降的情况，且无法冲抵由于资源增加而产生的更高的站点与车辆运营成本。因此，对于急救网络运营管理者来说，应当选择合理的救护车数量与站点数量以达到服务水平与成本开支的平衡与最优。

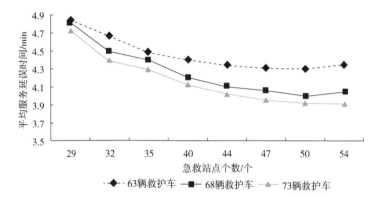

图 3.5　不同车辆数站点数组合下平均延误时间比较

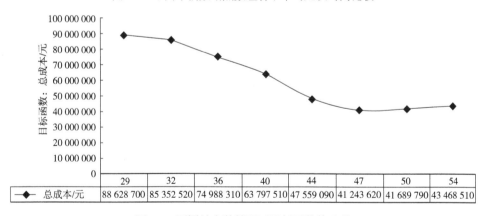

图 3.6　不同站点数情况下目标函数值比较

表3.6给出了当车辆数限制在63辆时，不同站点数量下的优化情况。可以看到，当急救站点数超过50个时，由于增设站点而降低的服务延误损失成本已无法抵消站点运营成本，当急救站点达到54个时，由于救护车分布过于分散，平均延误时间反而略有上升，此时即意味着需要更多的救护车辆来匹配站点才可能达到较低的服务延误。

表 3.6 不同站点数量情况下急救网络服务指标比较

救护车数量/辆	实选站点数量/个	服务延误损失成本/元	总运营成本/元	目标函数：总成本/元	平均延误时间/min
63	29	59 078 370	29 550 000	88 628 700	4.83
	32	55 352 520	30 000 000	85 352 520	4.71
	36	44 388 160	30 600 000	74 988 310	4.46
	40	32 597 510	31 200 000	63 797 510	4.39
	44	15 759 040	31 800 000	47 559 090	4.32
	47	8 993 320	32 250 000	41 243 620	4.31
	50	8 989 790	32 700 000	41 689 790	4.30
	54	10 168 510	33 300 000	43 468 510	4.32

3.4 本章小结

本章以上海中心城区为研究对象建立了一个静态急救网络双覆盖模型，并在经典双覆盖模型的基础上引入了成本效益分析，创新地提出了最小化院前急救社会总成本的目标函数。随后给出了改进的蚁群算法以适应解决院前急救网络规划问题。并对改进的蚁群算法与遗传算法及精确求解算法的运算性能进行了比较，分析得出本书所提出的改进的蚁群算法针对大规模院前急救网络规划问题具有良好的求解效果与效率。在案例分析部分，本章给出了经过静态院前急救网络双覆盖模型优化后的急救资源配置方案，相比优化前，目标函数总成本下降8.5%，每年预计能够节约逾800万元人民币。通过优化前后各项服务指标，以及与经典模型优化效果的比较，验证了本章所提出的模型的有效性。最后，本章在对现有急救资源进行优化后，研究考虑放开资源限制，即增加备选站点数量及救护车数量，尝试进一步完善上海中心城区急救网络，对急救网络的未来发展进行探索。分析发现通过增加救护车辆数可以降低急救服务的延误时间，通过增加备选站点，尤其是将社区医院纳入可选急救站点后，能够大幅提升服务水平，降低延误时间，节约急救网络的总运营成本。

参 考 文 献

郭永昌. 2007. 上海社会阶层空间错位研究. 上海：华东师范大学.

黄金虎. 2007. 应急物流系统若干关键技术的研究与实现. 上海：上海交通大学.

Church R，ReVelle C. 1974.The maximal covering location problem. Papers of the Regional Science Association，32（1）：101-118.

第4章　多时段的院前急救再调度研究

在实际中，不同时间段，由于交通道路情况变化等因素影响，救护车的行驶速度也会变化。除此之外，不同时间段，急救需求的空间分布也有所不同。因此在对院前急救网络进行优化时，考虑多时段是有必要的。本章主要研究多时段院前急救网络布局及再调度问题，考虑了两种状态下的空闲救护车，即停靠在急救站点的空闲救护车及刚刚完成上一个急救任务从医院释放的空闲救护车。基于这两类空闲救护车，本章分别提出了两个多时段的再调度模型：考虑固定"基站"的多时段再调度模型和不设"基站"的多时段再调度模型。考虑固定"基站"的多时段再调度模型指救护车在响应急救需求后需要回到原来指定的急救站点；而不设"基站"的多时段再调度模型则指救护车响应急救需求后，根据全局最优原则可选择其他急救站点进行停靠，等待下一次需求，而无须回到原始停靠站点。为了验证模型的有效性，我们将两模型应用于上海市松江区院前急救调度系统，利用2014年的历史数据，得到了优化的院前急救再调度方案，结果表明多时段再调度模型的应用提高了院前急救的有效性。

4.1　考虑固定"基站"的多时段再调度模型

4.1.1　问题分析与模型建立

在救护车的实际运营过程中，当没有急救任务时，救护车便会停靠在急救站点直到下一个任务发生，而在较为繁忙时，则会出现救护车延迟响应急救需求的状况。为了更好地解决这个问题，本书针对停靠在急救站点的空闲救护车的动态调度进行研究分析，如图4.1所示，并以时段的变化作为急救网络发生再选址的触发要件，为急救网络提供相关的优化解决方案。

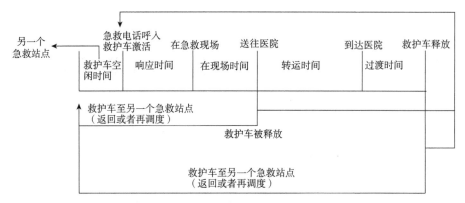

图 4.1　院前急救网络调度与再调度流程分析图

　　Su等（2015）提出了基于DSM的延迟成本计量方式。Wang和Su（2016）则进一步提出了基于DSM的多时段调度模型。不同于前两者，本书多时段模型的建立基于MEXCLP模型，以最小化救护网络日均总运营成本为目标。在院前急救网络研究中，由延迟服务而造成的成本增加被视作生命损失成本，这里通过"救护网络的繁忙率"来估算该成本。同时，当系统内执行对救护车的再调度时，系统内的潜在急救需求可能会因为再调度的发生而产生延迟，因此由延迟服务所造成的成本也可以通过 "救护网络的繁忙率"计算得到。在模型中，我们将24h平均划分为多个时间段，定义为$T=\{1,2,\cdots,T_{\max}\}$。在不同的时间段内，系统内时态因素会随着时间的推移而发生变化。本书主要考虑了以下三个时态因素，即需求的变化、交通速度的变化及系统繁忙率的变化。

　　建立的多时段调度模型如下：

　　目标函数为

$$
\begin{aligned}
\min f = C_{\mathrm{st}} N_{\mathrm{st}} + C_{\mathrm{amb}} N_{\mathrm{amb}} + \sum_{n=1}^{N} \sum_{k=1}^{N_{\mathrm{amb}}} \sum_{T=1}^{T_{\max}} d_{nt} x_{nkt} q_t^k Z_n C_a \\
+ \sum_{n=1}^{N} \sum_{k=1}^{N_{\mathrm{amb}}} \sum_{T=1}^{T_{\max}} \beta d_{nt} \left(x_{nkt} q_t^k - x'_{nkt} q_t^k \right) Z_n C_a
\end{aligned}
\tag{4.1}
$$

其中，j——急救站点序号；

　　　i——急救站点序号（除j外）；

　　　W——急救站点数量；

　　　t——时间段；

　　　n——需求点序号；

　　　k——覆盖一个需求点的救护车数量；

　　　N——需求点数量；

　　　C_{st}——急救站点日均运营成本；

N_{st}——急救站点数量；

C_{amb}——救护车日均运营成本；

N_{amb}——救护车数量；

d_{nt}——时段t每天的急救需求；

q_t——时段t救护网络的繁忙率；

Z_n——需求点n的平均延误时间；

C_a——每延迟一分钟所造成的损失成本；

β——再选址影响因子（即实施再选址对于一个单位时间段的影响）；

p——双覆盖的下限值；

x_{nkt}——0-1变量，如果需求点n正好被k辆救护车覆盖则为1，否则为0；

x'_{nkt}——0-1变量，发生再选址后，如果需求点n正好被k辆救护车覆盖则为1，否则为0；

r_{ijt}——在时段t，从急救站点i再调度至急救站点j的救护车数量；

y_{jt}——决策变量，在时段t急救站点j的救护车数量。

在本模型中，主要目标为最小化急救网络日运营成本。其中，目标函数可以划分为四部分：急救站点成本、救护车成本、由急救服务延迟所造成的成本及由再调度所造成的额外成本。在急救网络中，我们假设每个急救站点和救护车的运营成本相同。根据相关医院和急救中心提供的相关数据得知：建设一个急救站点的成本大约为1 500 000元，使用寿命为30年，急救站的年平均运营成本约为100 000元。因此，一个急救站点的日运营成本为：1 500 000/30/365+100 000/365≈410.96元。救护车的成本包含购买成本、维护成本、加油费及急救人员工资等人力成本。购买一辆救护车的成本约为400 000元，使用寿命约为10年，维护成本及加油费年平均运营成本为60 000元，人力成本年均约为300 000元。因此，一辆救护车的日均运营成本为：400 000/10/365+60 000/365+300 000/365≈1095.89元。

关于延迟成本，繁忙率q_t被用来计算急救需求无法被及时响应的可能性。在所有救护车均独立运营的假设下，如果需求点n在时段t被k辆救护车所覆盖，q_t^k就是需求点n急救需求延迟的概率。上述的计算方式主要基于概率论理论，即使一个需求点被很多辆救护车所覆盖，在理论上该点发生的急救需求仍存在一定的无法被及时响应的可能性。根据EMS数据的年平均值，我们计算得到了在各个时段t内点n的需求。此外，本书定义：当一个急救需求的响应时间超过r min（r是一个设定的参数）时，即发生了服务延迟。每个需求点的平均延迟时间Z_n同样也由EMS网络历史数据计算得到。根据过往由于救护服务延迟而导致的诉讼案件得到：一般院前急救需求延迟一分钟的成本为500元，而十分紧急时需求延迟一分钟的成本则要5000元，在所有院前急救网络救护需求中，大约1/4的需求为十分紧急需求。因此，我们可以得到救护服务延迟一分钟将会造成大约3 875元的生命损失成本

(C_a)。所以，我们使用 $\sum_{n=1}^{N}\sum_{k=1}^{N_{\text{amb}}}\sum_{T=1}^{T_{\text{max}}} d_{nt} x_{nkt} q_t^k Z_n C_a$ 来计算由急救需求延迟所造成的成本。

在不同的时段之间，空闲救护车可以从一个站点再调度至另一个站点。假定在再调度过程中的救护车是不能够响应急救需求的。因此，相关需求点发生急救需求延迟的概率会相应增加。这里我们用 $\sum_{n=1}^{N}\sum_{k=1}^{N_{\text{amb}}}\sum_{T=1}^{T_{\text{max}}} \beta d_{nt}\left(x_{nkt} q_t^k - x'_{nkt} q_t^k\right)$ 来计算这部分增加的概率。再调度仅仅会影响一部分的时间段，因此我们使用参数 β 来反映再调度对一个单位时间段的影响。如果假定再调度发生占据了一半的时间段，即这个过程中相应救护车无法响应需求，则 $\beta=0.5$。所以，我们用 $\sum_{n=1}^{N}\sum_{k=1}^{N_{\text{amb}}}\sum_{T=1}^{T_{\text{max}}} \beta d_{nt}\left(x_{nkt} q_t^k - x'_{nkt} q_t^k\right) Z_n C_a$ 来计算得到再调度成本。

本模型中的相关约束如下：

$$\frac{\sum_{t=1}^{T_{\text{max}}}\sum_{n=1}^{N} x_{nkt} d_{nt}}{\sum_{t=1}^{T_{\text{max}}}\sum_{n=1}^{N} d_{nt}} \geqslant p, \quad k=2 \tag{4.2}$$

$$y_{jt} + \sum_{i=1}^{W} r_{ijt} - \sum_{i=1}^{W} r_{jit} = y_{j(t+1)}, \quad \forall j,t \tag{4.3}$$

$$y_{jT_{\text{max}}} + \sum_{i=1}^{W} r_{ijT_{\text{max}}} - \sum_{i=1}^{W} r_{jiT_{\text{max}}} = y_{j1}, \quad \forall j \tag{4.4}$$

$$\sum_{j=1}^{W} y_{jt} \leqslant N_{\text{amb}}, \quad \forall t \tag{4.5}$$

$$y_{jt} > 0,\ y_{jt} \in \text{int}, \quad \forall j,t \tag{4.6}$$

$$x_{nkt}, r_{ijt} \in \{0,1\}, \quad \forall n,i,j,t \tag{4.7}$$

约束条件（4.2）保证了双覆盖率至少为 p。约束条件（4.3）和约束条件（4.4）记录了救护网络内再调度的过程，保证了救护车数量的守恒。同时，救护车在完成一整天的任务之后，将会回到初始的站点。约束条件（4.5）约束了网络内的救护车数量不能超过 N_{amb}。约束条件（4.6）和约束条件（4.7）为变量取值范围。

4.1.2　求解算法

本模型所解决的问题是NP-难问题。考虑到问题的复杂性，我们用遗传算法来求解这个问题。Ferrero（2009）的研究中运用遗传算法解决院前医疗领域的救护车选址预测问题。Sasaki等（2010）建议在求解规模巨大难以求得最优解的情况下，使用遗传算法。

下面将探讨如何利用遗传算法来解决多时段急救网络调度问题。具体来说，模型主要涉及求解以下两个问题：在初始阶段（$t=1$）救护车的选址分布，以及救护车应该在何时何地发生再调度。

1. 初始种群

不同于传统的二项编码模式，本模型编码和解码的过程可以在算法中省略。在表 4.1 中，一个染色体可以分为五部分。第一部分和第二部分表示再调度救护车的出发站点和目的地。第三部分代表救护车发生再调度的时间，第四部分代表发生再调度的救护车数量。以上四部分长度都定义为15个基因长度。这表明，再调度在一天内发生的次数最多不超过15次，符合现实EMS网络情况。染色体的第五部分是救护车网络的初始分布，其长度由救护车站点数量决定。如此而来，一个拥有23个站点的EMS网络在遗传算法中可以由一个长度为83个基因的染色体表示。初始种群在可行域内随机产生得到。因此，染色体的长度本质上根据实际情况的不同而产生差异，但本算法中所提出的遗传算法中的染色体结构具有一般性，可以被广泛应用于多个案例中去。

表 4.1　染色体分解

1~15	16~30	31~45	46~60	61~83
再调度救护车出发站点 i	再调度至急救站目的站点 j	再调度发生时段	每次发生再调度的救护车数量	救护车网络的初始分布

2. 适应度函数和染色体选择

本模型处理的是最小化问题，因此将目标函数的倒数作为遗传算法的适应度函数。我们采用了"轮盘赌"方法，这意味着适应度越高的染色体越有可能被选择。除此之外，尽管子代往往优于父代染色体，但也存在退化的可能性。因此，算法要保证在每次迭代的过程中保留最优解。

3. 交叉和变异

在算法中，交叉主要由两个随机选择的父代染色体的线性组合获得新染色体。所有父代染色体被选中的概率之和为1。变异则以某种设定的概率发生在一个特定基因上。

4. 算法步骤

图4.2阐述了在EMS多时段再调度问题中遗传算法实现的详细步骤。

遗传算法实现详细步骤

定义参数和坐标

种群初始化

迭代开始

For i=1：T　T 是迭代次数

　　For　i=1：N　N 是种群大小

　　　　If 染色体符合所有约束

　　　　　　计算适应度函数 H

　　　　　　否则　H＝M（一个极大的数）

　　　　　　结束

　　　　　　染色体选择：　适应度越高的染色体越有可能被选择

　　　　　　If H>=最优适应度

　　　　　　　　最优适应度＝H

　　　　　　　最优染色体＝该染色体子代产生

　　　　　　End

　　End

　　交叉（crossover rate＝p　p 是一个预先设定的参数）

　　变异（mutation rate＝q　q 是一个预先设定的参数）

　　（子代产生）

结束

图 4.2　EMS 多时段再调度问题中遗传算法实现步骤

4.1.3　案例分析

本章以上海市松江区院前急救网络作为实证研究对象。上海市松江区的面积约为604.67 km^2，利用"网格法"划分，一共得到了144个需求点（以2.5km×2.5km为一个网格单位）。根据2014年松江区院前急救调度的历史数据，我们得到了该年所有急救需求点及急救站点的分布，见图4.3。在案例分析中我们增加了15个备用站点，这些备用站点包括松江区卫生健康服务中心及部分二级医院。救护网络中一共有27辆救护车。根据"十三五"规划设定的目标，上海期望在2020年前实现救护响应时间小于12min。因此，在本书中，我们将响应时间 r 设为12min。在模型中，延迟成本和再调度成本基于"繁忙率"计算得到。繁忙率和救护网络中的急救需求量、救护车的数量及服务时间有关。通过计算救护网络中一天中每小时的电话数量来得到急救任务的数量。此外，将1h作为本书中的一个单位时间段，影响系数 β 设为0.5。

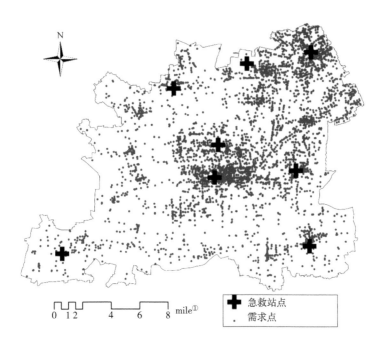

图 4.3　上海市松江区 2014 年急救需求点及急救站点分布

　　图4.4刻画了不同时间段各时序因素的变化情况。可以看到，急救需求的波动和人们日常活动呈高度相关关系。在0:00am~6:00am，急救服务的需求较少。7:00am早高峰开始后，急救需求也变得更为频繁，在8:00am左右达到顶峰，此时每小时接到的电话超过3个。接着，急救需求随着时间变化波动，其频率约为2.5个电话每小时。晚九点左右，急救需求开始回落，从晚九点的2.5个电话每小时回落至1.5个电话每小时。平均服务率也可以理解为救护网络在一个小时内可以完成的救护任务数量。在一天中平均服务率的波动没有明显的规律性，这可能是因为该时序因子受交通状况、救护车在医院的停留时间及患者对于医院的选择等多种因素的影响。在本案例中，我们通过高德地理信息平台侦测并获得了实时的交通速度。上海市2014年的路况交通数据显示，平均的交通速度约为39.1km/h。其中，在不同时段的交通状况不同，道路最拥堵时段的行驶时速约为平均速度的64%，而在畅通时段的行驶时速约为平均速度的1.4倍。可以看到，早高峰和晚高峰阶段交通都非常拥堵，会对院前急救任务的响应效率产生极大的影响。

---

　　① 1mile=1.6093km。

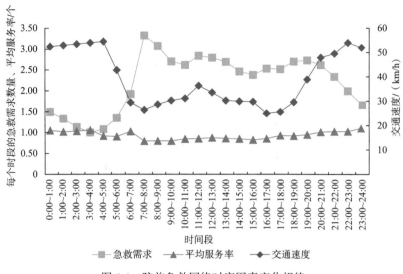

图 4.4　院前急救网络时序因素变化规律

1. 优化结果

为了验证模型的有效性，我们在不同情况下分别求解了模型。首先，在EMS网络中原有8个站点的情况下求解了该模型。从表4.2可以看到，EMS的日均运营总成本降低了14 487元，相比原系统下降了4.42%。救护车的数量从系统内原先的27辆下降至22辆。在仅花费128元再调度成本的情况下，由延迟服务产生的成本将会减少9135元，因此总成本降低的很大一部分原因是延迟成本大幅下降。由表4.3可知，尽管系统内救护网络单覆盖率没有变化，双覆盖率增加了3.19个百分点。优化结果表明，计算所得的优化方案能够让救护网络中的现有8个站点获得更好的应用。如果将急救站点继续增加至23个站点（包含潜在站点），EMS日均运营成本将降低58.56%，实际使用的急救站点数量为18个。此时救护网络中的单覆盖率和双覆盖率分别增加13.73个百分点和10.87个百分点。

表 4.2　优化方案和现有方案的对比分析

项目	原系统	优化系统（8个站点）	优化系统（23个站点）
急救站点数量/个	8	8	18
救护车数量/辆	27	22	27
急救站点运营成本/元	3 288	3 288	7 397
救护车运营成本/元	29 589	24 110	29 589
延迟成本/元	295 251	286 116	98 913
再调度成本/元	0	128	77
2014 年 EMS 日均运营总成本/元	328 128	313 641	135 976

表 4.3 覆盖率对比分析

覆盖率	原系统	优化系统（8个站点）	优化系统（23个站点）
单覆盖率	80.53%	80.53%	94.26%
双覆盖率	75.74%	78.93%	86.61%

2. 基于 ArcGIS 的空间分析

GIS技术近些年发展迅猛。在社会医疗方面，GIS成为基于现实地理信息的有效工具，能够尽早发现和解决问题（Beraldi et al., 2004）。在EMS领域，GIS广泛运用于急救需求的时空异质性分析（Lam et al., 2015）。

我们认为，院前急救的再调度与时空分布之间可能存在着一定的相关性。为了找到两者之间的联系，我们运用ArcGIS 10.2对松江区2014年的急救需求进行分析。急救网络从6:00开始繁忙，直至21:00需求逐渐减少。另外，相比于边缘区域，中心区域的急救需求密度更大，需求更为频繁，尤其在白天时段。从表4.4可以看出，再调度主要在站点1、站点4和站点7之间进行。站点1和站点7坐落于中心区域而站点4位于边缘区域。一个很有趣的现象是在人们日常活动比较频繁的时间段，救护车通常会被从边缘区域再调度至中心区域来缓和中心区域的急救压力。而在相对低峰时段时，救护车就会回到原先的站点。此外，救护车在完成全天任务后必须回到原有的基站来开始新一天的急救任务，因此在最后一个时段，有两辆救护车从站点4再调度至站点7。

表 4.4 院前急救优化再调度方案具体实施过程

站点序号	时间段	从急救站	至急救站	再选址救护车数量/辆
1	1:00~2:00	1	4	1
2	5:00~6:00	4	1	1
3	10:00~11:00	7	4	1
4	11:00~12:00	4	7	1
5	19:00~20:00	7	4	1
6	22:00~23:00	7	4	1
7	23:00~24:00	4	7	2

3. 拓展分析

1）多时段再调度模型与经典模型的对比分析

原始的救护车调度计划可能存在不合理性，静态的经典MEXCLP调度模型可以优化整体的系统运营。因此，本书设计了一个拥有23个站点的静态经典调度模型，该模型不允许在每个时段内进行再调度操作。我们将该调度计划与本书提出的优化的多时段再调度模型进行对比分析。从表4.5可以看到，相比于静态经典调度模型，多时段再调度模型将每天为救护网络再节省984元，一年则可以节省

359 160元。这笔钱可以用来购买更多的救护车用于改善救护网络运营情况。与此同时，在减少使用一个急救站点的情况下，系统内的双覆盖率还增加了约2个百分点。关于延迟成本，在花费77元用于再调度的情况下，延迟成本每天减少了650元。这表明再调度策略优化了整个救护车系统，是一个具有成本有效性的策略。

表 4.5　静态经典调度模型与优化的多时段再调度模型方案对比

项目	静态经典调度模型	优化的多时段再调度模型（23 个站点）
急救站点运营成本/元	7 808	7 397
救护车运营成本/元	29 589	29 589
延迟成本/元	99 563	98 913
再调度成本/元	0	77
单覆盖率	94.26%	94.26%
双覆盖率	84.70%	86.61%

2）时序因素分析

为了更好地契合现实环境，我们考虑了随时间变化的急救需求、交通速度及繁忙率。在求解问题时，模型分多次拟合了这些因素，以分析得到各个因素对整个EMS网络的影响程度。图4.5显示了在四种不同情形下的双覆盖率。在第一种情形下，所有时序因素不随时间变化，因此救护网络中的双覆盖率是一个定值94.47%。除此之外，模型先后拟合了各个时序因素，可以看到如果忽略这些随时间变化的因素对于救护响应的影响，那么双覆盖率则可能在不同程度上被高估或低估。根据图4.5，显然，在日常活动时段中，双覆盖率被大大高估了，而在低频率活动时段下，双覆盖率又被低估了。另外，通过综合分析这三个时序因素，交通状况对于EMS网络的急救效率影响程度最大。

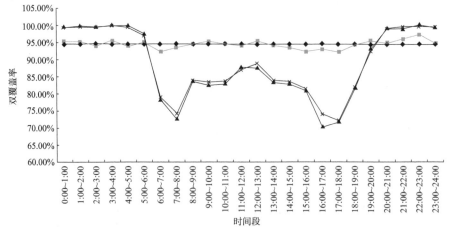

图 4.5　各时序因素对于急救网络需求的影响

3）算法精度分析

为了证明遗传算法的精确性，我们运用Gurobi来求解问题，将求得的精确结果和遗传算法的求解结果进行对比，结果见表4.6，我们分别对比了5、8、15、23个站点的情形下的求解结果。在系统内有5个站点的情况下，遗传算法的求解速度约是Gurobi的4倍，而求得解的误差率仅为0.38%；在系统内有8个站点的情况下，遗传算法的求解速度是Gurobi的16倍，而求解误差率仅为0.19%。针对有15个和23个站点运营的急救网络，问题求解规模过大，无法在合理的时间内给出最优解。因此，通过上述比较分析可以得到结论：可以利用遗传算法替代精确算法求解问题，并且遗传算法可以在合理的时间内得到较为精确的求解。

表 4.6 遗传算法与 Gurobi 运行求解比较结果

站点数量/个		遗传算法	Gurobi	误差率
5	目标函数总成本	669 299	666 760	0.38%
	所用时间/s	1 551	6 180	
8	目标函数	313 641	313 060	0.19%
	所用时间/s	3 501	55 963	
15	目标函数	166 475	无法计算	
	所用时间/s	9 250	无法计算	
23	目标函数	135 976	无法计算	
	所用时间/s	36 090	无法计算	

4）敏感性分析

2014年松江区院前急救网络一共拥有8个急救站点和27辆救护车。改变系统内的救护车数量和急救站点数量会对EMS运营效率产生一定的影响。

表4.7呈现了EMS网络在不同情形下的运营情况。其中，急救站点的数量设为8、15或23个；救护车的数量设为18、27或35辆。表4.7列出了EMS网络具体的延迟成本及其他运营成本，我们可以更清楚地了解到日均运营总成本中各个部分的变化。相较于其他成本，再调度成本较低可以忽略不计。从运行结果来看，增加站点数量或者救护车的数量都可以提升院前急救网络的成本有效性。举例来说，在网络中配有27辆救护车的情形下，站点数量从8个增加到15个时急救站点EMS日均运营总成本将减少47.10%，之后再增加8个站点会使总成本再降低18.05%。与此同时，在院前急救网络中有23个急救站点的情形下，当救护车数量从27辆增加至35辆时，总成本将会减少4.46%。然而，当急救站数量为8个时，追求成本最小化可能会导致丧失一部分的双覆盖率。这可以理解为在救护车站点较为稀疏的状况下，再调度给院前急救网络带来的好处是非常有限的。因此，根据分析可以

得到：增加救护车和急救站点的数量可以减少救护网络日均总运营成本及院前急救网络中的双覆盖率。这也为上海市松江区的相关职能部门未来将区域医疗卫生中心和二级医院作为急救站点提供了政策支持。

表 4.7 院前急救网络敏感性分析

拥有救护车数量/辆	实际运营救护车数量/辆	设站数量/个	实际运营急救站点数量/个	总成本/元	延迟成本/元	运营成本/元	双覆盖率
	18	8	8	318 770	295 756	23 014	80.53%
18	18	15	14	209 238	183 688	25 479	73.36%
	18	23	15	199 563	173 406	25 890	72.14%
	22	8	8	313 641	286 116	27 397	78.93%
27	27	15	15	165 916	130 122	35 753	86.75%
	27	23	18	135 976	98 913	36 986	86.61%
	22	8	8	313 586	286 115	27 397	76.98%
35	31	15	15	163 433	123 245	40 137	90.32%
	33	23	18	129 916	86 271	43 562	92.00%

4.2 不设"基站"的院前急救多时段再调度模型

4.2.1 问题分析与模型建立

在4.1节中本书提出了多时段调度模型，其中时段主要是以"小时"为单位的。该模型提出了在不同时段下的救护车分布方案，从成本有效性上大大优化了现有系统网络。

在本节中，我们提出另一个不设"基站"（始发站点）的院前急救多时段调度模型。该模型以从医院释放的救护车作为再调度研究对象，以一个急救任务在医院完成作为触发要件。在救护网络的日常运营过程中，救护车完成任务有两种情况：从医院完成急救任务得以释放及少数救护车在现场完成任务，病人不需要去医院进行进一步治疗的情况。具体见图4.1。考虑到后一种情况一般仅占所有急救任务的1.77%，因此这里只考虑救护车在医院完成任务的情况。

在一次急救任务响应过程中，救护车在医院完成任务之后，通常会返回其始发站点，即救护车的"基站"。但是可以看到，网络中的急救需求在时间和空间上都具有较强的随机性。因此，指定救护车在完成任务后必须回到始发站点存在一定的不合理性。同时，前面介绍的多时段再调度模型指的是在救护车位于"基站"空闲的状态下的再调度，虽然全面考虑了网络中的时段因素，但是这种再调度本身会使得部分急救任务被延迟，给救护人员带来更大的工作压力。因此，我们提出了不设"基站"（始发站点）的院前急救多时段再调度模型。该模型考虑了一个任务的全生命周期，并将一个时段定义为一个极小的时间单位。因此，从救护车运营调度角度来看，该模型也可以视为院前急救网络的实时再调度模型。在该模型中，当救护车完成任务后，将不用回到"基站"（始发站点），而是可以驶向救护网络内的任意站点。这样不仅可以对系统内的救护车分布进行实时的调整，同时可以节约相关急救资源，减轻急救人员压力。

建立的再调度模型如下：

$$\min f = C_{st} N_{st} + C_{amb} N_{amb} + \frac{1}{|S|} \sum_{s \in S} \sum_{t \in T} \sum_{j \in W} \sum_{k \in K} M_{kjts} Z_{kts} C_a \tag{4.8}$$

$$X_{kj1s} = H_{kjs}, \quad \forall k, j, s \tag{4.9}$$

$$\sum_{k \in K} \sum_{j \in W} M_{kjts} - \sum_{n \in N} D_{nts} = 0, \quad \forall t, s \tag{4.10}$$

$$X_{kjts} - M_{kjts} \geqslant 0, \quad \forall k, j, t, s \tag{4.11}$$

$$\sum_{j \in W} M_{kjts} - \sum_{j \in W} R_{kj(t+U_{ts})s} = 0, \quad \forall k, t, s \tag{4.12}$$

$$X_{kj(t+1)s} = X_{kjts} - M_{kjts} + R_{kjts}, \quad \forall k, j, t, s \tag{4.13}$$

其中，j——急救站点，$j \in W$；

　　　k——救护车序号，$k \in K$；

　　　n——需求点，$n \in N$；

　　　t——时间段，$t \in T$；

　　　s——情景序号，$s \in S$；

　　　C_a——延迟一分钟的生命损失成本；

　　　D_{nts}——0-1变量，在情景s下，若时段t需求点n有急救需求则为1，否则为0；

　　　U_{ts}——在情景s下，时段t发生的急救需求的服务时间；

　　　H_{kjs}——0-1变量，在情景s下，在时段$t=1$（初始时间段）救护车k在站点j则为1，否则为0；

决策变量：

　　　Z_{kts}——在情景s下，时段t发生急救需求时，救护车k的延迟时间；

　　　M_{kjts}——0-1变量，在情景s下，如果救护车k在时段t内从站点j出发则为1，否则为0；

　　　R_{kjts}——0-1变量，在情景s下，如果救护车k在时段t内即将到达站点j则为1，否则为0；

　　　X_{kjts}——0-1变量，在情景s下，如果救护车k在时段t位于站点j则为1，否则为0。

式（4.8）为模型的目标函数，主要包含三个部分：急救站点成本、救护车成本及延迟成本。本模型只考虑救护车完成任务离开医院进行再调度的情况，因此再调度不会给院前急救网络带来附加成本。关于上述三种成本的计算数值，具体参照4.1节。根据急救中心和医院提供的相关数据，急救站和救护车的单位日均运营成本分别为410.95元和1095.89元。参考过往由救护服务延迟而导致的诉讼案件，救护服务延迟一分钟将会造成大约3875元的生命损失成本。

模型的相关约束如下：

约束条件（4.8）代表在最初的时间段每辆救护车均只能停留在一个急救站点上。约束条件（4.9）表示在有急救任务时，有且仅有一辆救护车响应任务。约束条件（4.10）则表示当在某时段t接到急救任务时，如果急救站j响应了急救任务，则必须保证该站点上有救护车。约束条件（4.11）记录了在服务结束后，救护车k回到某一急救站点的过程。约束条件（4.12）确保了院前急救网络内救护车数量的守恒。

在本模型中，我们同样考虑了基于时间变化的急救需求、交通速度及服务时间。但与4.1节不同的是，本模型中的延迟成本计算将不基于历史数据，而是基于实时出发的站点到目标地的时间与设定的时间目标之间的差值，因此本节建立的模型是基于时序变化的实时再调度模型。

在本模型中，单位时间段指的是必须保证在一个时间段内最多仅有一个急救任务，因此在进行研究时需要把时间分成多个时间段t。确定时间段t长度的具体方法是：假定急救任务的到达服从λ个/h的泊松分布，那么在一个时间段t有一个急救需求或没有急救需求的概率之和为

$$P(0) + P(1) = \varepsilon^{-\lambda t} + \lambda t \varepsilon^{-\lambda t} = (1 + \lambda t) \varepsilon^{-\lambda t} \tag{4.14}$$

当$-\lambda t$很小时，$\varepsilon^{-\lambda t}$可以近似为$1-\lambda t$。假定保证在一个时间段t内最多仅有一个急救任务的概率至少为$1-\varepsilon$。那么可以得到

$$(1 - \lambda t)(1 + \lambda t) \geqslant 1 - \varepsilon \tag{4.15}$$

因此时间段t应当至少为$\sqrt{\varepsilon}/\lambda$，其中，$\lambda$为每小时接入的电话数量。举例来说，当$\lambda=3$时，在99%的置信度下，$t$可以设为2min。因此，如果研究时间为1h，就将会有30个时段。

在本模型中，一个情景代表一天的某一个特定时间段。在后续案例分析中，根据上海市松江区2014年院前急救的详细调度数据，包括急救任务发生的时间、地点、相关救护车派遣时间、救护车到达现场时间、救护任务服务时间等，构造了相关的情景，并进行了模型的验证。若在无法获得相关历史数据的情况下，也可以通过仿真方式对模型进行验证。

4.2.2　模型计算与结果分析

为了验证该再调度模型的有效性，我们利用上海市松江区2014年院前急救调度历史数据进行进一步的模型验证。由于本模型为实时再调度模型，在模型中涉及的相关需求点发生位置和发生时间、急救任务服务时间、送往医院等数据均取自现实数据。松江区院前急救网络中共有144个网格化需求点和8个急救站点。院前急救网络拥有27辆救护车，实际每日运营救护车数量11辆。考虑到本节以实时再调度模型为出发点，因此为了充分拟合院前急救网络实际运营状况，我们以11辆救护车作为院前急救网络的救护车数量。除此之外，考虑到2014年松江区当时的站点均有挂靠医院，且根据历史数据，这些医院可以覆盖松江区98%以上的急救需求。因此，本书做了一定的简化，所涉及的急救需求送达医院均在8个急救站点所挂靠的医院下。研究中涉及的交通速度是由高德地图侦测平台实时获取的。本模型具有一般性，其他研究者也可通过生成测试数据的方式验证模型的有效性。

考虑到数据规模较大，计算较为庞杂，因此在模型计算与验证过程中选取了2014年7~8月共两个月的数据对模型进行验证与分析。经计算得到，在99%置信度下，时间段t设为2min，即一个小时有30个时间段，具体分析结果见表4.8。

表 4.8　上海市松江区 2014 年 7~8 月院前急救调度数据分析汇总

时间段	急救任务总量/个	急救任务/h	繁忙率	救护车数量/辆
0:00~1:00	113	1.82	0.15	11
1:00~2:00	111	1.79	0.18	11
2:00~3:00	86	1.39	0.12	11
3:00~4:00	88	1.42	0.12	11
4:00~5:00	74	1.19	0.11	11
5:00~6:00	64	1.03	0.10	11
6:00~7:00	90	1.45	0.14	11
7:00~8:00	112	1.81	0.17	11
8:00~9:00	214	3.45	0.40	11
9:00~10:00	208	3.35	0.38	11
10:00~11:00	177	2.85	0.32	11
11:00~12:00	165	2.66	0.26	11
12:00~13:00	179	2.89	0.31	11
13:00~14:00	180	2.90	0.31	11
14:00~15:00	197	3.18	0.34	11

续表

时间段	急救任务总量/个	急救任务/h	繁忙率	救护车数量/辆
15:00~16:00	153	2.47	0.27	11
16:00~17:00	137	2.21	0.25	11
17:00~18:00	184	2.97	0.56	11
18:00~19:00	212	3.42	0.51	11
19:00~20:00	200	3.23	0.47	11
20:00~21:00	204	3.29	0.40	11
21:00~22:00	188	3.03	0.33	11
22:00~23:00	179	2.89	0.29	11
23:00~24:00	154	2.48	0.23	11

　　表4.8给出了上海市松江区2014年7~8月院前急救调度的相关数据，图4.6对每小时的任务数量和繁忙率进行了趋势分析。可以看到，以一天为计，6:00以前的急救需求较少，6:00以后急救任务数量呈上升态势，于8:00~9:00早高峰阶段达到顶峰。随后急救需求一直处于高位，在晚高峰18:00~19:00达到另一顶峰。根据概率模型理论中的描述，繁忙率与系统内的急救需求数量、救护车数量及急救任务服务时间相关，因此可以据此判断EMS网络的繁忙程度。根据图4.6分析得到：8:00~9:00及17:00~18:00EMS系统最为繁忙。总体来说，EMS网络的繁忙程度与人类在一天中的日常活动相符合。在早高峰和晚高峰期间，网络较为繁忙。同时，一个工作日内的急救需求具有很大的波动性和不确定性。

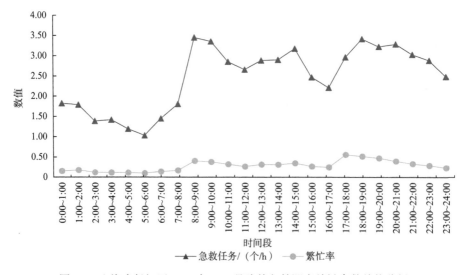

图 4.6　上海市松江区 2014 年 7~8 月院前急救调度关键参数趋势分析

基于给定的现实数据，求解得到了不设"基站"情况下的多时段再调度模型的相关计算结果。具体见表4.9。

表 4.9 不设"基站"的多时段再调度模型优化结果分析

绩效指标	值
平均延迟时间/min	2.25
服务率	82.01%
急救站点数量/个	8
拥有救护车数量/辆	27
运营救护车数量/辆	11
急救站点运营成本/元	3 288
救护车运营成本/元	29 589
延迟成本/元	516 187
再调度成本/元	0
总成本/元	549 064

经计算得到，2014年7~8月EMS日运营总成本为549 064元。其中，院前急救网络内的急救站点和救护车数量是固定的，因此相关运营成本也是固定的，分别为3288元和29 589元。此外系统内由于急救服务延迟造成的成本为516 187元，占总成本的94.01%，因此延迟成本是构成EMS运营成本的主要部分，对于系统的优化也可以从降低延迟成本的角度进行。此外，本模型考虑的是救护车从医院释放情况下的再调度模式，救护车处于刚好被释放的状态，因而不会给系统带来附加的再调度成本。

4.2.3 拓展分析

1. 与设立"基站"的救护车调度模式的比较

根据2014年7~8月给出的院前急救调度数据可以得到，救护车与急救站点之间存在从属关系，即某辆救护车在完成急救任务后必须回到始发站点。而在本模型中，我们给予了救护车更大的"自主权"，救护车在医院完成任务后可以选择在任意站点停靠。关于上述两种救护车调度模式的比较见表4.10。

表 4.10 不设"基站"的救护车调度模式与设立"基站"的调度模式的比较

项目	设立"基站"模型	不设"基站"的优化模型
急救站点数量/个	8	8
运营救护车数量/辆	11	11
平均服务延迟时间/min	2.99	2.25
服务率	73.88%	82.01%
延迟成本/元	685 425	516 187
总成本/元	718 301	549 064

可以看到，在8个站点和11辆救护车运营的院前急救网络内，相较于设立"基站"模型中救护车在完成急救任务后必须回到始发站点的调度模式，不设"基站"的调度模式更具有优越性。在成本方面，不设"基站"的调度模式下的日均运营总成本比设立"基站"时下降23.56%，由于两系统内的救护车数量和救护车站点数量均相同，这可以归功于不同调度模式导致的系统内延迟成本的大幅下降。在响应性方面，不设"基站"的优化模型下的急救任务平均服务延迟时间为2.25min，与设立"基站"时相比，平均服务延迟时间减少0.74min。而优化系统下的救护车在12min内的响应率为82.01%，超出原有系统8.13个百分点。可以看到，在不设"基站"的优化模型下的调度模式无论在成本还是在响应性上均优于原有系统的调度模式，说明本模型具有较好的优越性，可以为未来院前急救调度决策提供参考。

以一小时作为一个时间段，进一步比较各个时段内的延迟时间和服务率，从图4.7可以看到，不设"基站"时的延迟时间和服务率在各个时段的表现均优于设立"基站"时。联合图4.6可以发现，在6:00以前两参数的差距不大，优化效果并不明显。但当系统变得繁忙时，不设"基站"的救护车调度模式优越性更为明显。这是因为，急救任务更为频繁意味着将有更多的救护车在完成任务后被释放，这时救护车可以驶向具有潜在急救需求的站点，因此，相较于设立"基站"的调度模式，不设"基站"的优化模型为EMS院前网络提供了更大的灵活性和更高的响应性。

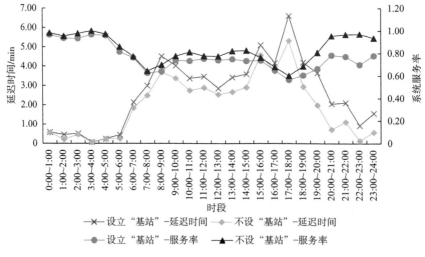

图4.7   设立"基站"和不设"基站"时的关键参数比较分析

此外，在本案例中，系统中一共有11辆救护车处于运营状态，但每辆救护车所处的地理位置不同，其繁忙程度有所不同。因此，本书用救护车的服务占有率表示每辆救护车的繁忙程度。表4.11显示了两类系统下救护车的服务占有率比较。在设立"基站"时，救护车的服务占有率均值为0.2，即假设一辆救护车一天工作24个小时，那么它有4.8小时处于繁忙状态。在不设"基站"时，救护车的服务占有率均值为0.23，较设立"基站"时提升0.03。同时，救护车的服务占有率标准差也由设立"基站"时的0.06降至不设"基站"时的0.03。这表明，在设立"基站"时，救护车的利用存在不合理性。不合理主要体现在两个方面：一方面，救护车完成任务后，必须回归"基站"，因此丧失了部分救护资源被指派至更合理的地方的能力。在不设"基站"时，救护车在释放后被指派至其他站点，从而满足了潜在的急救需求，因此，从整体而言，救护车系统的利用率得以大幅提升。另一方面，在设立"基站"时，调度的相对不合理性导致一些救护车特别繁忙，而其他救护车处于相对空闲状态。例如，设立"基站"时，救护车2的服务占有率为29%，而救护车6的服务占有率仅为10%，这样的情况会让一部分急救人员始终处于高压状态。在不设"基站"的优化系统下，救护车资源的利用更加合理化及平均化，也给院前急救网络人员的管理带来了方便。

表 4.11　两类系统下救护车的服务占有率比较

救护车序号	不设"基站"	设立"基站"
1	0.23	0.25
2	0.24	0.29
3	0.25	0.11
4	0.22	0.15
5	0.22	0.14
6	0.16	0.10
7	0.26	0.22
8	0.24	0.22
9	0.25	0.25
10	0.26	0.23
11	0.24	0.19
服务占有率均值	0.23	0.20
服务占有率标准差	0.03	0.06

2. 与基于 MEXCLP 的院前急救多时段再调度模型的比较

本书提出了基于MEXCLP的院前急救多时段再调度模型，并用2014年上海市松江区院前急救调度数据验证了该模型的有效性和优化性。基于MEXCLP模型的院前急救多时段再调度模型主要指的是以一个单位时间段（一小时）为触发点，当救护车停靠在站点处于空闲状态时发生再调度。由于要求救护车从空闲状态再次进行调度，这会给EMS网络带来附加的再调度成本。而本节所提出的不设"基站"的调度模式则关注的是救护车完成急救任务从医院释放状态下的再调度。两者的具体区别见表4.12。

表 4.12　不设"基站"的优化系统和基于 MEXCLP 的多时段再调度模型系统的区别

项目	不设"基站"的优化系统	基于 MEXCLP 的多时段再调度模型系统
再调度对象	刚从医院完成任务释放的救护车	处于急救站点的空闲救护车
触发事件	当一个急救任务完成，救护车从医院释放	时段（本案例以一小时为单位）
需求点	单个急救任务	基于时段的集合需求

考虑到基于MEXCLP的多时段再调度模型在求解时，运用的是每个时段（以一小时为单位）的集合需求，而本节模型则是基于实时的急救任务，因此为了将两者做比较，对MEXCLP做了适应性的改变。首先，运用4.1节考虑固定"基站"的多时段再调度模型求解得到基于MEXCLP的优化方案，具体的再调度策略如表4.13所示。将该调度策略运用于2014年7~8月上海市松江区实时调度数据，得到了基于单个急救任务的实际运营成本。值得一提的是，由于两者的比较是基于实时调度，即从急救任务开始至结束的全过程，因此基于MEXCLP的多时段再调度模式下的院前急救系统中的再调度成本包含在了救护车延迟成本之中。

表 4.13　上海市松江区 2014 年 7~8 月基于 MEXCLP 的多时段再调度方案

时间段	从站点出发	调度至站点
5:00~6:00	1	2
5:00~6:00	3	7
7:00~8:00	4	1
10:00~11:00	1	4
16:00~17:00	4	7
18:00~19:00	7	3
22:00~23:00	2	1
22:00~23:00	7	4

两种调度模式的比较结果见表4.14，不设"基站"的优化系统成本为549 064元，比基于MEXCLP的多时段再调度模型下的EMS运营日均总成本节约19.15%。同时，平均延迟时间为2.25min，相较于基于MEXCLP的多时段再调度模型，节省了0.57min。不设"基站"的调度模型是基于实时调度的，在该模型下的服务率为82.01%，而基于MEXCLP的多时段再调度系统的服务率仅为74.40%。

从成本有效性考虑，两模型均优于上海市松江区院前急救网络2014年的调度模式。但本章的不设"基站"的调度模型更具优越性。这是因为虽然基于MEXCLP的多时段再调度模型在每个时段都可以进行再调度，但是本章不设"基站"的调度模型进行再调度的触发事件为救护车从医院释放，所以允许进行再调度的次数较多。

表4.14　不设"基站"的救护车调度模型与基于MEXCLP的多时段再调度模型的比较

比较项目	不设"基站"的调度模型	基于MEXCLP的多时段再调度模型
急救站点数量/个	8	8
运营救护车数量/辆	11	11
平均延迟时间/min	2.25	2.82
服务率	82.01%	74.40%
延迟成本/元	516 187	646 270
总成本/元	549 064	679 148

3. 关于院前急救救护车调度路径的分析

据统计，目前大多数的急救站点都是挂靠医院建立的，因此在本案例中，当救护车驶向医院时，也可以阐述为驶向了挂靠在该医院下的站点。在一次院前急救网络全周期任务调度过程中，有三个关键站点：始发站点、医院站点及驶回站点。在本节中，我们将对在实际调度中院前急救救护车调度的路径做进一步分析。

基于上海市松江区2014年7~8月急救调度数据得到如图4.8所示的驶回站点分析图。其中，在救护车驶回站点选择上，有19.87%的救护车在完成急救任务后仍旧选择始发站点，而20.34%的救护车选择就近停靠在医院站点。另有59.79%的救护车在完成急救任务在医院释放后，直接驶向了其他的站点。假设每个站点都是独立的且具有医疗救治能力，则救护车驶向任意站点的概率为12.5%，则可以推论出救护车在完成急救任务后仍有较大概率驶向始发站点或者停靠在医院站点。同时，也可以发现，在本模型下的最优网络中，有超过80%的救护车在完成急救任务后并未回到始发站点，因此，现有驶回始发站点的规定有其不合理性，限制了系统的灵活性和响应性。

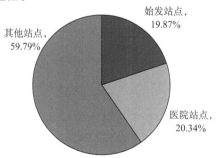

图4.8　驶回站点分析

　　图4.9给出了救护车调度路径关键站点分析。可以看到始发站点和医院站点为同一站点的比例高达38.17%。这表明大多数某一"始发站点"下的救护车执行急救任务时，倾向将病人带回"始发站点"从属的医院。这主要是因为目前大多数急救站点与从属医院之间有管辖关系。除此之外，还可以发现有约8.48%的救护车的始发站点、医院站点及驶回站点均为同一站点。

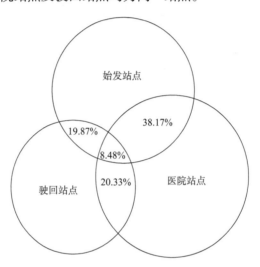

图 4.9　救护车调度路径关键站点分析

4.3　本章小结

　　本章首先提出了一个基于时段的并以最小化院前急救运营成本为目标的再调度模型。院前急救成本主要包括四个方面：救护车成本、急救站点成本、由急救服务延迟所产生的生命损失成本及由再调度而产生的额外成本。在模型设立上，我们运用"繁忙率"来计算平均延迟成本和再调度成本。再调度成本，也被视作一种延迟成本，其计算基于再调度过程中无法响应急救需求而造成的生命损失成本。此外，我们考虑了基于时间变化的需求、繁忙率及交通速度，以更好地拟合现实环境。不同的时序因素在一天中也显示出了不同的规律和特征。

　　其次，本章还介绍了不设"基站"情况下的再调度模型。该模型同样考虑了基于时间变化的急救需求、交通速度及服务时间。但不同的是，该模型更强调实时的调度决策，不考虑救护车的"基站"的概念，这使得在医院完成急救任务的救护车得以驶向任意站点，从而提升了急救网络的灵活性和有效性。

　　最后，本章对救护车的调度路径进行了分析，发现在本模型下最优网络中，如果以一个急救任务周期为研究单位，有超过80%的救护车在完成急救任务后并未回到始发站点，因此原有救护车必须驶回始发站点的规定具有不合理性。此外，通过分析可知某一始发站点下的救护车执行急救任务时，倾向将病人带回始发站点从属的医院。

参 考 文 献

Beraldi P，Bruni M E，Conforti D. 2004. Designing robust emergency medical service via stochastic programming. European Journal of Operational Research，158（1）：183-193.

Ferrero A I. 2009. Antennas：Parameters，Models and Applications. New York：Nova Science Publishers：320.

Lam S S W，Zhang J，Zhang Z C，et al. 2015. Dynamic ambulance reallocation for the reduction of ambulance response times using system status management. The American Journal of Emergency Medicine，33（2）：159-166.

Sasaki S，Comber A J，Suzuki H，et al. 2010. Using genetic algorithms to optimise current and future health planning-the example of ambulance locations. International Journal of Health Geographics，9（1）：1-10.

Su Q，Luo Q Y，Huang S H. 2015. Cost-effective analyses for emergency medical services deployment：a case study in Shanghai. International Journal of Production Economics，163：112-123.

Wang W Y，Su Q. 2016. Cost-effective analyses on emergency medical services in Shanghai considering multiperiod ambulance redeployment. Kunming：2016 13th International Conference on Service Systems and Service Management.

第5章　考虑两阶段救援的急救站选址规划

　　有关急救站选址规划的文献非常丰富，但大多数的文献仅考虑一个阶段的问题，即从急救站到需求点。事实上从需求点到医院的第二阶段的时间对患者来说仍然非常重要。对于某些疾病，如心脏病，可以在第一阶段的心肺复苏术后挽救患者，但如果患者长时间没有被转移到适当的医院，患者仍然会处于危险之中。为了提高EMS系统的实用性，本章考虑了一个两阶段急救网络（图5.1）。

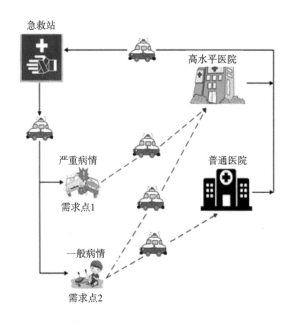

图 5.1　两阶段多层级急救网络图

　　本章在确定急救站的位置和救护车数量的时候，不但考虑了救护车从急救站到需求点的时间，还考虑了病人从需求点到合适医院的时间，也就是将使用总时间（total time used，TTU）作为评估EMS系统性能的一个指标。本书中的TTU分为三个主要部分：从急救站到需求点（ambulance to demand，A2D）的时间、从需求点到医院（demand to hospital，D2H）的时间及从医院回到急救站的时间（hospital to ambulance，H2A）。同时，每个部分具有不同权重，权重优先级顺序为 A2D > D2H > H2A。

在该网络中，需求点的患者分为两种类型：重症患者和轻症患者。在图5.1中，高水平医院可以为这两类患者提供服务，但是普通医院只为一般病情患者提供服务。普通医院通常被定义为社区医院，为社区提供非专业服务，高水平医院可以定义为区域医院或中心医院（Zarrinpoor et al.，2017）。综上所述，本章考虑的是带有资源约束的双目标急救网络规划问题，考虑的两个目标为：①最小化急救站建设和救护车配置总成本（total investment cost，TIC），也称为总投资成本；②最小化救护车服务的总时间，提高患者的满意度。

5.1 问题描述与建模分析

本节首先详细介绍和定义了要研究的问题，然后根据问题建立了一个混合整数规划模型。

5.1.1 问题描述和假设

本章涉及的救护车系统包括三部分：第一部分是呼叫中心接收来自患者的急救需求，开始派遣救护车到需求点；第二部分是救护车将需求点的患者送到医院；第三部分是救护车从医院返回基站。前两部分是本节讨论的重点。设 J 是备选急救站的集合，I 是需求点集合，H 是医院集合。对于任何需求点，假设患者有两种类型。一种是轻症患者，意味着患者患有轻微损伤，如感冒、头晕、骨折、轻微出血等，另一种是重症患者，意味着患者患有较严重的损伤，如出血、车祸、心脏骤停等。大多数紧急医疗服务的文献都认为患者应该送到最近的医院，但本书认为根据患者的受伤类型，患者需要先送到与病情相适的医院，进一步应尽可能就近选择医院。普通医院在治疗条件和医疗资源方面存在限制，对于严重病情的患者来说，要实现更好的急性治疗，他们只能被送到高水平医院。但是，对于一般病情的患者，他们可以被送到任何附近的医院。在本书中，我们将医院分为I级（高水平医院）和Ⅱ级（普通医院）。假设每家医院的固定容量为 Q_h，并且所有医院的总容量大于患者数。

5.1.2 符号和数学公式

本章研究问题参数、决策变量及数学模型如下所示。

1. 集合定义

I——需求点集合，索引 i，其中 $I = \{1, 2, \cdots, n\}$；

J——备选急救站的集合，索引j，$J = \{1, 2, \cdots, m\}$；

H——送往医院的集合，索引为h，$H = \{1, 2, \cdots, v\}$。

2. 参数定义

K——救护车总数的上限；

B——每个车站救护车数量的上限；

ω——每辆救护车的工作量；

μ_h——医院h的类型，$\mu_h = 1$表示高水平医院，$\mu_h = 2$表示其他；

θ_i——需求患者i的类型，$\theta_i = 1$表示患者情况严重，否则为2；

Q_h——医院h的固定容量；

d_i——i点的急救需求；

t_{ji}——救护车从急救站j到需求点i所需的时间；

t_{ih}——救护车将患者从需求点i转移到医院h所需的时间；

t_{hj}——救护车从医院h出发到急救站j所需的时间；

β_{ih}——0-1变量，如果患者的病情等级与医院h的等级相匹配，则等于1，即$\theta_i \geqslant \mu_h$，否则为0；

f_j——在j位置设置救护车站的费用；

g_j——站点j与救护车相关的固定运营成本，$j \in J$；

θ_1、θ_2、θ_3——加权因子；

M——一个足够大的整数。

3. 决策变量定义

z_j——整数变量，位于急救站j的车辆数量；

x_j——0-1变量，如果启用急救站j则等于1，否则为0；

y_{ijh}——0-1变量，如果急救站j的救护车服务需求点i并将患者送到医院h，则等于1，否则为0。

4. 目标函数及约束定义

下面给出了用于救护车位置和车辆分配的双目标整数规划。目标方程为

$$\text{Min } F_1 = f_j \sum_{j=1}^{m} x_j + g_j \sum_{j=1}^{m} z_j \qquad (5.1)$$

目标函数（5.1）表示最小化急救站建设和救护车配置总成本，即最小化TIC。

$$\text{Min } F_2 = \sum_{i=1}^{n} \sum_{j=1}^{m} \sum_{h=1}^{v} d_i y_{ijh} (\theta_1 t_{ji} + \theta_2 t_{ih} + \theta_3 t_{hj}) \qquad (5.2)$$

目标函数（5.2）表示最小化总行驶时间，包括从急救站到需求点的时间，从

需求点到医院，从医院到急救站的时间，即TTU用时最小。

$$\sum_{j=1}^{m}\sum_{h=1}^{v}y_{ijh}=1, \quad \forall i \in I \tag{5.3}$$

约束条件（5.3）表示每个需求点必须由一个急救站提供服务并送到医院。

$$y_{ijh} \leqslant x_j, \quad \forall j \in J \tag{5.4}$$

约束条件（5.4）确保任何需求点只能由开放的急救站提供服务。此约束连接变量 y_{ijh} 和 x_j。

$$z_j \leqslant Bx_j, \quad \forall j \in J \tag{5.5}$$

约束条件（5.5）限制每个急救站的救护车数量不能超过 B。

$$\sum_{i=1}^{n}\sum_{h=1}^{v}d_i y_{ijh} \leqslant \omega z_j, \quad \forall j \in J \tag{5.6}$$

约束条件（5.6）确保 j 站点的工作负载不能超过 ω。

$$z_j \geqslant x_j, \quad j \in J \tag{5.7}$$

约束条件（5.7）保证如果建造急救站，则至少有一辆救护车。此约束连接变量 z_j 和 x_j。

$$\sum_{j=1}^{m} z_j \leqslant K \tag{5.8}$$

约束条件（5.8）保证救护车的数量不应超过 K。

$$\sum_{i=1}^{n}\sum_{j=1}^{m}d_i y_{ijh} \leqslant Q_h, \quad \forall h \in H \tag{5.9}$$

约束条件（5.9）确保转移到医院的患者数量不应超过其自身的固定容量。

$$\sum_{j=1}^{m} y_{ijh} \leqslant \beta_{ih}, \forall i \in I, \quad h \in H \tag{5.10}$$

约束条件（5.10）保证患者病情类型必须与医院水平相匹配。

$$y_{ijh} \in \{0,1\}, \quad \forall i \in I, \forall j \in J, \forall h \in H \tag{5.11}$$

$$x_j \in \{0,1\}, \quad \forall j \in J \tag{5.12}$$

$$z_j \geqslant 0, \quad \forall j \in J \tag{5.13}$$

约束条件（5.11）~约束条件（5.13）为变量取值范围约束。

5.2　求解方法

多目标问题常用的求解规划方法有很多，包括直接使用优化软件和设计启发式算法。前者适用于小规模的问题，后者多用于大规模的问题。对于小规模的线性规划模型来说，由于模型中变量和约束条件较少，可以运用常用的优化软件包括Lingo、CPLEX、YALMIP工具箱和Gurobi等求解，然而对于问题规模较大的模型，可以借助NSGA-Ⅱ等启发式算法求解。接下来我们分别介绍两种求解多目标问题的方法。

5.2.1 ε-约束法介绍

对于本章研究的急救站选址模型，由于考虑了多个优化目标，目前的优化软件无法直接求解。因此，在小规模案例下，本书借助ε-约束法对原始模型进行预处理，然后再运用优化软件求解。

ε-约束法处理多目标优化问题时，不受问题的可行域的凹凸性质影响，可以得到最优解集中的所有解（Bérubé et al.，2009；Liu et al.，2016）。ε-约束法的核心思想是从多个目标函数中选择某一个目标函数作为最终模型的目标函数，将其余的目标函数作为约束条件加入到模型中，因此作为约束条件的各个目标函数的上下界需要提前计算出来。在使用ε-约束法处理双目标优化问题时，需要明确下面几个概念。

理想点（ideal point），又叫乌托邦点。理想点通过分别优化单个目标函数获得，记作$f^I=\left(f_1^I,f_2^I\right)$，其中$f_1^I=\min\{f_1(x)\},f_2^I=\min\{f_2(x)\}$。

最劣点（nadir point），记作$f^N=\left(f_1^N,f_2^N\right)$，其中，$f_1^N=\min\{f_1(x):f_2(x)=f_2^I\}$，$f_2^N=\min\{f_2(x):f_1(x)=f_1^I\}$。

极值点（extreme point），记作$f^E=\left(f_1^I,f_2^N\right)$和$\left(f_1^N,f_2^I\right)$，对应了Pareto前端上的两个端点。

运用ε-约束法处理本章的模型时，我们将目标函数（5.1）作为约束条件，目标函数（5.2）作为优化目标，具体过程如下。

（1）计算理想点f^I和最劣点f^N。

（2）使用集合F'记录获得的解，初始化$F'=\left\{\left(f_1^N,f_2^I\right)\right\}$，设置$\varepsilon=f_1^N-\lambda$。

（3）如果$\varepsilon\geqslant f_1^I$，则添加$f_1\leqslant\varepsilon$作为额外约束，最小化$f_2$，将得到的解$\left(f_1^*,f_2^*\right)$加入集合$F$中。

（4）设置$\varepsilon=f_1^*-\lambda$，重复步骤（3）直到循环条件$\varepsilon\geqslant f_1^I$不再满足。

（5）从集合F'中选出所有的非劣解，并加入新的集合F中。

最终得到的集合F即为最优解集。这里的λ为目标函数（5.1）的改变值的最小单位，通常设置为1。图5.2说明了ε-约束法求解双目标优化问题的过程。

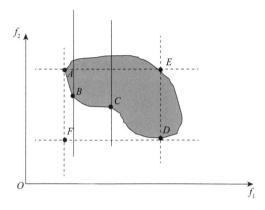

图 5.2 ε-约束法求解双目标优化问题的示意图

图5.2中，F点为理想点，E点为最劣点，A点和D点为两个极端点。通过图5.2可以看出，ε-约束法每次添加的约束作为割线不断地缩小可行域的范围，从而获得包括B点和C点在内的边界AD上的所有的最优解。

5.2.2　NSGA-Ⅱ算法介绍

在5.2.1小节中，我们介绍了ε-约束法求解过程，然而随着问题规模的增大，规划软件无法在短时间或者可接受的时间内求出最优解。因此，设计启发式算法或者启发式规则来处理大规模问题是有必要的。鉴于此，本小节运用目前常用的多目标遗传算法NSGA-Ⅱ来求解大规模的急救站选址问题。

NSGA-Ⅱ由Deb等（2002）提出，是著名的求解多目标优化问题的进化算法之一。NSGA-Ⅱ是基于遗传算法产生的，它被应用于各种实际问题中。该算法基于非劣解秩和拥挤距离的精英保留策略，使得最终得到的近似Pareto解集更接近最优解集。同时，该算法包含较少的参数，实际操作简单，另外该算法实现了流程模块化，这些使其成为强大的多目标优化问题的求解方法。该算法存在两个最突出的优势，分别是非支配排序和拥挤距离。非支配排序意味着通过在各种Pareto前沿对所获得的解进行分类来提供足够的收敛，拥挤距离算子负责维持算法在非支配解决方案中的多样性。NSGA-Ⅱ算法经常用于解决组合优化问题，本章中的急救站选址和救护车分配是一个典型的组合优化问题。

5.2.3　遗传编码

用于传统的设施选址问题的遗传算法的编码通常为0-1编码，即代表某个备选点是否安排建设设施。算法中的染色体通常用一个m维的布尔型向量来表示，这里m为备选点的个数。由于本章研究的急救站选址问题中涉及急救站和需求点匹配及不同类型需求与医院类型匹配的问题，模型中变量 y_{ijh} 是一个重要的决策变量。因此，本小节设计的NSGA-Ⅱ算法的编码方案是用长度为2n+m的整型向量来表示染色体，其中染色体前m位中每一位基因代表急救站分配的救护车的数量，取值范围是0~p，其中0代表不建设急救站，非零的数字p代表分配到急救站中的救护车的数量。染色体长度m+1到m+n代表的是每个需求点分配给急救站的编号，这里面考虑了急救站服务病人的能力约束，这一因素是通过分配的救护车数量来体现的。染色体m+n+1到m+2n的位置表示把需求点病人分配给合适的医院，这里考虑两个层面的影响因素，首先是医院的容量，其次是需求点病人的病情要和医院的等级匹配。如图5.3所示，以4个备选急救站、6个需求点、6个医院为例，其中M1到M4中的M3为0，代表M3这个备选急救站是不开放的，而M1对应的位置数字为3，表示的是M1分配了3辆救护车；染色体的第5到第10个基因位代表的是需求点D1~D6分配的急救站编号，染色体的第11到第16个基因位表示给需求点分配的医院，如第11位D1数字为5代表的是分配的是符合D1需求点病人类型编号为5的医院。

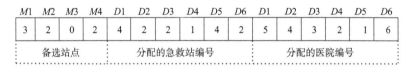

图 5.3　染色体表示方法

5.2.4　遗传算子交叉和变异

常用的交叉规则有单点交叉、多点交叉和均匀交叉。对于本章的选址分配问题来说，上述三种交叉方法均无法保证交叉后的个体的可行性。因此，基于数学中集合的概念，本书设计了一个新的交叉算子，进而保证交叉后的个体仍为一个可行解。集合概念是指如果某些点在两个父代中都设置急救站，那么子代中这些点也安排建设急救站，即随机选取两个父代中点的集合的元素作为子代。如图5.4所示，P1和P2代表的是两个父代，在M2位置上，分别是2和4，子代O1随机选取的是P1和P2组成的公共集合中的任意元素4。

在变异的过程中，我们采取的是随机位置变异方法，具体而言，如图5.5所示，我们改变了急救站M2分配的救护车的数量，从之前的分配2辆救护车变为分配3辆救护车。这样的设计保证在交叉的时候，能够快速找到可行的解。

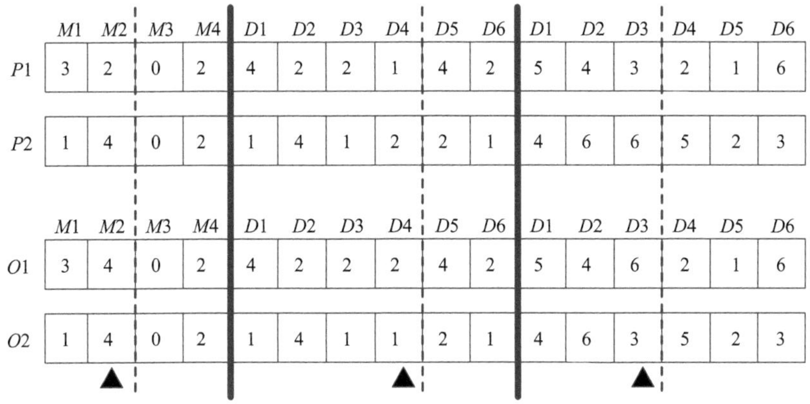

M1 M2 M3 M4 D1 D2 D3 D4 D5 D6 D1 D2 D3 D4 D5 D6
P1 3 2 0 2 4 2 2 1 4 2 5 4 3 2 1 6
P2 1 4 0 2 1 4 1 2 2 1 4 6 6 5 2 3
M1 M2 M3 M4 D1 D2 D3 D4 D5 D6 D1 D2 D3 D4 D5 D6
O1 3 4 0 2 4 2 2 2 4 2 5 4 6 2 1 6
O2 1 4 0 2 1 4 1 1 2 1 4 6 3 5 2 3

图 5.4　遗传算子交叉示意图

M1 M2 M3 M4 D1 D2 D3 D4 D5 D6 D1 D2 D3 D4 D5 D6
P1 1 2 0 2 4 1 2 1 4 2 5 4 6 2 1 6
M1 1 3 0 2 4 1 2 1 4 2 5 4 6 2 1 6

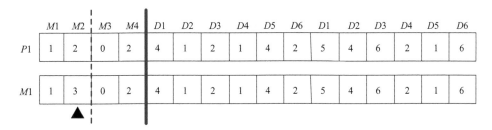

图 5.5　变异算子示意图

5.3　应用实例——上海市松江区急救站选址规划

为了验证模型和算法的效果，我们以上海市松江区2013年的急救需求数据为基础，进行案例研究。通过比较分析模型和算法求解的结果，进而得出最终的选址和分配方案。

5.3.1　数据收集

上海市松江区的面积约为605.64km^2，城市南北方向约23.8km，东西方向24.6km，西南—东北方向为39.3km。2013年时拥有17个行政区域，平均人口密度约为每平方千米2893人。2013年松江区建成急救站数量为8个，全年的急救需求电话超过25 000个，具体急救分布如图5.6所示。

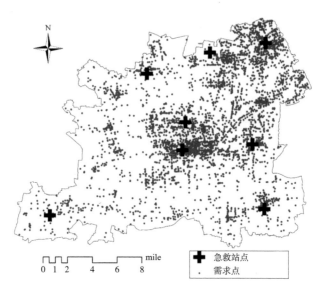

图 5.6　2013 年松江区急救需求点和急救站点分布空间图

　　在以往的研究中，为了简化急救站选址问题的复杂性，大多数研究认为行政区域的中心点就是需求点。但对于一些城市来说，行政区域的边界是不规则的，因此很难找到中心点。甚至对于一些小区域来说，行政区域的边界是模糊的。基于上述考虑，我们通过Arcgis 10.2软件的地图分层功能，将松江区划分成2km×2km的正方形格子，通过这个方法总共得到187个需求节点（图5.7）。在划分的每个格子中，通过导入2013年的急救历史数据，我们可以得出每个格子重症病人和轻症病人的数量。

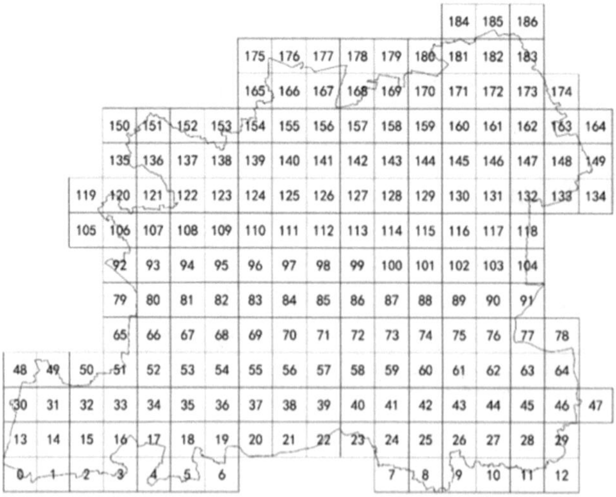

图 5.7　网格法划分 187 个需求点

5.3.2 NSGA-Ⅱ算法参数调节与设置

运用NSGA-Ⅱ算法求解问题时，需要进行算法参数调节，因为不同的参数设置下算法得到的解集的优劣性不同。对于多目标优化问题来说，解集的优劣性包括解的最优性和扩展性。因此，我们需要选择评价指标来评估解集的优劣性。这里采用一个常用的评价指标——平均支配水平（average dominance，AD）来评估解集的最优性。

AD指标可以评估一个Pareto解集到一个参考解集的平均距离，通常选择Pareto最优解集或者次优Pareto解集作为参考解集（Cheng et al.，2017）。如果无法得到Pareto最优解集，可以将所有已知的Pareto解集合并后再取所有的非支配解作为参考解集。不妨将参考解集记为R^*，则某个Pareto解集A的AD计算公式如下：

$$e(x, x_R) = \min_{x \in A} \max \left\{ \frac{f_1(x)}{f_1(x_R)}, \frac{f_2(x)}{f_2(x_R)} \right\} \tag{5.14}$$

$$AD = \frac{1}{|R|} \sum_{x_R \in R} e(x, x_R) \tag{5.15}$$

很明显，如果AD的值越趋近于1，所求的解集就越接近真实的Pareto解集。

NSGA-Ⅱ算法涉及的参数主要有：种群大小（pop）、迭代次数（gen）、交叉率（p_c）、变异概率（p_m）。为了测试出最优效果下NSGA-Ⅱ算法的参数，我们设计了一个小规模问题作为例子。NSGA-Ⅱ算法的参数设置如下：pop={100，300}，gen={20，50}，P_c = {0.95，0.90，0.85，0.80}，P_m = {0.05，0.10，0.15，0.20}，一共有2×2×4=16种测试结果，具体结果如表5.1所示，其中AD的最小值为1.297，所对应的最优的参数组合为：pop = 300，gen = 50，P_c = 0.90，P_m=0.10。

表 5.1 NSGA-Ⅱ参数调节的结果

{pop, gen, P_c, P_m}	AD	{pop, gen, P_c, P_m}	AD
{100，20，0.95，0.05}	1.467	{300，20，0.95，0.05}	1.356
{100，20，0.90，0.10}	1.479	{300，20，0.90，0.10}	1.353
{100，20，0.85，0.15}	1.449	{300，20，0.85，0.15}	1.318
{100，20，0.80，0.20}	1.431	{300，20，0.80，0.20}	1.362
{100，50，0.95，0.05}	1.432	{300，50，0.95，0.05}	1.301
{100，50，0.90，0.10}	1.371	{300，50，0.90，0.10}	1.297
{100，50，0.85，0.15}	1.304	{300，50，0.85，0.15}	1.399
{100，50，0.80，0.20}	1.386	{300，50，0.80，0.20}	1.315

5.3.3 结果评价与比较

本节首先利用ε-约束法求解一个小规模问题，$I=30$，$J=10$，$H=10$，求解结果如图5.8所示。当$I\geqslant 100$时，在合理的时间3600秒内，CPLEX无法找到最优解，因此我们通过NSGA-Ⅱ算法进行求解。在我们的案例中，一共得到了8个最优的帕累托解，如表5.2所示。

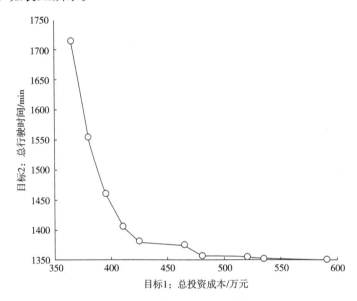

图 5.8　小规模下 ε-约束法求解图

表 5.2　NSGA-Ⅱ求得解的结果

解	目标值（成本，时间）	位置	分配救护车的数量
#1	（10 000 000，263 050.7）	{3,5,7,9,10,12,14,17}	{4,4,1,3,2,3,4,1}
#2	（10 150 000，244 706.8）	{1,3,5,8,9,13,14,15,17}	{2,4,2,3,2,2,2,2,3}
#3	（10 300 000，237 307.4）	{1,3,4,8,10,11,14,15,16,17}	{1,1,1,3,2,1,1,4,4,4}
#4	（10 600 000，236 829.7）	{1,3,6,7,9,10,11,12,13,14,15,16}	{1,1,1,2,1,4,2,1,2,3,3,1}
#5	（10 700 000，233 867.1）	{1,4,5,8,10,11,12,13,14,16}	{2,4,3,2,1,1,1,4,2,3}
#6	（11 100 000，229 288.3）	{1,2,3,5,6,8,13,14,15,17}	{2,3,1,3,1,3,4,1,2,4}
#7	（11 250 000，226 952.9）	{1,3,4,5,6,7,8,10,11,16,17}	{4,4,3,1,1,1,1,1,1,3,4}
#8	（11 650 000，226 639.5）	{1,3,4,5,6,7,8,10,11,16,17}	{4,4,3,1,1,1,1,1,1,3,4}

为了进一步分析和比较最优解集中各个解的优劣，我们采用了常用的三个指标来评价每个Pareto解与理想解之间的距离。这三个指标分别是曼哈顿距离(∇L_1)、欧氏距离(∇L_2)和切比雪夫距离(∇L_∞)。通过计算每个解在不同评价指标

下与理想解之间的距离，分析各个解在不同目标维度下的优劣性。其中距离的计算公式如下：

$$\nabla f_1 = \left(f_1 - f_1^I\right) / f_1^I \qquad (5.16)$$

$$\nabla f_2 = \left(f_2 - f_2^I\right) / f_2^I \qquad (5.17)$$

$$\nabla L_1 = \nabla f_1 + \nabla f_2 \qquad (5.18)$$

$$\nabla L_2 = \sqrt{\nabla f_1^2 + \nabla f_2^2} \qquad (5.19)$$

$$\nabla L_\infty = \max\left\{\nabla f_1, \nabla f_2\right\} \qquad (5.20)$$

详细的对比结果见表5.3，在曼哈顿、欧氏距离及切比雪夫距离衡量指标下，解3的方案（10 300 000，237 307.4）效果最好。

表 5.3 不同指标下解之间的比较结果

解	目标 1		目标 2		距离/%		
	总投资成本/元	∇ Opt₁/%	总时间/min	∇ Opt₂/%	∇ L₁	∇ L₂	∇ L∞
#1	10 000 000	0.00	263 050.7	16.07	16.07	16.07	16.07
#2	10 150 000	1.50	244 706.8	7.97	9.47	8.11	7.97
#3	10 300 000	3.00	237 307.4	4.71	7.71	5.58	4.71
#4	10 600 000	6.00	236 829.7	4.50	10.50	7.50	6.00
#5	10 700 000	7.00	233 867.1	3.19	10.19	7.69	7.00
#6	11 100 000	11.00	229 288.3	1.17	12.17	11.06	11.00
#7	11 250 000	12.50	226 952.9	0.14	12.64	12.50	12.50
#8	11 650 000	16.50	226 639.5	0.00	16.50	16.50	16.50
理想解	10 000 000	0.00	226 639.5	0.00	0.00	0.00	0.00
非理想解	11 650 000	16.50	263 050.7	16.07	32.57	23.03	16.50

根据上述分析求得最佳解为解3（10 300 000，237 307.4），我们将其具体的需求点和急救站及送往医院进行了详细的分配，具体见表5.4，其中，D代表的是需求点的编号，A_S代表的是重症病人接受服务的急救站编号，H_S是重症病人送往的医院的编号、A_L代表的是轻微症病人接受服务的急救站编号，H_L是轻症患者送往的医院的编号，符号"——"代指的是送往的医院跟重症的医院相同。表5.4中编号所代表的急救站和医院名称详见附表1和附表2。

表 5.4 方案 3（10 300 000，237 307.4）的急救站选址和医院分配结果

D	A_S	H_S	A_L	H_L	D	A_S	H_S	A_L	H_L	D	A_S	H_S	A_L	H_L	D	A_S	H_S	A_L	H_L	D	A_S	H_S	A_L	H_L
1	3	13	17	16	39	17	1	11	18	77	17	28	10	25	115	15	8	3	16	153	17	14	14	9
2	14	22	4	1	40	10	1	15	22	78	3	2	14	21	116	10	22	—	19	154	14	19	15	5
3	9	14	4	10	41	14	24	10	1	79	12	24	15	12	117	1	1	—	15	155	15	8	16	9
4	8	6	3	—	42	17	26	1	15	80	11	26	7	3	118	10	4	4	15	156	16	2	16	15
5	10	2	6	28	43	4	12	1	—	81	3	15	9	11	119	4	28	3	9	157	10	28	15	6
6	4	13	1	17	44	15	22	8	20	82	17	9	11	23	120	5	24	14	8	158	16	1	15	15
7	15	11	14	—	45	14	2	16	8	83	17	26	4	11	121	13	6	8	24	159	16	2	17	27
8	11	19	14	14	46	1	24	16	24	84	10	15	1	7	122	3	1	6	27	160	15	12	16	22
9	11	8	3	18	47	11	8	14	23	85	1	9	15	6	123	15	11	3	29	161	16	6	15	—
10	9	12	6	25	48	16	26	10	8	86	17	2	14	15	124	3	26	10	11	162	10	12	13	4
11	15	6	10	23	49	7	22	9	27	87	8	19	—	24	125	4	1	—	15	163	16	17	17	2
12	10	24	14	17	50	14	26	8	25	88	1	26	17	8	126	14	1	15	22	164	3	13	16	16
13	7	28	17	—	51	2	2	8	7	89	17	21	17	8	127	16	13	1	5	165	7	28	8	28
14	1	12	4	1	52	11	6	2	4	90	1	26	2	14	128	15	11	17	5	166	1	28	17	12
15	17	6	14	2	53	3	12	1	29	91	17	28	3	13	129	10	3	3	12	167	10	26	16	27
16	4	6	17	14	54	11	6	6	—	92	15	2	10	16	130	16	8	4	18	168	10	1	15	17
17	16	6	1	23	55	2	17	15	11	93	6	8	15	13	131	4	19	17	7	169	15	2	—	—
18	15	4	14	8	56	15	13	4	16	94	3	11	3	25	132	10	17	15	22	170	8	11	17	28
19	7	8	4	29	57	7	19	16	24	95	11	28	4	20	133	4	6	17	19	171	15	28	19	23
20	1	1	16	27	58	17	6	10	2	96	9	9	14	16	134	4	6	15	10	172	15	19	16	15
21	3	22	15	19	59	1	13	10	22	97	3	11	8	27	135	12	8	17	15	173	15	19	13	25
22	11	4	14	20	60	14	2	15	20	98	3	11	3	27	136	8	14	3	1	174	10	6	6	13
23	14	1	17	24	61	12	15	15	19	99	16	14	16	28	137	16	19	1	15	175	14	2	16	6
24	10	9	11	—	62	8	13	14	20	100	3	17	8	1	138	1	11	4	26	176	8	11	3	20
25	17	22	1	26	63	11	28	16	22	101	15	14	17	23	139	10	9	4	19	177	14	8	15	22
26	3	9	14	22	64	14	28	8	6	102	15	10	10	—	140	16	17	10	8	178	9	28	15	23
27	2	11	14	14	65	1	7	11	27	103	15	22	1	11	141	10	8	4	18	179	9	24	—	14
28	3	15	14	13	66	11	14	15	19	104	16	12	10	4	142	6	24	16	2	180	2	13	7	21
29	10	17	1	25	67	3	6	8	3	105	8	13	1	3	143	8	15	10	1	181	11	10	11	20
30	1	6	15	19	68	11	9	1	29	106	7	12	10	1	144	15	14	15	23	182	15	2	16	24
31	13	24	14	—	69	8	24	1	10	107	6	24	10	18	145	1	10	17	25	183	10	2	6	26
32	10	9	4	8	70	1	9	1	19	108	11	1	10	15	146	9	11	17	25	184	16	22	13	25
33	11	12	14	14	71	10	28	1	17	109	11	15	1	15	147	8	15	15	—	185	9	13	3	24
34	16	9	3	4	72	17	10	9	17	110	3	26	1	7	148	1	26	16	7	186	8	14	17	4
35	4	1	1	25	73	1	24	14	17	111	4	2	10	19	149	15	22	16	3	187	15	19	17	15
36	15	9	15	15	74	16	8	1	25	112	6	15	6	23	150	17	22	16	3					
37	3	19	16	28	75	13	14	11	20	113	16	11	8	19	151	16	28	14	22					
38	17	19	16	13	76	17	11	4	1	114	17	22	—	1	152	15	24	3	2					

5.4 本章小结

本章考虑的是两阶段多层级急救网络的规划问题，为平衡急救时间和急救站及救护车成本之间的关系，本章研究了两个目标：①最小化总投资成本，包括急

救站建设成本和救护车购置成本;②最小化救护车服务的总时间。根据国务院2015年《关于推进分层诊疗体系建设的指导意见》,为了更好地利用医疗资源,提高病人的救治效果,在研究中我们对患者派送的医院进行了规定:①对于重症患者,只能送往高水平的医院;②对于轻症患者,在满足重症患者的情况下,可以送往高水平医院,也可以送往一般医院。然后,我们建立了一个混合整数规划模型,通过这个模型解决急救站的选址和车辆分配,以及患者病情和医院水平相匹配的问题。

在求解的过程中,精确的ε-约束法无法求解大规模问题,为此,我们应用启发式算法NSGA-Ⅱ,有效地解决了所提出的问题。

参 考 文 献

Bérubé J-F,Gendreau M,Potvin J-Y. 2009. An exact ε-constraint method for bi-objective combinatorial optimization problems:application to the traveling salesman problem with profits. European Journal of Operational Research,194(1):39-50.

Cheng J H,Chu F,Liu M,et al. 2017. Bi-criteria single-machine batch scheduling with machine on/off switching under time-of-use tariffs. Computers & Industrial Engineering,112:721-734.

Deb K,Pratap A,Agarwal S,et al. 2002. A fast and elitist multiobjective genetic algorithm:NSGA-Ⅱ. IEEE Transactions on Evolutionary Computation,6(2):182-197.

Liu M,Lee C Y,Zhang Z Z,et al. 2016. Bi-objective optimization for the container terminal integrated planning. Transportation Research Part B:Methodological,93:720-749.

Shahriari M,Bozorgi-Amiri A,Tavakoli S,et al. 2017. Bi-objective approach for placing ground and air ambulance base and helipad locations in order to optimize EMS response. American Journal of Emergency Medicine,35(12):1873-1881.

Su Q,Luo Q Y,Huang S H. 2015. Cost-effective analyses for emergency medical services deployment:a case study in Shanghai. International Journal of Production Economics,163:112-123.

Zaffar M A,Rajagopalan H K,Saydam C,et al. 2016. Coverage,survivability or response time:a comparative study of performance statistics used in ambulance location models via simulation-optimization. Operations Research for Health Care,11:1-12.

Zarrinpoor N,Fallahnezhad M S,Pishvaee M S. 2017. Design of a reliable hierarchical location-allocation model under disruptions for health service networks:a two-stage robust approach. Computers & Industrial Engineering,109:130-150.

附录表：

附表 1　医院编号

编号	医院名称	编号	医院名称
1	上海市松江区中心医院	16	上海市松江区乐都医院
2	上海市第一人民医院松江分院	17	复旦大学附属华山医院
3	上海市闵行区中心医院	18	上海市第八人民医院
4	上海市松江区泗泾医院	19	上海交通大学医学院附属第九人民医院
5	上海市松江区九亭医院	20	上海市闵行区妇幼保健院
6	复旦大学附属儿童医院	21	上海市长宁区妇幼保健院
7	上海市松江区妇幼保健院	22	上海中医药大学附属龙华医院
8	上海市第六人民医院	23	上海市松江区新浜镇卫生院
9	上海武警总队医院	24	复旦大学附属华东医院
10	上海市松江区方塔中医医院	25	松江区新浜社区卫生服务中心
11	上海第八五医院	26	上海市胸科医院
12	上海交通大学医学院附属瑞金医院	27	松江区九亭镇社区卫生服务中心
13	国际和平妇幼保健院	28	复旦大学附属上海市第五人民医院
14	中国人民解放军第四五五医院	29	上海市长宁区中心医院
15	复旦大学附属中山医院		

附表 2　急救站编号

站点编号	救护车数量	急救站名称	状态
1	2	车墩急救站	已有建站
2	2	叶榭急救站	已有建站
3	2	佘山急救站	已有建站
4	3	新浜急救站	已有建站
5	3	泗泾急救站	已有建站
6	2	九亭急救站	已有建站
7	6	老城区急救站	已有建站
8	9	中心急救站	已有建站
9	—	新桥急救站	备选建站
10	—	石湖荡急救站	备选建站
11	—	泖港急救站	备选建站
12	—	小昆山急救站	备选建站
13	—	洞泾急救站	备选建站
14	—	方松急救站	备选建站
15	—	永丰急救站	备选建站
16	—	岳阳急救站	备选建站
17	—	中山急救站	备选建站

第6章 基于随机需求的急救网络规划

本章关注随机需求下的急救网络规划问题，6.1节建立了考虑需求空间随机性的期望值随机规划模型，通过蒙特卡洛方法对随机需求变量进行样本抽样，产生简单子样对随机参数进行模拟，进而将随机规划模型转化为确定型模型进行求解。随机规划模型提出的急救网络规划决策更能应对实际就医人数的波动问题。6.2节建立了考虑需求空间随机性的机会约束规划模型，将静态模型中的呼叫需求设置为随机参数，通过将约束条件中的机会约束规划转化为其确定等价类，进而将随机规划模型转化为确定型模型进行求解。

6.1 考虑需求空间随机性的期望值随机规划模型

6.1.1 蒙特卡洛方法理论

蒙特卡洛方法，英文为Monte Carlo method，是一种计算方法，以概率和统计理论为基础。在求解时，其将目标问题与某一概率模型联系起来，通过计算机实现大计算量的随机模拟；一般来说，其可以获得目标问题的近似解。蒙特卡洛方法通过计算机模拟随机过程来实现，也可以称为随机模拟法或统计试验法。该方法的起源可以追溯到第二次世界大战期间，当时该方法被用在原子弹研制工作中，用于解决中子的随机扩散问题。它首先由美国数学家和计算机学家冯诺伊曼和乌拉姆等提出。原子弹研制是军事工作，因保密需要这种方法就用"蒙特卡洛"——这一举世闻名的赌城的名字来作为秘密代号（杨召，2012）。

该方法的思路和基本操作如下：首先，产生一个概率模型，或者是产生一个随机过程，其中必须令其参数等于目标问题的解；其次，对该概率模型或随机过程进行观察或抽样，进而得到相关参数的某些统计特征，从而给出目标问题的近似解。通常可以使用估计值的标准误差来考量近似解的精确度。

蒙特卡洛方法按照求解问题的特点，可以分成两大类：第一类是目标解的问题具有一定的内在随机性，在这种情形下，我们可以直接通过智能计算机的强运算能力模拟随机过程。例如，在热力学研究中，分子的运动特点具有随机性，因此，通常使用类似于概率分布的方法来描述其运动特点，但无法精准地描述其所有的运动性质。蒙特卡洛方法可以模拟大量分子运动的情形，分析其运动的状态和宏观行为。第二类是目标问题在一定条件下可转化为随机分布的统计量或特征数，如转化为求随机事件发生的概率，或者转化为求某随机变量的期望。一般采用随机抽样的方法解决这类问题，以抽样的统计特征估算随机变量的统计特征，并将其作为目标问题的解。主要应用于求解多维复杂积分中。

蒙特卡洛方法在经济学领域被广泛应用于期权等金融工具的定价。作为将蒙特卡洛方法应用到期权定价的鼻祖，Boyle（1977）指出，减少方差可以提高蒙特卡洛方法的计算效率，并运用两种方法——标准蒙特卡洛方法及结合了对偶变量技术和控制变量技术的蒙特卡洛方法，对欧式有分红看涨股票期权进行了定价。基于蒙特卡洛方法，Kemna和Vorst（1990）对算术平均亚式期权进行了定价，并在模型中加入几何平均亚式期权作为控制变量，得到了更准确的估计结果。美式期权定价研究中，Tilley（1993）首先应用蒙特卡洛方法对可支付红利的美式看跌期权进行估值；目前被普遍接受的美式期权定价的最小二乘蒙特卡洛模拟方法由Longstaff和Schwartz在2001年提出。

在管理领域，蒙特卡洛方法也有着广泛的应用。为将有限的手术室资源合理地分配给两类病人（普通病人和急诊病人），Lamiri等（2008）建立了随机整数规划模型，并利用蒙特卡洛方法对随机参数进行模拟，实现医疗资源的配置和优化。

1. 蒙特卡洛方法应用步骤

在进行数值仿真操作和解决目标问题时，蒙特卡洛方法的一般步骤是：首先，建立或者选择一个概率统计模型，其既需要对应于目标问题，使目标解同时是所用概率模型的分布或期望，同时应注意所用模型需要简单和容易求解（实现）；其次，对所用概率模型进行改进，依据是所用模型的特点和目标实验的需求，目的是控制方差、提升计算效率；最后，确定随机变量的统计抽样方法和求目标解的统计量的方法。在实际问题中使用蒙特卡洛方法主要有以下两大优点（徐钟济，1985）。

（1）与实际问题本身或其他一些模拟方法相比，蒙特卡洛方法无论从原理还是从计算机实现方面来看都较为简单。计算过程简单主要是因为它只是针对总体进行抽样，再在大量重复抽样的基础上取目标统计量的平均值。与其他复杂的模拟方法相比，蒙特卡洛方法特别易于理解和操作。

（2）计算的收敛速度不依赖于目标问题的维数。蒙特卡洛方法计算过程中概率意义上的收敛是表征误差的概率化边界。从计算复杂度上来说，它的收敛速度固定为$o\left(n^{\frac{1}{2}}\right)$，其速度优势在一维目标问题下不能体现，但是在解决高维度目标问题时，相对其他数值计算方法，其具有明显的速度优势。

蒙特卡洛方法的另一优势是广泛适用性。对于各类目标问题，由于被都抽象为概率模型，与其他数值计算方法相比，蒙特卡洛方法受目标问题的具体实际背景和条件的制约很小。蒙特卡洛方法诞生之初就在核弹研究中解决了关键问题，随着经济社会的发展，蒙特卡洛方法被进一步应用于工程学、经济学、管理科学和物理学等多个领域。

2. 一般原理

首先构造一个概率空间，接着在构造的概率空间中确定一个依赖随机变量x的统计量$g(x)$，其数学期望为

$$E(g) = \int g(x) \mathrm{d}F(x) \tag{6.1}$$

其中，$F(x)$是x的概率分布函数。

产生随机变量的简单子样$x_1, x_2, \cdots, x_N$，随机产生子样的统计量$g(x_1), g(x_2), \cdots, g(x_N)$的算数平均值作为$G$的近似估计值，即

$$G_N = \frac{1}{N} \sum_{i=1}^{N} g(x_i) \tag{6.2}$$

蒙特卡洛方法中极为关键的一步是确定一个统计量，且其数学期望恰好等于所要求的值。该统计量一般称作无偏统计量。确定数学期望为G的统计量$G(x)$时若有困难，蒙特卡洛方法也可用G的渐进无偏估计G_N代替一般过程中的无偏估计，并用此渐进无偏估计作为G的近似估计。蒙特卡洛方法的最低要求是确定一个与计算步数N有关的统计估计量G_N，当$N \to \infty$时，便依据大数定律（law of large numbers），以1为概率收敛于所要求的值G。

3. 收敛性分析

由式（6.2）可知，蒙特卡洛方法将统计量$g(x)$的简单子样$g(x_1), g(x_2), \cdots, g(x_N)$的算术平均值作为求解的近似值。由大数定律可知，若$g(x_1), g(x_2), \cdots, g(x_N)$独立同分布，且具有有限期望值，即

$$E(|g|) = \int |g(x)| \mathrm{d}F(x) < +\infty \tag{6.3}$$

则

$$P\left(\lim_{N \to \infty} G_N = G\right) = 1 \tag{6.4}$$

这表明，当统计量$g(x)$简单子样数N充分大时，其均值以1为概率收敛于其期望值。

另外，若无偏估计量$g(x)$满足条件

$$E(|g|^r) = \int |g(x)|^r \mathrm{d}F(x) < +\infty \tag{6.5}$$

其中，$1 \leqslant r \leqslant 2$，则

$$P\left(\lim_{N \to \infty} N^{\frac{r-1}{r}}(G_N - G) = 0\right) = 1 \tag{6.6}$$

即 G_N 以概率1收敛于 G 的速度为 $N^{\frac{r-1}{r}}$，但收敛速度不超过 $N^{\frac{1}{2}}$。

4. 误差分析

根据中心极限定理，若 $g(x_1), g(x_2), \cdots, g(x_N)$ 独立同分布且具有有限的不等于0的方差，那么对于任意非负 x 均有

$$\lim_{N \to \infty} P\left(|G_N - G| < \frac{x\sigma}{\sqrt{N}}\right) = \frac{1}{\sqrt{2\pi}} \int_{-x}^{x} e^{-\frac{t^2}{2}} dt \tag{6.7}$$

其中，σ 表示随机变量 $g(x)$ 的均方差。当 N 足够大时，便认为具有如下近似等式：

$$\lim_{N \to \infty} P\left(|G_N - G| < \frac{x\sigma}{\sqrt{N}}\right) \approx \frac{1}{\sqrt{2\pi}} \int_{-x}^{x} e^{-\frac{t^2}{2}} dt = 1 - \alpha \tag{6.8}$$

其中，α 表示置信度；$1-\alpha$ 表示置信水平。

基于上述结果，按照问题要求可以具体设定置信水平，然后根据正态分布积分表确定 x，近似估计值 G_N 与真实值 G 之间的误差可由式（6.9）得到近似值。

$$|G_N - G| < \frac{x\sigma}{\sqrt{N}} \tag{6.9}$$

6.1.2　随机需求下的改进模型 A

第3章的模型中，每个需求点的急救呼叫次数设定为随机参数，服从未知的概率分布函数，并作为约束条件出现在模型中。目标函数为最小化院前急救社会总成本，即最小化急救站年运营总成本、救护车年运营总成本与急救服务损失总成本之和。

目标函数如下：

$$\min \quad F = C_{st}N_{st} + C_{am}N_{am} + \sum_{i=1}^{n} G_i a_i (P_S C_S + P_r C_r) \tag{6.10}$$

随机变量 G_i 替代了原静态模型中通过计算人口数量与呼叫比例乘积 $P_{call} \times \lambda_i$ 来获得的需求量，在本模型中，G_i 表示需求点 v_i 的需求量。

蒙特卡洛方法对随机变量进行样本抽样的具体步骤如下。

第一步：对需求点 v_i，随机生成 M 个样本 $G_{i1}, G_{i2}, \cdots, G_{iM}$。

第二步：计算每个需求点的样本平均值 $\hat{G}_{iM} = \sum_{m=1}^{M} G_{iM} / M, \forall i = 1, 2, \cdots, N$。

第三步：计算整数规划模型 P2 的目标函数，将模型中的随机参数 G_i 用确定

值 $\hat{G}_{iM}$ 代替；根据大数定律，随着 M 的增大，$\hat{G}_{iM}$ 以概率1向 G_i 收敛。由上可知，采用蒙特卡洛方法模拟随机变量后，原来带随机参数的整数规划模型转化成了确定性的整数规划模型，即

$$\min \quad F = C_{st}N_{st} + C_{am}N_{am} + \sum_{i=1}^{n}\hat{G}_{iM}a_i\left(P_SC_S + P_rC_r\right) \qquad (6.11)$$

约束条件为

$$\sum_{j=1}^{m}\delta_{ij}y_j \geq 1, \quad \forall i \qquad (6.12)$$

$$\sum_{i=1}^{n}\lambda_i x_{i\cdot1} \geq P\sum_{i=1}^{n}\lambda_i \qquad (6.13)$$

$$\sum_{j=1}^{m}\gamma_{ij}y_j \geq x_{i\cdot1} + x_{i\cdot2}, \quad \forall i \qquad (6.14)$$

$$x_{i\cdot1} \leq x_{i\cdot2}, \quad \forall i \qquad (6.15)$$

$$\sum_{j=1}^{m}y_j \leq Y \qquad (6.16)$$

$$\frac{\lambda_i}{\sum_{j=1}^{m}\delta_{ij}y_j} \leq \text{WL} \qquad (6.17)$$

$$\hat{G}_{iM} = \sum_{m=1}^{M}G_{iM} / M \qquad (6.18)$$

$$G_{im} \in \left[\text{Min}G_i, \text{Max}G_i\right], \quad \forall i, m \qquad (6.19)$$

上述模型的参数设置和约束条件意义与第3章模型一致，G_i 表示各需求点的呼叫次数。m 为随机参数的样本下标（ $m = 1, 2, \cdots, M$ ）。约束条件（6.19）表示各需求点的呼叫次数有一定的上下限，即在一定区间内服从一定分布（其中随机参数的上下限由历史数据统计得到，参数的具体赋值情况将在6.1.3小节的算例分析中介绍），蒙特卡洛方法中模拟的样本也在此区间内随机产生。

由此，蒙特卡洛模拟算法可归纳为以下步骤。

第一步：对每个需求点 v_i，随机生成 M 个样本 $G_{i1}, G_{i2}, \cdots, G_{iM}$。

第二步：求解确定型整数规划模型，得到模型的最优解 $X_{j,m}^*$。

第三步：评估模型的目标函数值 $D\left(X_{j,m}^*\right)$。

6.1.3 算例分析

1. 蒙特卡洛方法优化结果

本小节展示了使用蒙特卡洛方法模拟模型中呼叫次数这一随机参数后的数值

计算实验结果。研究对象为上海中心城区，包括35个急救站点、63辆救护车、83个需求点的急救网络规划问题。本小节仅就服务延误成本的数值计算结果进行分析，在下一节中将结合上海中心城区具体案例探讨蒙特卡洛方法对急救网络规划的管理启示。

随机变量 G_i 的概率密度函数为未知分布，在实例运算中，参考上海急救中心2010~2012年83个需求点的呼叫次数。经过数据分析，我们发现，需求点呼叫次数分别集中在如下区间，具体如表6.1所示，在进行数值运算时随机产生各需求点对应区间内的随机数。

表 6.1　各需求点呼叫次数区间

街道名称	最小值	最大值	街道名称	最小值	最大值
南京东路街道	4.97	8.83	欧阳路街道	5.10	7.13
外滩街道	4.53	6.43	广中路街道	8.53	11.93
瑞金二路街道	3.73	4.83	凉城新村街道	6.80	9.57
淮海中路街道	4.03	5.63	嘉兴路街道	8.73	12.23
豫园街道	4.23	5.93	曲阳路街道	7.13	9.97
打浦桥街道	4.10	5.97	江湾镇	9.03	12.53
老西门街道	5.07	7.10	长白新村街道	4.87	6.83
小东门街道	5.20	7.30	延吉新村街道	6.27	8.77
五里桥街道	5.73	8.00	新江湾城街道	1.90	2.67
半淞园路街道	6.23	8.73	五角场街道	10.33	14.50
静安寺街道	2.03	2.83	江苏路街道	3.60	5.03
曹家渡街道	4.97	7.30	天山路街道	5.13	7.17
江宁路街道	5.23	7.30	周家桥街道	3.93	5.50
石门二路街道	2.40	3.53	虹桥街道	4.13	5.80
南京西路街道	2.60	3.60	仙霞新村街道	5.87	8.90
湖南路街道	2.53	3.53	程家桥街道	1.90	2.60
天平路街道	3.60	5.90	北新泾街道	3.27	4.57
枫林路街道	7.80	10.93	新泾镇	10.20	14.27
徐家汇街道	6.43	9.03	天目西路街道	2.40	3.60
斜土路街道	4.83	6.90	共和新路街道	6.77	9.50
长桥路街道	8.23	11.63	彭浦新村街道	10.83	15.20
漕河泾街道	6.80	9.53	芷江西路街道	5.13	7.40
康健新村街道	6.83	9.77	宝山路街道	5.60	7.87
虹梅路街道	2.57	3.60	大宁路街道	5.40	7.57
田林路街道	6.73	9.43	临汾路街道	5.47	7.43
凌云路街道	8.50	10.57	北站街道	5.43	7.60
龙华街道	5.97	8.37	彭浦镇	11.27	14.83

街道名称	最小值	最大值	街道名称	最小值	最大值
华泾镇街道	4.67	6.57	四川北路街道	6.00	8.43
曹杨新村街道	7.33	9.57	提篮桥街道	7.10	11.20
长风新村街道	8.37	11.77	定海路街道	6.97	9.77
长寿路街道	8.93	12.50	平凉路街道	6.30	8.37
甘泉路街道	7.80	10.93	江浦路街道	6.77	9.27
石泉路街道	8.80	11.67	四平路街道	7.03	9.00
宜川路街道	7.70	10.80	控江路街道	6.60	10.27
真如镇街道	11.97	16.77	殷行路街道	13.43	18.73
长征镇街道	15.97	22.37	大桥路街道	9.57	12.17
桃浦镇街道	13.37	18.97	五角场镇	14.37	17.40
华阳路街道	5.03	7.07	潍坊新村街道	6.60	9.77
新华路街道	5.07	7.13	陆家嘴街道	8.27	10.93
南码头街道	6.93	10.43	周家渡街道	10.50	14.07
金阳新村街道	13.77	16.70	塘桥街道	5.70	7.47
上钢新村街道	7.57	10.30			

本小节采用CPLEX对模型进行求解，运算实验取不同样本容量。对每个M值进行10次独立数值计算，求出决策变量最优解X_M^*，对每个M求出X_M^*后取大样本（10^4组值），如6.1.2节所述使用蒙特卡洛算法求出目标函数值。表6.2给出了各个样本容量情况下，目标函数的最小值、平均值、最大值及标准差，据此评判解的收敛性。

表 6.2 不同样本数量下蒙特卡洛方法结果

样本数量	最小值	平均值	最大值	标准差
2	59 086 219	59 377 536	59 680 225	217 735.84
10	59 127 396	59 349 650	59 459 604	120 204.41
50	59 148 427	59 237 074	59 360 653	78 387.61
200	59 070 309	59 126 696	59 185 092	37 891.69
500	59 047 472	59 077 623	59 119 981	19 704.28
1000	59 064 533	59 063 437	59 072 915	2 478.83

从表6.2可以看出，当$M>500$时，蒙特卡洛方法得到的最小值、平均值、最大值趋向一致，证明了算法的收敛性。从目标函数标准差来看，$D(X_M^*)$的标准差随着M的增加而逐渐减小，同样验证了算法的收敛性。

为证明蒙特卡洛方法的优势，本小节将蒙特卡洛方法与呼叫次数取定值的决策结果进行比较。静态模型优化后计算所得的服务延误损失成本为59 078 370元。从表6.2展示的蒙特卡洛方法数值计算结果可以发现，当M达到500时，蒙特卡洛方法所得到的方案平均服务延误损失成本为59 077 623元，低于静态模型中获得的服务延误损失成本。图6.1更为直观地展示了蒙特卡洛方法的收敛性。同时，相比静态模型将呼叫次数作为确定值进行分析，基于蒙特卡洛方法的随机规划模型考虑了呼叫次数的随机波动性，使模型更贴合实际，所获得的方案也更具可行性，针对这一点，我们将在6.2节中进行具体比较。

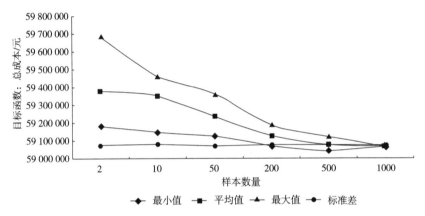

图 6.1　基于蒙特卡洛方法的随机规划模型收敛性分析

2. 拓展分析

在分析了蒙特卡洛方法的计算结果，并验证了其方法的收敛性后，接下来，我们将进一步介绍使用蒙特卡洛方法模拟随机参数对原有静态模型进行改进后，对急救网络规划的意义及管理启示。

为检验蒙特卡洛方法的优势，本章将蒙特卡洛方法与呼叫需求取定值的情况进行对比。表6.3与表6.4展示了静态双覆盖模型与基于蒙特卡洛方法的随机规划模型（M=1000）对上海中心城区中，包括35个急救站点、63辆救护车、83个需求点的急救网络规划问题所给出的解。

表 6.3　静态双覆盖模型与基于蒙特卡洛方法的随机规划模型（$M=1000$）优化效果比较（1）

模型	站点数量/个	救护车数量/辆	目标函数：总成本/元	服务延误损失成本/元
静态双覆盖模型	29	63	88 628 370	59 078 370
基于蒙特卡洛方法的随机规划模型（M=1000）	31	63	88 913 480	59 063 437

表 6.4 静态双覆盖模型与基于蒙特卡洛方法的随机规划模型（$M=1000$）优化效果比较（2）

对比项	双覆盖率		平均延误时间/min	
	静态双覆盖模型	基于蒙特卡洛方法的随机规划模型（$M=1000$）	静态双覆盖模型	基于蒙特卡洛方法的随机规划模型（$M=1000$）
平均值	93.60%	93.64%	4.83	4.81
最小值	93.60%	93.45%	4.83	4.79
最大值	93.60%	93.98%	4.83	4.85

对比静态双覆盖模型与基于蒙特卡洛方法的随机规划模型的解的情况，可以发现，静态双覆盖模型方案从社会总成本角度来说更好，而基于蒙特卡洛方法的随机规划给出的规划方案相比静态双覆盖模型增加了两个急救站点，在降低服务延误时间和提升双覆盖率上表现得更好。简而言之，静态双覆盖模型中服务需求是确定的，因此，模型所得出的最小化社会总成本的方案可以认为是针对确定服务需求下的最优解，而基于蒙特卡洛方法的随机规划模型由于考虑了呼叫次数的波动性，在站点选择和车辆分配上更注重方案对需求波动的鲁棒性。

表6.5为静态双覆盖模型与基于蒙特卡洛方法的随机规划模型给出的站点选择和车辆分配方案。在站点选择上，基于蒙特卡洛方法的随机规划模型分别新增了安图医院站和武警总队医院站，车辆分配也发生了一定变化。结合呼叫次数的历史数据，我们发现，安图医院站与武警总队医院站的呼叫情况存在两点共性：①站点附近有呼叫次数波动较大的需求点；②站点所属区域内需求点较为分散。因此，可以认为基于蒙特卡洛方法的随机规划模型在进行优化时更偏重对需求波动的响应，从而降低整体的服务延误时间。这一点在车辆分配方案中也有所体现，车辆分配与静态双覆盖模型给出的方案相比，较为分散。

表 6.5 静态双覆盖模型与基于蒙特卡洛方法的随机规划模型（$M=1000$）车辆分派情况比较

序号	站点名称	静态双覆盖模型优化后车辆分配情况	蒙特卡洛方法模拟优化后车辆分配情况
1	新华医院站	2	2
2	杨浦中心医院站	3	3
3	市东医院站	0	0
4	长海医院站	2	1
5	中西医结合医院站	3	3
6	安图医院站	0	1
7	八五医院站	3	3
8	大华医院站	2	2
9	第八人民医院站	3	2
10	龙华医院站	2	3
11	华东医院站	0	0
12	武警总队医院站	0	1

续表

序号	站点名称	静态双覆盖模型优化后车辆分配情况	蒙特卡洛方法模拟优化后车辆分配情况
13	普陀医院站	2	2
14	长宁医院站	0	0
15	利群医院站	1	1
16	江宁路街道卫生服务中心站	2	3
17	天山中心医院站	4	2
18	第一人民医院站	1	1
19	桃浦镇社区卫生服务中心站	3	3
20	闸北中心医院	0	0
21	岳阳中西医结合医院站	1	1
22	同济医院站	3	2
23	第十人民医院站	3	3
24	北站医院站	2	2
25	闸北区市北医院站	2	2
26	建工医院站	2	1
27	复旦大学附属妇产科医院站	2	3
28	黄浦区中心医院站	2	2
29	江湾医院站	2	3
30	浦东医院站	2	3
31	瑞金医院站	2	2
32	第二人民医院站	1	1
33	中国人民解放军第四五五医院站	1	2
34	静安区中心医院站	2	2
35	长征医院站	1	2

为了验证使用蒙特卡洛方法刻画参数随机性后获得的院前急救网络规划决策更优，本书将蒙特卡洛方法与需求数量取定值时获得的决策结果进行比较。设需求数量取定值时得到的选址方案为 X^{Det}，基于蒙特卡洛方法的随机规划模型获得的选址方案为 X^{MC}，分别对目标函数进行求解。获得 X^{Det} 与 X^{MC} 后，随机生成10组数值 G_i' 作为测试需求数量，图6.2为静态双覆盖模型与基于蒙特卡洛方法的随机规划模型所获得的目标函数值的比较。将二者所得目标函数值取平均后，与静态双覆盖模型的结果相比，基于蒙特卡洛方法的随机规划模型求解得到的急救网络规划决策更能应对就医人数的实际波动，不同情况下目标函数值平均减小了1.138%。

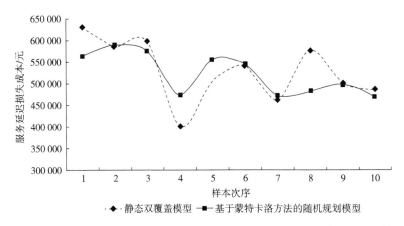

图 6.2　静态双覆盖模型与基于蒙特卡洛方法的随机规划模型决策效果比较

6.2　考虑需求空间随机性的机会约束规划模型

6.2.1　机会约束规划基本理论

机会约束规划（chance constrained programming）由Charnes和Cooper（1959）提出，主要针对约束条件中包含随机变量，且要在观测到随机变量实现前就制定决策的情况。在不利情况发生的情形下，决策的制定可能不能满足约束条件，因而采用以下原则，即允许决策在一定程度上不满足约束条件，但是必须确保约束条件成立的概率大于等于设定的置信水平。

求解机会约束规划的一般方法为：基于设定的置信水平，将机会约束转化为其相应的确定等价类，然后用传统方法求解其等价的确定型模型。

1. 机会约束规划基本模型

机会约束规划基本模型为

$$\max \bar{f} \tag{6.20}$$

约束条件为

$$\begin{cases} \Pr\{f(x,\omega) \geqslant \bar{f}\} \geqslant \beta \\ \Pr\{g_j(x,\omega) \leqslant 0, j = 1,2,\cdots,p\} \geqslant \alpha \end{cases} \tag{6.21}$$

其中，$\Pr\{\cdot\}$表示$\{\cdot\}$中事件成立的概率；α和β的值预先给定，分别表示约束条件和目标函数的置信水平。

式（6.21）规定了当且仅当$\{\omega | g_j(x,\omega) \leqslant 0, j = 1,2,\cdots,p\}$的概率不小于$\alpha$时，点$x$为可行解。

对于任意随机数ω和函数f，每一个给定的决策x所对应的$f(x,\omega)$都是随机变量, 其概率密度函数为$\phi_{f(x,\omega)}(f)$。当有多个$\overline{f}$使得式 (6.21) 成立时, 如果要最大化目标值$\overline{f}$, 那么最优的目标值$\overline{f}$即为使目标函数$f(x,\omega)$在保证置信水平至少是β时所取得的最大值, 即

$$\overline{f} = \max\left\{ f \middle| \Pr\left\{ f(x,\omega) \geqslant f \right\} \geqslant \beta \right\} \tag{6.22}$$

2. 确定等价类

处理机会约束规划的方法, 通常是把机会约束规划转化为其确定等价类。考虑如下形式的机会约束:

$$\Pr\left\{ g(x,\omega) \leqslant 0 \right\} \geqslant \alpha \tag{6.23}$$

上面提到的机会约束规划基本模型中的约束即为此种形式的组合。

根据函数形式的不同, 已有的研究将确定型等价类分成三种情况讨论, 本章采用其中一种, 其推导方式如下:

假设式 (6.23) 中的函数$g(x,\omega)$的表达形式为

$$g(x,\omega) = \omega_1 x_1 + \omega_2 x_2 + \cdots + \omega_n x_n - b \tag{6.24}$$

其中, ω表示随机变量, 其概率分布为$\Phi(\cdot)$; x表示决策向量, 则机会约束可以进行如下改写:

假定ω_i为服从正态分布的随机变量, 且相互独立, 因此, $g(x,\omega)$的数学期望$E(g(x,\omega))$与方差$D(g^2(x,\omega))$可以表示为

$$E(g(x,\omega)) = \sum_{i=1}^{n} E(\omega_i) x_i - E(b) \tag{6.25}$$

$$D(g^2(x,\omega)) = \sum_{i=1}^{n} D(\omega_i) x_i^2 + D(b) \tag{6.26}$$

由正态分布性质可知, 变量

$$\eta = \frac{\sum_{i=1}^{n} \omega_i x_i - b - \left(\sum_{i=1}^{n} E(\omega_i) x_i - E(b) \right)}{\sqrt{\sum_{i=1}^{n} D(\omega_i) x_i^2 + D(b)}} \tag{6.27}$$

一定服从标准正态分布$N(0,1)$, 因此$g(x,\omega)$可改写为

$$\frac{\sum_{i=1}^{n} \omega_i x_i - b - \left(\sum_{i=1}^{n} E(\omega_i) x_i - E(b) \right)}{\sqrt{\sum_{i=1}^{n} D(\omega_i) x_i^2 + D(b)}} \leqslant -\frac{\sum_{i=1}^{n} E(\omega_i) x_i - E(b)}{\sqrt{\sum_{i=1}^{n} D(\omega_i) x_i^2 + D(b)}} \tag{6.28}$$

即原机会约束的确定等价类为

$$\sum_{i=1}^{n} E(\omega_i) x_i + \phi^{-1}(\alpha) \sqrt{\sum_{i=1}^{n} D(\omega_i) x_i^2 + D(b)} \leqslant E(b) \qquad (6.29)$$

其中，$\phi(\cdot)$表示标准正态分布函数。

6.2.2　随机需求下的改进模型 B

机会约束规划模型如下所示：

$$\min F = C_{st} N_{st} + C_{am} N_{am} + \sum_{i=1}^{n} G_i a_i (P_s C_s + P_r C_r) \qquad (6.30)$$

约束条件为

$$\sum_{j=1}^{m} \delta_{ij} y_j \geqslant 1, \quad \forall i \qquad (6.31)$$

$$\Pr\left\{\sum_{i=1}^{n} G_i x_i \geqslant P \sum_{i=1}^{n} G_i\right\} \geqslant 1 - \beta \qquad (6.32)$$

$$\sum_{j=1}^{m} \gamma_{ij} y_j \geqslant x_{i\cdot1} + x_{i\cdot2}, \quad \forall i \qquad (6.33)$$

$$x_{i\cdot1} \leqslant x_{i\cdot2}, \quad \forall i \qquad (6.34)$$

$$\sum_{j=1}^{m} y_j \leqslant Y \qquad (6.35)$$

$$\frac{\lambda_i}{\sum_{j=1}^{m} \delta_{ij} y_j} \leqslant WL \qquad (6.36)$$

$$G_i \sim N(\mu_i, \sigma_i^2) \qquad (6.37)$$

该模型的参数设置和约束条件意义与第3章模型基本一致。其中，G_i表示各需求点呼叫数量；约束条件（6.31）~约束条件（6.33）描述了双覆盖理论的基本要求，即每一需求点v_i都能够在低标准响应时间内被邻近的急救站点覆盖，并且一定比例的需求能够在高标准响应时间内获得急救服务。约束条件（6.34）表示需求点v_i必须被高标准响应时间覆盖1次后才能被覆盖第2次。约束条件（6.35）限制了救护车资源的上限。每辆救护车的工作负荷在约束条件（6.36）中得到限制。

模型中的机会约束条件（6.37）使模型更为鲁棒，无论随机生成的需求量取何值，总能在$1-\beta$的置信水平下，满足$P\%$的呼叫需求能够被高标准至少覆盖一次。并且通过改变置信度，能够让决策者根据偏好做出不同选择。

模型在处理约束条件（6.32）时，有如下计算步骤。

$G_i \sim N(\mu_i, \sigma_i^2)$，且假定$G_i$相互独立，因此约束条件（6.32）可改写为

$$1 - \Phi \left(\frac{-\sum_{i=1}^{n} \mu_i (x_i - P)}{\sqrt{\sum_{i=1}^{n} (x_i - P)^2 \sigma_i^2}} \right) \geqslant 1 - \beta \qquad (6.38)$$

进一步将式（6.38）进行整理，可得

$$\Phi^{-1}(\beta) \sqrt{\sum_{i=1}^{n} (x_i - P)^2 \sigma_i^2} - \sum_{i=1}^{n} \mu_i (x_i - P) \leqslant 0 \qquad (6.39)$$

6.2.3 算例分析

1. 机会约束规划模型优化结果

本小节沿用6.1节的案例进行算例分析，需求量定义为服从正态分布的随机变量。受CPLEX求解能力的限制，本小节仅对黄浦区（包含原卢湾区）、静安区与徐汇区进行分析与探讨，分析区域中共包含15辆救护车，28个需求点与9个急救站点。通过对月呼叫历史数据的拟合，得到28个需求点服从的正态分布的均值及方差，具体如表6.6所示。

表 6.6 各需求点呼叫次数的数据拟合结果

街道名称	均值	方差
南京东路街道	166	12
外滩街道	163	8.3
瑞金二路街道	125	7.2
淮海中路街道	152	6.5
豫园街道	153	7.2
打浦桥街道	153	2.8
老西门街道	186	10.2
小东门街道	192	9.2
五里桥街道	209	10.1
半淞园路街道	223	20.7
静安寺街道	80.5	2.25
曹家渡街道	171	14.9
江宁路街道	199	8.3
石门二路街道	87.7	2.61
南京西路街道	94.8	1
湖南路街道	89.9	7.1
天平路街道	146	11

续表

街道名称	均值	方差
枫林路街道	272	28.4
徐家汇街道	238	19.4
斜土路街道	178	10.2
长桥路街道	300	20
漕河泾街道	246	22.3
康健新村街道	243	24.9
虹梅路街道	95.3	6.1
田林路街道	232	21.6
凌云路街道	270	11
龙华街道	213	19.8
华泾镇街道	168	9.3

　　表6.7给出了置信水平为0.95时的机会约束规划模型与静态双覆盖模型针对黄浦区（包含原卢湾区）、静安区与徐汇区内的急救资源的规划方案。

表 6.7　机会约束规划模型与静态双覆盖模型车辆分派情况比较

站点名称	机会约束规划模型	静态双覆盖模型	现有分配情况
	救护车车辆数/辆	救护车车辆数/辆	救护车车辆数/辆
八五医院站	2	2	1
第八人民医院站	1	1	1
龙华医院站	1	1	1
宜山	0	0	1
北站医院站	1	0	1
复旦大学附属妇产科医院站	1	1	2
黄浦区中心医院站	1	1	1
瑞金医院站	1	3	2
静安区中心医院站	1	0	2
救护车总数/辆	9	8	12
站点总数/个	8	6	9
目标函数：总成本/元	4 967 293	4 395 839	6 836 515

　　从表6.7可以看出，在目标函数总成本方面，静态双覆盖模型成本更低，与静态双覆盖模型相比，机会约束规划模型在急救网络规划方案中增加了一辆救护车和两个站点。

　　为了验证在使用机会约束规划刻画参数随机性后获得的急救站点选址及车辆分配决策的效果，我们将机会约束规划与需求数量取定值时获得的决策结果进行比较。设需求数量取定值时得到的选址方案为X^{Det}，基于机会约束的随机规划模型获得的选址方案为X^{CC}，分别对目标函数进行求解。随机生成10组数值作为测试用的需求数量，图6.3为静态双覆盖模型与机会约束规划模型所获得的目标函数值的比较。纵轴为服务延误损失成本，较之静态双覆盖模型，机会约束规划模型求解得到的急救网络规划决策更能应对就医人数的实际波动，在不同情况下，目标函数值平均减小了1.15%。

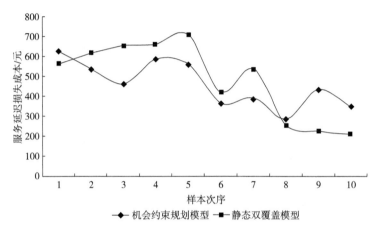

图6.3　静态双覆盖模型与机会约束规划模型决策效果比较

　　从表6.8可以看出，随着机会约束规划中条件置信水平的下降，目标函数总成本也在下降。因此，急救网络管理者如果对总成本有一定的要求，那么通过改变置信水平，可以得到不同成本约束下的优化方案。

表 6.8　不同置信水平下机会约束规划模型优化决策比较

置信度	置信水平	站点数/个	车辆数/辆	目标函数：总成本/元
0.01	0.99	9	11	5 877 295
0.0125	0.975	8	10	5 357 295
0.05	0.95	8	9	4 967 293

2. 拓展分析

　　由于CPLEX求解问题的规模限制，为保持测试方法的一致性，本部分对普陀区与长宁区的情况进行拓展分析与探讨，分析区域中共包含15辆救护车、26个需求点与10个急救站点。通过对月呼叫历史数据的拟合，得到28个需求点服从的正态分布的均值及方差，具体如表6.9所示。

表 6.9　各需求点呼叫次数的数据拟合结果

街道名称	均值	方差
曹杨新村街道	240	24.8
长风新村街道	306	28.7
长寿路街道	323	35.9
甘泉路街道	281	21.5
石泉路街道	300	31.9
宜川路街道	286	22.7
真如镇街道	428	51.1
长征镇街道	572	62
桃浦镇街道	488	53.5
华阳路街道	186	18.7
新华路街道	191	18.6
江苏路街道	138	15.6
天山路街道	188	15.6
周家桥街道	148	16.5
虹桥街道	158	15.2
仙霞新村街道	215	24.4
程家桥街道	65	9.27
北新泾街道	119	14
新泾镇	362	35
天目西路街道	93.1	11.1
共和新路街道	243	27.8
彭浦新村街道	395	31
芷江西路街道	191	22.5
宝山路街道	203	17.4
大宁路街道	194	17.6
临汾路街道	201	19.9

表6.10给出了置信水平为0.95时的机会约束模型与静态双覆盖模型针对普陀区与长宁区内的急救资源的规划方案。

表 6.10 机会约束规划模型与静态双覆盖模型车辆分派情况比较（普陀区、长宁区）

站点名称	机会约束规划模型 救护车车辆数/辆	静态双覆盖模型 救护车车辆数/辆	现有分配情况 救护车车辆数/辆
岳阳中西医结合医院站	2	1	2
同济医院站	3	3	1
第十人民医院站	3	3	3
长征医院站	2	2	1
闸北区市北医院站	2	2	2
天山中心医院站	3	4	2
普陀医院站	2	2	3
长宁医院站	1	0	1
利群医院站	1	1	2
江宁路地段医院	2	2	1
救护车总数/辆	21	20	18
站点总数/个	10	9	10
目标函数/元	10 348 241	9 936 921	10 478 735

和表6.7分析结果类似，在目标函数总成本上，静态双覆盖模型成本更低。与静态双覆盖模型相比，机会约束规划模型在急救网络规划方案中增加了一辆救护车和一个站点，以牺牲一定成本的代价保证了更为鲁棒的服务系统。

为验证优化效果，我们使用仿真实验比较了机会约束规划与静态双覆盖模型规划时获得的决策在响应呼叫需求时的表现。随机生成10组数值作为测试用的需求数量，图6.4为静态双覆盖模型与机会约束规划模型所获得的目标函数值的比较。纵轴为服务延误损失成本。较之静态双覆盖模型，机会约束规划模型提出的急救网络规划决策面对不同情况时目标函数值平均减小了1.15%。

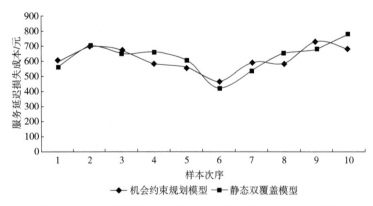

图 6.4 静态双覆盖模型与机会约束规划模型决策效果比较

6.3 本章小结

本章研究了随机需求情况下的急救网络规划问题，6.1节建立了考虑需求空间随机性的期望值随机规划模型，将静态双覆盖模型中的呼叫需求数量作为随机参数，通过蒙特卡洛方法对随机变量进行样本抽样，从而产生简单子样对随机参数进行模拟，进而将随机规划模型转化为确定型模型进行求解。在案例分析部分，本章展示了不同样本数量时蒙特卡洛方法的计算结果，验证了方法的收敛性，并针对上海中心城区实际案例数据给出了随机规划优化结果。对比静态双覆盖模型与随机规划模型分别给出的决策方案，可知，静态双覆盖模型的方案从社会总成本角度来说更好，而随机规划模型给出的规划方案相比静态双覆盖模型增加了两个急救站点，在降低服务延误时间和提升双覆盖率上表现更好。与静态双覆盖模型相比，仿真实验也验证了，随机规划模型提出的急救网络规划决策更能应对实际就医人数的波动。

6.2节建立了考虑需求空间随机性的机会约束规划模型，将静态双覆盖模型中的呼叫需求数量作为随机参数，通过将约束条件中的机会约束规划转化为其确定等价类，进而将随机规划模型转化为确定型模型进行求解。相比双覆盖静态模型，机会约束规划模型具有更好的鲁棒性。不论随机生成的需求量是多少，机会约束规划模型都限制了决策总能在$1-\beta$的置信水平下，满足$P\%$的需求呼叫能够被高标准至少覆盖一次；静态双覆盖模型仅要求在某一确定需求数量下，决策能够满足$P\%$的需求呼叫能够被高标准至少覆盖一次的条件。案例分析部分验证了机会约束规划决策的鲁棒性，仿真实验显示，随机规划模型提出的急救网络规划决策更能应对实际就医人数的波动，且不同情况下，相比静态模型给出的规划方案，机会约束规划模型所给出的决策平均服务延误损失成本更小。

参 考 文 献

徐钟济. 1985. 蒙特卡罗方法. 上海：上海科学技术出版社.

杨召. 2012. 基于蒙特卡洛模拟的航次决策风险分析方法及应用研究. 南京：南京航空航天大学.

Boyle P P. 1977. Options：a Monte Carlo approach. Journal of Financial Economics，4（3）：323-338.

Charnes A，Cooper W W，1959. Chance-constrained programming. Management Science，6（1）：73-79.

Hull J C，White A. 1987. The pricing of options on assets with stochastic volatilities. Journal of Finance，42（2）：281-300.

Kemna A G Z，Vorst A C F. 1990. A pricing method for options based on average asset values. Journal of Banking & Finance，14（1）：113-129.

Lamiri M，Xie X L，Dolgui A，et al. 2008. A stochastic model for operating room planning with elective and emergency demand for surgery. European Journal of Operational Research，185（3）：1026-1037.

Longstaff F A，Schwartz E S. 2001. Valuing American options by simulation：a simple least-squares approach. The Review of Financial Studies，14（1）：113-147.

Tilley J A. 1993. Valuing American options in a path simulation model. Transactions of the Society of Actuaries，（45）：83-104.

第7章　基于急救需求时空随机性的
救护车配置优化

本章研究急救需求时空随机性影响下的救护车配置问题。首先，明确急救需求随机性的主要影响方式及其表现规律，从空间、时间和"空间-时间"三个维度对急救需求的随机性分布进行分析。其次，研究急救需求的时空随机性对规划层面救护车配置的影响。最后，在高斯混合模型聚类方法的基础上，建立选址规划模型和救护车配置模型，并用上海市松江区的急救数据对两个模型的有效性进行验证。

7.1　急救需求时空随机性的定量分析与描述

救护车响应的及时性是评价急救医疗服务系统的一项关键绩效指标。对急救服务指挥控制中心的决策者而言，救护车能否保证足够的需求覆盖水平从而做到及时响应，是至关重要的问题。需求覆盖水平（coverage level）是指救护车对需求的覆盖程度，一般用覆盖需求总量的百分比来表示。McCormack和Coates（2015）在其文章中指出，救护车的最优分布应当依据急救需求的分布确定。这里所指的需求显然不是历史中已经发生过的需求，而是指未来可能发生的潜在需求。然而，未来的需求将会如何产生？产生多少？什么时间？在哪里产生？这些都是难以预知的。简而言之，急救需求的产生是一个复杂的随机过程。

在一些救护车配置研究中，会将需求点的人口数量看作需求发生的依据，然而，这一描述是不准确的（Su et al.，2015）。Naoum-Sawaya和Elhedhli（2013）的研究指出，急救需求的数量其实和需求点的人口结构有很大的关系。例如，在一些老龄化问题严重的社区，急救需求更频繁；在较为繁华的地方，需求也会较多。此外，人口的流动，如上下班、逛街、旅游等，都会使人口的稠密度发生一定的变化，进而影响急救需求的产生。由此可见，急救需求的发生具有较大的随机性，受到诸多因素的影响。

针对急救需求发生的具体的空间位置，相关的研究还不够深入。主要原因之一是救护车配置方面的研究往往是在图论（graph theory）方法基础上进行的。研究者习惯将空间散布、随时随地可能发生的需求抽象为图上的若干代表性的点。虽然近期有研究将整个空间尽量细化成密集的矩形网格系统，但仍不能有效地降低需求空间随机分布的影响。究其原因，主要有三点：其一，这种方法大大增加了计算量，使得原本复杂的问题更加复杂；其二，对于争分夺秒的救护车而言，每一个小矩形仍然是一个较大的区域；其三，每一个矩形中需求数量较少，对其进行分布拟合效果较差。

除数量和空间分布外，不同区域之间需求发生的先后顺序也存在一定的规律，本书将其称为急救需求的时空耦合性。相关研究者往往忽略这一特性的存在和影响，大多数救护车指派研究假设需求的每一次到达都是独立的。但实际上，由于受到很多社会和地理因素的影响，不同区域之间需求的到达过程并非完全独立的。例如，在A区有一个老龄化社区，距离其最近的B区有一家二级医院，稍远的C区有一家三级医院。当A区发生急救需求时，往往首先将病人送到最近的B区二级医院，经过简单处理后，一些患者需要转运到更大的医院接受系统治疗，因此A区发生需求后，距离其最近的B区发生需求的概率较高。上述转运过程的比例是比较大的，以上海市松江区为例，仅二级医院向三级医院转运的患者就约占20%。此外，城市中每天人口的流动具有一定规律，并非固定不变。考虑到这些因素的存在，假设需求发生过程相互独立显然是不合理的。

急救医疗系统作为人们生命健康的基本保障，需要更加关注随机因素影响下的运营和管理，将人民的生命财产损失降到最低。在数据量充足的情况下，准确地刻画随机变量的概率分布能够为求解随机问题提供较大的便利。本章收集了2013~2014年上海市松江区120急救呼叫数据，共计64 167例，其中，2013年31 758例，2014年32 409例。获得的数据在数量和维度上虽然达不到大数据分析的要求，但作为统计分析也是较为合理的。本章主要从三个维度对急救需求的随机性进行了分析与刻画，分别是：需求的空间分布（空间维度）、需求数量和到达率（时间维度）、需求的时空耦合性（空间-时间维度）。本章主要研究内容包括：利用高斯混合模型对急救需求的空间随机分布进行刻画，并分析了该模型拟合的准确性；介绍急救需求数量的随机变动情况；构建马尔可夫空间更新过程，描述急救需求时空耦合性，并通过嵌套Gibbs抽样的细化算法，实现对需求发生过程的模拟。

本章主要有以下两点创新和贡献。

（1）打破用行政区域或矩形网格划分需求的束缚。根据急救需求的特征和选址问题的要求，提出改进的高斯混合模型聚类方法，为急救需求空间随机性描述提供了一个更加科学的方法。

（2）将高斯混合模型与马尔可夫空间到达过程相结合，开发了结合Gibbs抽样的细化算法模拟急救需求的非平稳到达过程，实现对时空耦合性的刻画，为计算指派决策的报酬提供理论基础。

7.1.1 急救需求空间维度上的随机性

1. 急救需求空间分布展现

急救需求在城市、街道、村镇内随机发生，其地理位置体现出较强的随机性。图7.1显示了上海市松江区2013~2014年急救需求的地理分布情况，黑色的点代表发生的急救需求，H表示急救站点的布局。通过对数据进行初步分析可以发现，急救需求的分布呈现出一定的规律，在城镇或街道的中心，事故高发区路段，一些社区、医院、养老院等区域，急救需求较为密集。而在周边一些地区，急救需求较为分散，发生频率较低。

现有研究常用行政区域来划分急救需求，如一个村镇、街道代表一个需求点，并用其行政中心来表示，但这种划分方法存在明显的弊端。首先，每一个行政区域的面积一般较大，受需求空间分布随机性的影响更加显著；其次，行政区域是人为划分的，很难在其中找出需求空间分布的规律。另外一种划分方法是采用网格化系统，网格化系统是指将整个规划空间人为划分为若干矩形区域，如图7.2所示，并对每一个小区域内的需求进行统计，进而减少空间随机性的影响。

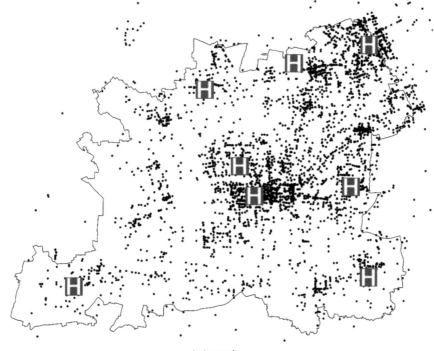

（a）2013年

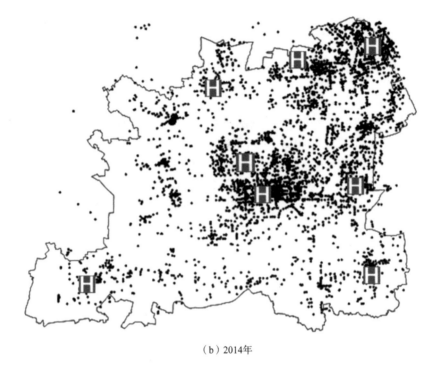

（b）2014年

图 7.1　2013~2014 年上海市松江区急救需求数据分布

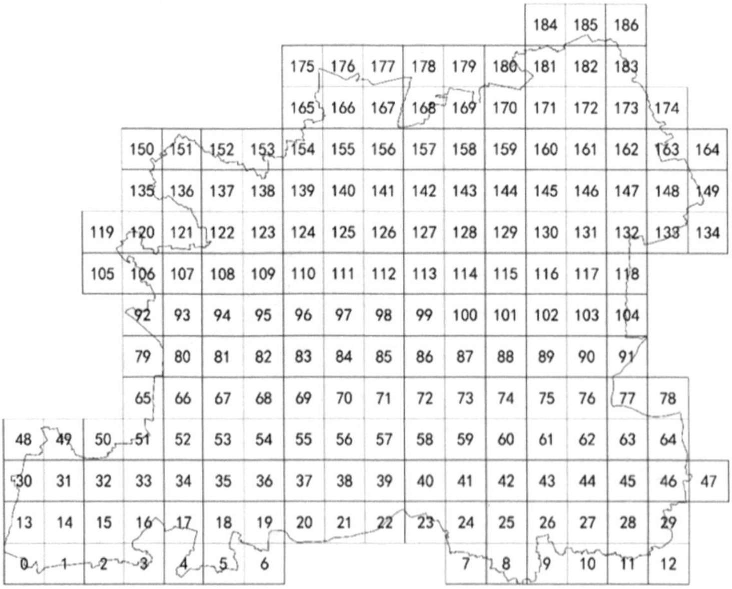

图 7.2　网格化系统示意图

以松江区为例,松江区总面积为605.64km²,采用2km×2km的网格系统,可以将松江区划分为187个需求区域。然而网格系统也存在一定的缺陷,如果选取小面积的网格(如2km×2km),每一个网格中的需求较为稀疏,受误差影响很大,较难统计其数量和位置的分布规律,有的网格甚至几个月都没有需求产生,而且位于边角处的网格也需要满足覆盖水平的约束,往往需要配置更多的资源。需要注意的是,即便是边长2km的小网格,以城市车速40km/h计算,横穿整个网格也要约3min,而3min对于急救响应时间而言,是不容忽视的。如果选取面积稍大的网格,每个网格中需求的空间分布也是难以刻画的,因为网格是人为划分的,在一个特定的矩形区域内,虽然可以应用人工神经网络等方法来拟合其内部复杂的需求分布情况,但很难保证拟合出来的分布能够在长时间内仍然保持稳定。

上述两种需求点(区域)的划分方法实际上都忽略了需求发生的本质特征,即需求在人口较多的社区、街道往往较为密集,在其周边区域较为稀疏,而各个社区、街道之间,需求的分布又看似相互独立。因此,本书突破传统区域划分思想,从需求发生的规律出发,用高斯混合模型定量刻画整个规划空间中需求的分布情况。

2. 基于高斯混合模型的空间聚类算法设计

从实际数据来看,急救需求在空间上呈现随机分布的态势,根据信号处理理论,任何复杂的随机信号都可以通过傅里叶转换,分解为若干个正弦波的组合。同理,在二维地理空间上随机分布的急救需求也可以分解为若干个标准分布的组合。McLachlan和Peel(2000)的研究证明,任何复杂的分布形式都可以用多个高斯分布的混合来近似刻画。因此,本书提出基于高斯混合的聚类方法,将空间随机散布的急救需求划分为若干高斯需求区域,从而解决需求空间分布随机性的定量描述问题。

高斯混合分布可以描述为一系列高斯分布的线性叠加(Streit,2010),假设某一规划空间内急救需求由K个高斯分布组成,则混合模型的概率密度函数为

$$p(x) = \sum_{k=1}^{K} \pi_k N\left(x \mid \mu_k, \Sigma_k\right) \tag{7.1}$$

其中,x表示由经纬度坐标组成的二维随机变量;π_k表示混合系数,是每一组高斯被选择的概率,即每一个需求区域出现需求的概率;$N\left(x \mid \mu_k, \Sigma_k\right)$表示每一个高斯分布的密度;$\mu_k$表示第$k$个需求区域的经纬度坐标均值;$\Sigma_k$表示协方差矩阵。

二维高斯分布的密度函数为

$$N\left(x|\mu_k,\Sigma_k\right)=\frac{1}{2\pi}\frac{1}{\left|\Sigma_k\right|^{\frac{1}{2}}}\exp\left\{-\frac{1}{2}\left(x-\mu_k\right)^{\mathrm{T}}\Sigma_k^{-1}\left(x-\mu_k\right)\right\} \tag{7.2}$$

直接获得混合高斯分布密度$p(x)$是较为困难的。因此，这里引入一个K维0-1向量z，向量中的元素z_i满足$z_i\in\{0,1\}$，且$\sum_i z_i=1$。对于某一个急救数据点x_n，有一个z_n与之对应，表明x_n所在的高斯需求区域。因此，可以定义一个联合分布$p(x,z)$，则边缘分布$p(z)$和条件概率$p(x|z)$与式（7.1）中的π_k和$N\left(x|\mu_k,\Sigma_k\right)$相对应，有

$$p(z)=\prod_{k=1}^{K}\pi_k^{z_k} \tag{7.3}$$

$$p(x|z)=\prod_{k=1}^{K}N\left(x|\mu_k,\Sigma_k\right)^{z_k} \tag{7.4}$$

同时，根据加法乘法法则可知

$$p(x)=\sum_z p(z)p(x|z)=\sum_{k=1}^{K}\pi_k N\left(x|\mu_k,\Sigma_k\right) \tag{7.5}$$

在聚类过程中，给定一组参数，我们关注某一个数据属于某一个特定高斯区域的概率，据此才能将急救需求归入不同的区域中，并通过迭代更新估计每个高斯区域的均值和协方差。同时，当新的急救需求产生时，也需要得知其属于每个高斯区域的概率来明确该需求所属的区域。这一概率可以根据贝叶斯理论计算，即

$$p\left(z_k=1|x_n\right)=\frac{p\left(z_k=1\right)p\left(x_n|z_k=1\right)}{\sum_{j=1}^{K}p\left(z_j=1\right)p\left(x_n|z_j=1\right)}=\frac{\pi_k N\left(x_n|\mu_k,\Sigma_k\right)}{\sum_{j=1}^{K}\pi_j N\left(x_n|\mu_j,\Sigma_j\right)} \tag{7.6}$$

在评价数据拟合程度时，本书采用最大化对数似然函数（Nguyen and Wu，2013），即

$$E=\ln p\left(x|\pi,\mu,\Sigma\right)=\sum_{n=1}^{N}\ln\left[\sum_{k=1}^{K}\pi_k N\left(x_n|\mu_k,\Sigma_k\right)\right] \tag{7.7}$$

解决高斯混合模型聚类问题，经典的方法是期望最大化（expectation maximization，EM）算法，具体的算法过程可以参考文献Bishop（2006）。传统的高斯混合聚类方法并不完全适用于急救需求刻画这类特殊问题。传统EM算法获得的各个高斯分布往往存在较大范围的覆盖交叉，即有些位置同时属于几个不同的高斯分布，这在急救需求的描述上会造成困扰，对于交叉区域内的需求，很难确定该由哪一个站点为其进行服务，因此，考虑到急救需求的特点，本书将社会地理信息引入传统EM算法，并进行如下改进。

（1）将原始的需求数据按照社会地理信息初步划分为若干隶属类，以松江区为例，本书将2013年31 951个需求划归到95个社区、街道、村委、事故高发路段，并计算各个隶属类之间的距离。当EM算法遇到某一个需求可能属于数个高斯区域，且属于每个高斯的概率都较低时，则对比这个需求的隶属类与各个聚类质心点所属的隶属类之间的距离，取较近的归类，从而避免高斯分布之间大部分重叠情况的产生。

（2）在经典的EM算法中，聚类数目K的值需要提前给定，如果K值过大，划分出的需求区域较多，区域内的需求量较少，会造成过拟合。如果划分的数量过少，拟合效果会较差，每个区域的面积较大，空间分布的随机性影响会增大。需要注意的是，高斯混合模型聚类的目的不仅是提供一个较为准确的拟合曲面，而且这个曲面应当在一段时间内都能保持良好的拟合效果。因此，本书提出一个评价K值的指标函数，假设有T期可用数据，可以用第T期数据进行参数估计，剩余$T-1$期数据可以用来帮助确定K值。计算多期对数似然函数，可得

$$E^K = \sum_{t=0}^{T-1} \gamma^{T-t} \left(E_{T-t} \middle/ N_{T-t} \right) \tag{7.8}$$

其中，$0 < \gamma < 1$表示折扣因子，式（7.8）表示近期数据的拟合效果对K值选择的影响大于远期数据的拟合效果。除以当期数据数量N_{T-t}是为了消除每期数据数量不同的影响。由于数据限制，本书应用2013年的数据进行均值和方差的参数估计，然后再计算聚类结果对2014年数据的拟合效果，从而确定一个合适的K值。

（3）将事故高发区、养老院、人口密集社区等地段作为初始聚类质心点，这样既可以反映问题本身的特点又可以提高聚类算法的效率。

（4）考虑救护车的响应时间限制（根据国际惯例，站点和需求点之间的距离应小于15min的车程），按照城市行驶平均速度为40km/h，那么每个站点的覆盖半径应该小于10km。因此，聚类得到的每一个需求区域应小于这个覆盖面积。在算法中通过调整某一个点x_n属于某一个高斯分布的概率$p(z_k = 1|x_n)$的值来实现对聚类面积的控制。

具体的算法流程和步骤如图7.3所示。

步骤1：初始化过程。各类参数初始值的选取会影响聚类的效果和效率。为提高算法效率，本书首先应用K-means聚类的方法获得每一类的初始μ_k、Σ_k、π_k，并计算初始E值，给定一个K值。

步骤2：E过程。根据现有的μ_k、Σ_k、π_k，计算每个数据属于每类的概率，每个数据暂时归于概率最大的类。

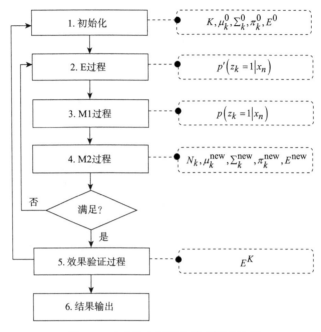

图 7.3　改进的高斯混合模型算法流程

步骤3：M1过程。如果样本x_n和质心k的距离大于10km，则修正概率$p(z_k=1|x_n)=10^{-10}$，从而保证该样本不会被归于第k个高斯。

步骤4：M2过程。根据聚类结果，更新相关参数为

$$\mu_k^{new} = \frac{1}{N_k}\sum_{n=1}^{N} p(z_k=1|x_n)x_n \tag{7.9}$$

$$\Sigma_k^{new} = \frac{1}{N_k}\sum_{n=1}^{N} p(z_k=1|x_n)(x_n-\mu_k^{new})(x_n-\mu_k^{new})^T \tag{7.10}$$

$$\pi_k^{new} = \frac{N_k}{N} \tag{7.11}$$

其中，N表示样本量；N_k表示第k类高斯组成中的样本数。

步骤5：计算并评估对数似然函数值。计算对数似然函数值，评估其改进情况，确定是否停止。本书设置的标准为聚类算法连续300次迭代或对数似然函数改进幅度小于0.01‰时，认为算法收敛，若不满足，返回步骤2。

步骤6：评价2014年数据的拟合效果。计算2014年数据下的对数似然函数值，然后令$K=K+1$。循环结束后，挑选出最优的K值。

3. 松江区急救需求空间聚类分析与讨论

应用松江区的急救数据，得到聚类结果，具体如图7.4所示。算法共得到30个高斯需求区域，黑色三角形为需求区域的聚类质心点。

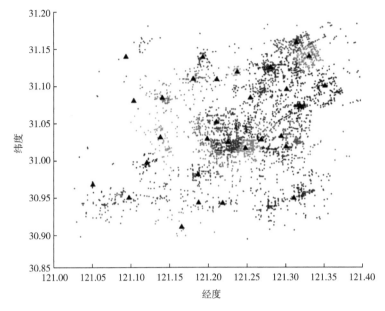

图 7.4　上海市松江区急救需求聚类结果

本书较为关心的一个问题是高斯混合模型拟合出的需求空间分布是否具有一定的准确性。直接验证混合模型的拟合准确性是较为困难的，本书采用分区块计算需求数量平均绝对误差率（mean absolute percentage error，MAPE）的方法来评价空间分布描述的准确性，该方法经常用于检验空间需求数量预测的准确性（Chen and Lu，2014）。定义如下：

$$\text{MAPE}=\sum_{i=1}^{N}\left|\frac{\overline{x}_i-d_i}{D}\right|\times100\% \tag{7.12}$$

其中，N 表示划分的区块数；$\overline{x}_i$ 表示高斯混合模型多次预测后 i 区块内需求数量的平均值；d_i 表示实际数据中 i 区块的需求数量；D 表示总需求数量。根据Lewis（1982）对MAPE的定义，如果MAPE值小于10%，说明预测结果是高度准确的；大于10%且小于20%，说明预测结果是较好的；大于20%且小于50%，说明预测结果是合理的，或可接受的；大于50%则说明预测结果不准确。本书将松江区划分为如图7.2所示的187个区块，随机生成十组高斯混合分布点，其MAPE值为24.2667%。虽然结果并不是十分理想，但本书认为在受到诸多因素如街道规划、村镇布局、天然地形等的影响下，高斯混合模型对需求空间分布的描述准确性是可以接受的。

7.1.2　急救需求时间维度上的随机性

本章提出的急救需求时间维度随机性是指急救需求的数量随着时间的推移所发生的随机波动。关于需求的时间随机性，现有文献中存在长期和短期两种理解；短期时间随机性侧重于救护车日常运营层面，一般将一天24小时划分为若干时段，每个时段内的需求的数量（到达率）会发生一定的变化，这种理解常见于救护车再布局和动态调度方面的研究中；长期规划层面的救护车选址与配置问题所阐述的时间随机性主要是指每天（或每周）需求量的随机变化，从每天（或每周）不断变化的急救需求量中找到其分布规律。大部分研究认为，只要能够获取需求数量变化的概率分布，就可以将含有随机需求的随机规划问题转化为确定型规划问题，进而求解（Gallego and van Ryzin，1994）。当然也有研究指出，在可用的历史数据量较少或随机变量的分布较为复杂时，可能需要采取其他方式，例如，Ng（2014）提出了"分布无关"方法，以处理随机变化的需求。

北京、上海等一线城市急救需求数据的收集和录入都已较为规范，已有专门的急救医疗信息系统帮助指挥人员记录和保存相关数据，且城市基础设施和人口的变动一般较为缓慢，本章在需求时间随机性方面的假设与大部分研究类似，假设能够通过历史数据的统计分析获取需求量随机波动的概率分布。此外，本章重点关注急救需求空间随机性和时空耦合性对救护车配置问题的影响，因此在需求的时间随机性方面，本章只做简要的介绍和分析。

从长期角度看，图7.5展示了上海市松江区2013~2014年730天中，急救需求数量的变化情况，从图中可以看出，每天的急救需求量在40~140个随机波动。直观上，这两年的需求数量并没有明显的增加，其中，2014年急救需求为32 409个，仅比2013年多651个，但是，急救需求数据存在一定的季节性变化趋势，由于需求的时间随机性并非本章的重点研究内容，为了聚焦主要研究内容，这里将季节性因素忽略不计。未来更深入的研究可以涉及季节性因素对救护车调度的影响。

对2013~2014年的急救需求数据进行概率分布拟合，拟合结果如图7.6所示。在上海市松江区管辖范围内，急救需求数量服从均值为87.9，方差为13的正态分布，其均方误差为0.000 746。对需求数量分布拟合进行Kolmogorov-Smirnov检验，在95%置信度水平下，p值为0.836，假设检验结果证明正态分布能够较好地描述急救需求数量的随机波动。

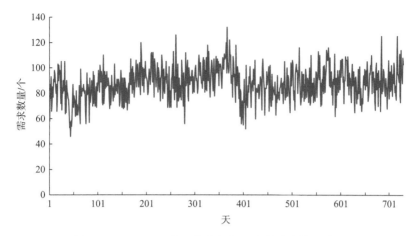

图 7.5　2013~2014 年上海市松江区急救需求数量波动

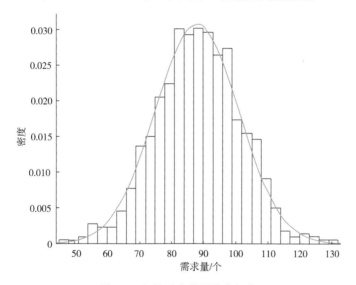

图 7.6　急救需求数量分布拟合

对于7.1.1小节高斯混合模型聚类方法得到的30个需求区域，也可以进行类似的需求数量随机性分析。经过分析发现，30个需求区域中，有23个区域接受正态分布假设，7个区域拟合优度较差，主要原因是有些区域需求数量基数较小，而随机波动较大。图7.7列举了其中拟合较好和拟合较差的两个区域，虽然个别区域拟合优度稍差，但变化趋势比较类似，本书认为仍然可以用正态分布近似描述每个需求区域的需求数量波动。

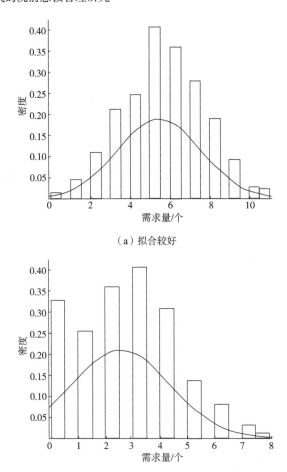

（a）拟合较好

（b）拟合较差

图 7.7　需求数量拟合效果举例

　　从短期角度看，图7.8展示了2013年一天24小时需求平均数量的变化情况，从图中可以看出，需求到达率的变化较为明显，最高和最低的时候相差近5倍。在以往研究中，一般采用将24小时进行分段的方法，简化考虑急救需求到达率的变化，在每一个时段内统计一个平均的到达率，将其作为模型输入，用于救护车指派或再调度优化。例如，Bélanger等（2016）的研究将每两个小时看作一个时段，统计需求的到达情况，类似的研究还有Lam等（2017）、Schneeberger等（2016）。这种处理方法在一定程度上可以反映需求到达率的波动，然而由于分段间隔一般较长，对到达率的刻画往往比较粗糙，在救护车指派决策优化问题上，尤其是考虑到急救需求时空耦合性影响时，需要获取更加精细的到达率变化情况。本书在7.1.3小节中开发了一个空间细化抽样算法，可以实现对上述到达过程的精细化描述。

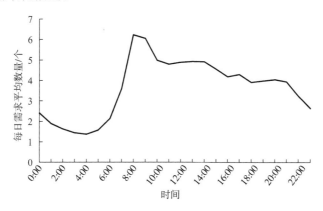

图 7.8 2013 年一天 24 小时需求平均数量变化情况

7.1.3 急救需求的时空耦合性

1. 时空耦合性的定义

如7.1.1小节所述，获得急救需求的空间分布可以明确需求具体发生的位置，但这些需求是何时发生的，以怎样的次序发生，即需求的到达过程，并不能得到体现。虽然可以通过观察整个系统的到达序列，获取整个规划空间的需求到达率，也可以通过分别观察各个需求区域，获得每个区域各自的需求到达率，但这些区域需求的到达是独立地、随机地发生，还是存在一定的联系，对最优的救护车配置和指派决策具有较大影响。通过对数据的分析发现，急救需求在不同区域的发生存在一定的关系，在一个区域发生需求后，下一个需求可能发生的区域是与当前需求所在的区域相关的。本书将这种各个区域之间需求发生的先后顺序和依赖性的规律称作急救需求的时空耦合性。如图7.9所示，当急救需求1先发生时，根据就近原则，一般会选择距离较近的b站点为其服务，接下来当需求2发生时，如果此时b站点无车可用，则只能选择距离更远且可能不在覆盖范围的a站点为其服务，从而导致意外延误。如果可以获得需求的时空耦合规律，明确当需求1发生时，下一次需求更大概率发生在需求2处，就可以选择更有效的一种指派方式，即当需求1发生时指派a站点的救护车进行服务。

图7.9的情况及其对指派策略的影响可以用数学语言描述，具体如下。

设有空间 Ω 上的有序对 $\xi=\left(n, r\left(1, j^1\right), r\left(2, j^2\right), \cdots, r\left(n, j^n\right)\right)$，其中$n$为空间 Ω 中产生的需求数量，$r\left(I, j^i\right)$表示第i个产生的需求来自j^i位置，其产生的时间间隔与到达率有关。设 $d\left\{m, r\left(i, j^i\right)\right\}$ 为站点m到需求i之间的时间距离，x_i为决策量，表示为第i个需求提供服务的站点，M为所有可用站点的集合，M_i为第i个需求到达时系

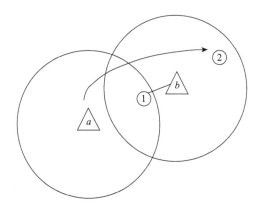

图 7.9　时空耦合性影响示意图

统可用站点的集合。如果不考虑需求区域之间的时空耦合影响，采用就近指派原则，相应的指派决策可以表示为

$$x_i^c = \underset{x_i \in M_i}{\arg\min}\left(d\left\{x_i, r\left(i, j^i\right)\right\}\right) \tag{7.13}$$

此时平均响应时间为

$$\pi^c = \frac{\sum\limits_{i=1}^n \min\limits_{x_i \in M_i}\left(d\left\{x_i, r\left(i, j^i\right)\right\}\right)}{n} \tag{7.14}$$

考虑区域之间的耦合关系，最优的指派策略应该是

$$(x_1, \cdots, x_n)^* = \underset{x_i \in M_i}{\arg\min}\left(\sum\limits_{i=1}^n d\left\{x_i, r\left(i, j^i\right)\right\}\right) \tag{7.15}$$

对应的响应时间为

$$\pi^* = \frac{\min\limits_{x_i \in M_i}\left(\sum\limits_{i=1}^n d\left\{x_i, r\left(i, j^i\right)\right\}\right)}{n} \tag{7.16}$$

式（7.16）中，最小化运算在连加符号外面，显然有 $\pi^* \leqslant \pi^c$。

由此可见，决策者在对救护车进行指派时，有必要充分考虑不同区域急救需求到达的先后顺序，找出区域之间的转移关系，只有这样才能使整个急救系统的绩效水平达到最优。

表 7.1 节选展示了上海市松江区八个主要区域急救需求的转移情况，表中的每个单元格表示前置需求为 i 区域后置需求为 j 区域的次数。

表 7.1 需求区域相互转换次数统计（2013 年）

		后置需求区域							
		文诚	中心	泗泾	九亭	叶榭	新浜	佘山	车墩
前置需求区域	文诚	1590	2221	1108	912	360	192	404	772
	中心	2328	2148	1298	1042	480	224	435	906
	泗泾	1125	1362	468	543	243	104	377	490
	九亭	829	1006	747	137	183	86	213	372
	叶榭	355	437	237	191	21	54	85	179
	新浜	181	233	117	97	35	12	32	79
	佘山	447	462	235	220	85	42	24	196
	车墩	705	991	502	431	152	72	141	109

通过对2013年历史数据的观察发现，虽然在中心片区急救呼叫的数量最多，但在前置呼叫为中心片区时，后置呼叫出现最多的区域却是文诚片区，表7.1中类似的情况还有很多，不再一一列举。同样的情况在2014年也有所体现，如表7.2所示。经过对两年表格中数据的统计分析，本书还发现，2013年和2014年空间之间的转移比率具有一定的稳定性。这种稳定性为后续的到达过程建模和指派决策优化提供了基础。

表 7.2 需求区域相互转换次数统计（2014 年）

		后置需求区域							
		文诚	中心	泗泾	九亭	叶榭	新浜	佘山	车墩
前置需求区域	文诚	1705	2359	1108	1003	372	196	374	764
	中心	2460	2145	1277	1207	438	191	406	888
	泗泾	1077	1288	397	608	198	100	264	453
	九亭	979	1140	693	412	170	105	226	450
	叶榭	325	403	202	194	21	39	74	200
	新浜	180	219	117	103	30	4	26	70
	佘山	385	436	218	204	80	40	9	130
	车墩	770	1022	374	443	149	74	123	64

需求的时空耦合性往往对救护车的指派决策造成较大的影响，在急救服务越来越重视区域互助、联动的形势下，掌握区域之间的耦合规律，科学指挥救护车调度是极为关键的。

2. 急救需求时空耦合性的描述与仿真实现

经过上面的分析，显然，每一次急救需求的产生并非简单依照区域需求发生的次数比例，而是和前置需求所在的区域相关的。可以将急救需求发生的空间转换看作一个随机过程，表示为 $\{J(t), t \in T\}$，显然 $J(t)$ 是一个马尔可夫过程，其状态集为 $\{1,2,\cdots,K\}$，表示 t 时刻需求来自各个需求区域。一步转移概率矩阵可表示为

$$P = \begin{bmatrix} p_{11} & p_{12} & \cdots & p_{1K} \\ p_{21} & p_{22} & \cdots & p_{2K} \\ \vdots & \vdots & & \vdots \\ p_{K1} & p_{K2} & \cdots & P_{KK} \end{bmatrix} \qquad (7.17)$$

其中，元素 p_{ij} 表示前一个状态为"需求发生在站点 i"时，当前状态为"需求发生在站点 j"的概率。这一概率矩阵的取值可以通过对历史数据的统计分析得到。

同时，假设整个规划范围的时间到达过程是一个一般分布的马尔可夫更新过程。用 $N(t)$ 表示 0 到 t 时刻系统中需求的数量，则急救需求的时空到达过程可表示为一个二维马尔可夫过程，即 $\{N(t), J(t), t \in T\}$，此过程可以看作一个时空点过程，$J(t)$ 表示当前到达过程所处的空间区域，用来表示不同需求区域之间的切换。

需要注意的是，$N(t)$ 的更新过程是一个非平稳的到达过程，这主要是因为其需求到达率是随时间变化的，具体可见图7.8。

如何利用这一时空更新过程实现对需求到达过程的模拟是进行仿真研究、指派决策优化必须解决的问题。本书提出融合Gibbs抽样的细化算法来实现更新过程模拟。

更新过程的发生可以描述为：设有非负到达间隔时间集合 $\{X_n, n \geq 1\}$，其元素独立同分布，且服从累积分布函数 G。引入 S_n 表示第 n 个需求产生的时间，则有 $S_0 = 0$，且 $S_n = \sum_{1}^{n} X_i$。从而可以通过到达时间间隔 $\{X_n, n \geq 1\} \sim G$，构造一个更新序列为 $\{S_n, n \geq 1\}$ 的更新过程（Avramidis et al.，2004）。

对于非平稳到达过程的模拟，首先构造一个到达率 r^*，$r^* \geq \max r(t)$，到达时间间隔分布服从累积分布函数 G 的平稳到达过程，此外，根据7.1.1小节中的高斯混合模型方法和本小节构造的空间转移过程，对于某一需求区域 k，其需求分布服从 $f_k(u,v)$，空间状态初始选择概率为 P_{0k}，则时空需求产生的细化算法流程如下。

步骤1：初始化参数 $m=0$，$n=1$，$j=1$，$T_0=0$，$S_0=0$，依概率 $(P_{01}, P_{02}, \cdots, P_{0K})$ 取样生成 k，令 $i_j = k$。

步骤2：令 $m=0$，$u_j^* = u_m^k$，$v_j^* = v_m^k$。

步骤3：生成点横坐标 u_{m+1}^k，$u_{m+1}^k \sim f_k(u|v_m)$，生成点纵坐标 v_{m+1}^k，$v_{m+1}^k \sim f_k(v|u_{m+1})$。

步骤4：判断点 (u_{m+1}^k, v_{m+1}^k) 是否位于需求区域 k 限定的面积范围内，如果是，令 $u_j^* = u_{m+1}$，$v_j^* = v_{m+1}$，返回接受抽样点；如果不是，拒绝抽样点，令 $m=m+1$，

返回步骤3。

步骤5：生成一个时间间隔$X_n \sim G$，令$S_n = S_{n-1} + X_n$。

步骤6：生成参数$U_n \sim \text{Uniform}[0,1]$，如果$U_n \leqslant r(S_n)/r^*$，进入步骤7，否则，返回步骤5。

步骤7：令$T_j = S_n$，返回接受时间间隔$\tau_j = T_j - T_{j-1}$，令$n = n+1$。

步骤8：依空间转移概率$\left(p_{i_j,1}, \cdots, p_{i_j,K}\right)$取样生成$k$，令$i_{j+1} = k$，令$j = j+1$，返回步骤2。

重复上述过程直至T_j或j满足需要时停止，生成时空点序列$\left\{u_j^*, v_j^*, \tau_j\right\}$。

3. 算法准确性的验证

本书从两个方面验证上述算法模拟需求产生的准确性，一方面是在时间维度上，比较随时间推移真实需求发生的累计数量和算法产生的需求的累计数量之间的差异的大小，这种比较方法常用于对仿真模型实体发生器的准确性验证上（Gerhardt and Nelson，2009）；另一方面是验证空间转移概率的接近程度。

应用上面的算法产生10组需求，在一天24小时内，随着时间的推移，需求的累计数量情况如图7.10所示，其中，较粗的线是由松江区急救数据得到的平均每天的需求到达情况。从图中可以看出，细化算法产生的需求样本与真实需求情况较为接近。进一步计算其到达数量偏差情况，偏差最大时仅为11.5%，说明应用细化算法刻画的需求到达过程，在时间维度上能够较好地还原真实情况（Ma and Whitt，2016）。

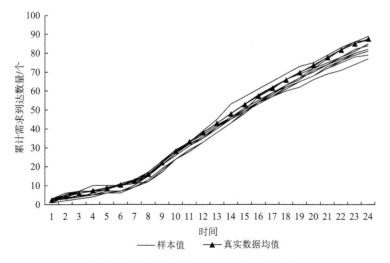

图 7.10　细化算法产生的 10 组样本情况展示

为了验证空间转移概率的接近程度，应用上述细化算法生成10组周期为一年的需求到达样本，分别计算每一组样本30个区域之间的需求到达转移概率，依照式（7.18）计算其转移概率偏差。

$$
\text{MAPE} = \left(\sum_{i=1}^{K} \sum_{j=1}^{K} \frac{F_{ij}}{\sum_{l=1}^{K} \sum_{m=1}^{K} F_{lm}} \times \frac{\left| p_{ij}^{\omega(n)} - p_{ij} \right|}{p_{ij}} \right) \times 100\% \qquad （7.18）
$$

其中，F_{ij} 表示松江区数据中 i 区域为前置需求区域，j 区域为后置需求区域的频次；$\dfrac{F_{ij}}{\sum_{l=1}^{K}\sum_{m=1}^{K} F_{lm}}$ 表示每一组空间转移的权重；$p_{ij}^{\omega(n)}$ 表示样本组 n 中，前置区域为 i，后置区域为 j 的概率。分别计算10组样本的MAPE值，如表7.3所示。从表7.3可以看出，细化算法所生成的样本较好地还原了需求的真实发生情况，转移概率与真实转移概率较接近，MAPE最大的误差仅有9.26%，在可以接受的范围内。

表 7.3　10 组需求样本空间转移概率 MAPE 值

	1	2	3	4	5	6	7	8	9	10
MAPE	6.24%	8.83%	8.54%	6.25%	7.38%	9.26%	7.91%	6.29%	8.01%	8.17%

7.2　考虑时空随机需求的急救站选址规划问题

如何提高急救服务的及时性是急救指挥中心管理者最为关注的一个问题。在急救医学上，紧急事件发生后的十分钟被称为急救白金十分钟，十分钟内如果患者能够得到有效的医疗处理，患者的生存率将大大提高（何忠杰，2004）。这就要求救护车应尽快到达患者处，及时展开救治。为达到这一目的，有效地规划急救站点布局并为急救站点配置合适数量的救护车是较为关键的。

选址问题是运筹学中经典的问题之一。选址问题在生产生活、物流、军事中都有着非常广泛的应用，如工厂、仓库、物流中心、导弹仓库的选址等。选址是最重要的长期决策之一，选址的好坏直接影响到服务方式、服务质量、服务效率、服务成本等（Melo et al.，2009）。急救站点的选址更是意义重大，因为其影响的是人类最珍贵的资源——生命。这使得救护车选址问题与其他选址问题相比存在一个重要的差别，就是在注重效率、成本的同时，更加需要关注选址方案在实际应用中的有效性、可靠性。在早期救护车配置问题的研究上，学者主要借鉴生产、军事等领域的方法，如 p-中心模型、p-中位模型、覆盖模型等，并没有过多关注选址方案的有效性问题（Aboueljinane et al.，2013）。

进入21世纪后，研究者开始逐渐关注在大量随机因素的影响下，救护车选址和配置问题的解决。Beraldi等（2004）在其研究中阐述了建立稳定的急救网络的重要性,指出EMS系统运行于一个充满随机性的环境中,包括需求数量的随机性、需求发生地址的随机性、车辆行驶时间的随机性等。这些随机性的存在会显著影响急救站点规划的有效性。但现有研究主要关注需求数量随机性和车辆行驶时间的随机性,如Beraldi和Bruni(2009)、Zhang和Li(2015)的研究,以及Ingolfsson等(2008)和Berman等(2013)的研究。而对需求空间随机性的关注相对较少,其主要原因是需求的分布往往极为复杂,很难用简单的已知分布形式对其进行定量描述,或者往往只能假设在给定的需求区域内需求的地理位置服从正态分布、指数分布或均匀分布。在人为给定的区域内,需求服从一个简单分布的可能性极小,因此这类研究一般缺乏实用性。国内学者樊博(2008)的研究考虑了急救需求空间分布随机性的影响,提出应用k-means聚类算法来解决应急设施选址问题,他认为应将应急设施建于聚类质心点处,但k-means聚类只是将现有数据中距离相近的点划分为一类,并不能确保这些点在未来仍然会出现且仍在同一类中,而且对于急救站点选址问题,聚类质心点处往往不一定存在医院或急救中心,而新建急救中心的成本往往是很高的。因此,将传统选址规划模型与空间统计学方法结合,在配置优化中准确考虑急救需求空间分布随机性影响,成为一个可能的突破方向。

本节主要从长期规划的层面考虑急救站点的选址问题,长期的选址问题更侧重于优化站点对需求的覆盖水平,而没有考虑救护车数量是否能够满足短期内的需求到达情况。为了避免现实中经常出现责任站点无车可用,需要其他区域站点协助救援的情况,本节的模型考虑为每一个需求区域配置一个备用站点,这个思想和双覆盖模型的思想类似。

7.2.1 问题描述

覆盖问题是在急救站点服务半径确定的条件下,利用有限的站点资源实现对需求的最大覆盖,使需求尽可能多地得到及时的服务。在一般的覆盖问题研究中,模型没有考虑需求点应该被多少个站点覆盖,导致优化方案中一些需求点只被一个站点覆盖,在实际应用中,若该站点无车可用,患者需要等待救护车返回或者等待距离较远的其他站点派车支援,延误时间较长。因此,本书提出具有服务优先级的多站点覆盖选址规划模型,为每一个需求区域设置一个服务站点清单,清单中的站点依照优先级次序设置阶梯式的覆盖半径标准,如第1优先级站点覆盖半径为12min车程,第2优先级站点覆盖半径为15min车程,即便第1站点无车可用,也可以尽快得到第2站点的服务。本节的模型考虑了两个站点覆盖的情况。以下为选址模型中的主要假设。

(1)一个需求区域有且仅有一个主站点为其优先提供服务。

（2）一个需求区域有且仅有一个备用站点为其提供后备服务。

（3）一个需求区域的主站点和备用站点不是同一个站点。

（4）一个需求区域的主站点可以是另一个需求区域的主站点或备用站点，一个需求区域的备用站点也可以是另一个需求区域的主站点或备用站点。

（5）每个需求区域到其主站点的距离应小于到备用站点的距离。

（6）假设每周急救需求数量服从正态分布，通过7.1节对上海市松江区的真实数据的分析和拟合，本书发现需求数量基本符合这一假设。

7.2.2 模型的建立

符号说明如下。

α_{ij}——0-1决策变量，站点j是需求区域i的主站点，则$\alpha_{ij}=1$，否则$\alpha_{ij}=0$；

β_{ij}——0-1决策变量，站点j是需求区域i的备用站点，则$\beta_{ij}=1$，否则$\beta_{ij}=0$；

x_j——0-1变量，备选站点j被启用，则$x_j=1$，否则$x_j=0$；

K——需求区域的集合；

M——备选站点的集合；

W——启用的站点的集合；

d_i——需求区域i中产生的需求数量，$d_i \sim N(\mu_{di}, \sigma_{di})$；

t_{ij}——站点j到需求区域i的时间，当考虑空间随机性时，t_{ij}为随机变量；

t_{sr}——主站点到其服务的需求区域的理想行驶时间；

t_{s1}——主站点到其服务的需求区域需要满足的最大行驶时间；

t_{s2}——备用站点到其服务的需求区域需要满足的最大行驶时间。

目标函数为最小化启用站点的数量：

$$\min f = \sum_{j \in M} x_j \tag{7.19}$$

该模型需要满足如下约束条件：

$$\sum_{i \in K} \left(d_i \sum_{j \in M} \left(\Pr(t_{ij} \leqslant t_{sr}) \alpha_{ij} \right) \right) \geqslant \varphi \sum_{i \in K} d_i \tag{7.20}$$

$$\sum_{j \in M} t_{ij} \alpha_{ij} \leqslant t_{s1}, \quad \forall i \in K \tag{7.21}$$

$$\sum_{j \in M} t_{ij} \beta_{ij} \leqslant t_{s2}, \quad \forall i \in K \tag{7.22}$$

$$\sum_{j \in M} \alpha_{ij} = 1, \quad \forall i \in K \tag{7.23}$$

$$\sum_{j \in M} \beta_{ij} = 1, \quad \forall i \in K \tag{7.24}$$

$$\sum_{j \in M} \alpha_{ij} x_j = 1, \quad \forall i \in K \tag{7.25}$$

$$\sum_{j \in M} \beta_{ij} x_j = 1, \quad \forall i \in K \tag{7.26}$$

$$\alpha_{ij} + \beta_{ij} \leqslant 1, \quad \forall i \in K, j \in M \tag{7.27}$$

$$\sum_{j \in W} \alpha_{ij} \overline{t_{ij}} \leqslant \overline{t_{im}}, \quad \forall m \in W, \forall i \tag{7.28}$$

约束条件（7.20）对应了急救站点选址问题中的一个经典约束，即期望φ比例的需求能够在t_{sr}时间内得到主站点服务，其中，$\Pr(t_{ij} \leqslant t_{sr})$表示$j$站点到$i$需求点的行驶时间小于某标准$t_{sr}$的概率，一般情况下，$t_{sr}$小于站点的覆盖半径。这一约束往往被政府部门用来评估医疗急救中心的运营绩效，例如，上海市急救站的标准覆盖半径约为12min车程，政府可能希望60%的需求能够更快得到服务，如7min之内。约束条件（7.21）、约束条件（7.22）分别要求主站点和备用站点到其服务的需求区域的行驶时间不高于设置的标准覆盖时间t_{s1}和t_{s2}。约束条件（7.23）、约束条件（7.24）要求每一个需求区域有且仅有一个主站点和一个备用站点。约束条件（7.25）、约束条件（7.26）保证j站点作为主站点或备用站点启用时，$x_j=1$。约束条件（7.27）用来保证一个需求区域的主站点和备用站点不是同一个站点。约束条件（7.28）表示每个需求区域到其主站点的距离应小于到备用站点的距离，其中$\overline{t}$表示平均行驶时间。

该模型中，约束条件（7.20）~约束条件（7.22）中包含随机变量，分别是随机需求数量d_i和行驶时间t_{ij}。这里需要解释清楚的是，在其他研究中行驶时间的随机性往往是指救护车本身行驶速度的随机波动，或者源自道路交通状况的影响。本书探讨的行驶时间随机性源自需求产生的具体空间位置的随机性影响，在一个需求区域内，需求发生的位置服从一定的空间概率分布，所以站点到该区域的车程取决于需求具体发生在哪一个位置。为了对该随机模型进行求解，需要将这些随机约束转化为相应的确定型约束。

7.2.3 随机变量的处理方法

在随机环境中，政府和公众期望急救服务系统可以在较大的概率下仍然保持稳定、有效。例如，急救中心的决策者希望在90%的情况下，选址方案都能够达到预期的要求。这一特性恰好与机会约束规划的理论思想相契合。因此，本书采用机会约束规划方法对模型进行求解。首先将含有随机变量的约束条件（7.20）~约束条件（7.22）写为机会约束形式，即

$$\Pr\left(\sum_{i \in K}\left(d_i \sum_{j \in M}\left(\Pr(t_{ij} \leqslant t_{sr})\alpha_{ij}\right)\right) \geqslant \varphi \sum_{i \in K} d_i\right) \geqslant 1 - \theta_1 \tag{7.29}$$

$$\Pr\left(t_{s1} - \sum_{j \in M} t_{ij}\alpha_{ij} \geqslant 0\right) \geqslant 1 - \theta_2 \tag{7.30}$$

$$\Pr\left(t_{s2} - \sum_{j \in M} t_{ij}\beta_{ij} \geqslant 0\right) \geqslant 1 - \theta_3 \tag{7.31}$$

其中，θ_1、θ_2、θ_3表示风险参数；式（7.29）表示约束条件"φ比例的需求能够在t_{sr}时间内得到主站点服务"被满足的概率为$1-\theta_1$；式（7.30）、式（7.31）分别表示约束条件"主站点和备用站点到其服务的需求区域的行驶时间不高于设置的标准覆盖时间t_{s1}和t_{s2}"被满足的概率分别为$1-\theta_2$和$1-\theta_3$。

首先考虑约束条件（7.29）中需求数量随机性的影响，需求数量服从正态分布，如果可以将这一约束写成确定型二次约束，则可以通过规划求解方法获得精确最优解。因此，本书尝试通过正态分布的累积概率分布函数，建立其与约束风险概率的解析关系。这种转化方法的灵感来自线性最优化的非线性约束转换方法（方述诚和邢文训，2013）。根据正态分布概率分布函数，可以将约束转化为式（7.32）的形式。

$$\Phi^{-1}(\theta_1)\sqrt{\sum_{i \in K}\left(\sum_{j \in M}\left(\Pr\left(t_{ij} \leqslant t_{sr}\right)\alpha_{ij}\right) - \varphi\right)^2 \sigma_{di}^2} - \sum_{i \in K}\mu_{di}\left(\sum_{j \in M}\left(\Pr\left(t_{ij} \leqslant t_{sr}\right)\alpha_{ij}\right)\right) \leqslant 0 \tag{7.32}$$

下一步需要解决空间随机性问题，即式（7.32）中的$\Pr\left(t_{ij} \leqslant t_{sr}\right)$。设$u_i$和$v_i$分别为第$i$个需求区域中需求的横纵坐标，服从二维高斯分布$f_i(u_i, v_i)$，$u_j$和$v_j$分别为第$j$个站点的横纵坐标，$V$为车速。本书采用曼哈顿距离来衡量两点之间的距离，研究者认为相比欧氏距离，在城市交通问题上，使用曼哈顿距离更合适（Chiu and Chen，2009）。从而进一步将约束条件转化为确定形式，即

$$\Phi^{-1}(\theta_1)\sqrt{\sum_{i \in K}\left(\sum_{j \in M}\left(\iint\limits_{|u_i-u_j|+|v_i-v_j| \leqslant V \times t_{sr}} f_i(u_i, v_i)\mathrm{d}u_i\mathrm{d}v_i \times \alpha_{ij}\right) - \varphi\right)^2 \sigma_{di}^2}$$
$$-\sum_{i \in K}\mu_{di}\left(\sum_{j \in M}\left(\iint\limits_{|u_i-u_j|+|v_i-v_j| \leqslant V \times t_{sr}} f_i(u_i, v_i)\mathrm{d}u_i\mathrm{d}v_i \times \alpha_{ij}\right)\right) \leqslant 0 \tag{7.33}$$

其中，

$$f_i(u_i, v_i) = \frac{1}{2\pi\sigma_{iu}\sigma_{iv}\sqrt{1-\rho_i^2}}$$
$$\times \exp\left(-\frac{1}{2(1-\rho_i^2)}\left(\frac{(u_i-\mu_{iu})^2}{\sigma_{iu}^2} + \frac{(v_i-\mu_{iv})^2}{\sigma_{iv}^2} - \frac{2\rho_i(u_i-\mu_{iu})(v_i-\mu_{iv})}{\sigma_{iu}\sigma_{iv}}\right)\right)$$

$$\tag{7.34}$$

式（7.33）中的二重积分项实际上计算了每一个站点到各个需求点的行驶时间小于t_{sr}的概率。式（7.34）中μ_{iu}和μ_{iv}分别表示第i个需求区域中需求横纵坐标的均值，σ_{iu}和σ_{iv}表示标准差，ρ_i表示相关系数，这些量的取值均可以从7.1节提出的高斯混合模型聚类中获得。与约束条件（7.32）类似，约束条件（7.30）和约束条件（7.31）可以进一步写为确定形式。

$$\sum_{j \in M} \iint_{|u_i-u_j|+|v_i-v_j| \leqslant V \times s_1} f_i(u_i, v_i) \mathrm{d}u_i \mathrm{d}v_i \times \alpha_{ij} \geqslant 1 - \theta_2 \tag{7.35}$$

$$\sum_{j \in M} \iint_{|u_i-u_j|+|v_i-v_j| \leqslant V \times t_{s2}} f(u_i, v_i) \mathrm{d}u_i \mathrm{d}v_i \times \beta_{ij} \geqslant 1 - \theta_3 \tag{7.36}$$

用约束条件（7.33）、约束条件（7.35）、约束条件（7.36）取代原规划问题中的约束条件（7.20）~约束条件（7.22），即可以将随机规划问题转化为二次约束规划问题。

7.2.4 案例分析与讨论

本小节将提出的急救站点选址模型与7.1节提出的高斯混合模型方法结合，应用CPLEX软件进行求解，获得最优的选址方案，然后应用上海市松江区2014年的数据对随机模型的选址效果进行验证。为了增加可行解空间，本书在松江区原有的8个急救站点的基础上，依照上海市120医疗急救中心对建立急救站点的规定，另外增加一些三级医院和较大的二级医院（共7家）作为备选站点。15个备选站点的分布情况如图7.11所示，其中，空心十字为后添加的备选站点，三角形表示30个需求区域的聚类质心点。

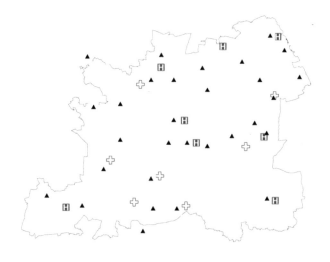

图 7.11 备选站点和需求区域质心点分布图

选址模型的参数取值如表7.4所示，其中，t_{sr}和t_{s1}的取值依据以往类似研究（Gendreau et al., 1997），t_{s2}的取值基于上海市基础设施条件的考虑。

表 7.4 选址模型参数取值

参数	数值
$|K|$	30个
$|M|$	15个
t_{sr}	7min
t_{s1}	12min
t_{s2}	20min
φ	0.6
θ_1	0.1
θ_2	0.1
θ_3	0.1

经过模型计算，最终时空随机选址模型获得的最优选址方案如图7.12所示，黑色虚线圈出的点即为选择的站点。新的选址方案一共启用了9个急救站点，方案中保留了松江区原有的5个急救站点，取消了3个站点，新启用了4个急救站点。应用2014年的数据对新方案的运营绩效进行仿真验证，结果如表7.5所示。表7.5还与松江区现有站点布局的绩效进行了对比，松江区现有站点是按照行政区域进行铺设的，基本上每一个行政区域都设有一个急救站点。模型中限定了主站点到需求区域的时间不超过12min，因此，表7.5中的延误是指救护车的行驶时间超过12min，超出的时间即为延误时间。

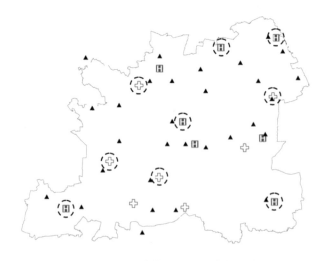

图 7.12 时空随机模型选址方案站点分布

表 7.5 时空随机模型选址方案绩效

模型	站点数量/个	平均响应时间/min	周平均延误时间/min	周平均延误次数/次
时空随机模型	9	7.20	0.66	1.8
现实布局	8	10.45	72.69	26.0

从表7.5可以看出,考虑需求时空随机性的选址模型得到的选址方案虽然比现有站点布局多了一个站点,但通过站点的移位,整体的绩效水平得到了大幅的提升,平均响应时间缩短了3.25min,而且几乎没有延误的情况发生。遗憾的是这个模型没有办法说明多启用一个站点是否是可接受的,因为在直观的感觉上,多配置一个站点理所应当能够减少服务响应时间,但站点的增加是否值得,则需要管理决策者自己进行判断。为解决这一问题,本书在后续的模型中引入了社会总成本的概念,详见7.3节。另外需要注意的一点是,本节模型认为站点的救护车总是充足的,这样的假设不免会高估方案的绩效,但在考虑救护车数量配置的模型中不会出现这样的问题。

为了对比考虑需求时空随机性与不考虑时空随机性之间的差异,本书还设计了对比实验,实验主要对比了以下三种假设下模型优化的方案:①时空随机模型,即考虑需求数量和空间随机性的模型;②空间随机模型,即只考虑空间随机性的模型,用均值取代随机的需求数量;③均值模型,即不考虑需求时空随机性的模型,用均值取代随机的需求数量和随机分布的空间位置。对比的结果如表7.6所示。

表 7.6 实验结果对比

模型	站点数量/个	平均响应时间/min	周平均延误时间/min	周平均延误次数/次
均值模型	7	9.60	36.92	24.0
空间随机模型	8	8.25	5.93	5.1
时空随机模型	9	7.20	0.66	1.8
现实布局	8	10.45	72.69	26.0

从表7.6可以看出,均值模型忽略了需求的时空随机性影响,导致乐观地得出7个站点即可满足需求的方案。但通过实际数据验证发现,出现了多次急救延误的情况。为保证急救网络的有效性,时空随机模型启用了更多的站点,平均响应时间也相应缩短。空间随机模型和现实布局虽然都启用了8个站点,但8个站点的地理分布是不同的,显然,从平均响应时间、周平均延误时间和周平均延误次数上看,空间随机模型得到的结果都明显优于现实布局,说明空间随机模型的选址方案更加科学、有效。

图7.13、图7.14分别对比了各种模型的2014年每周产生的急救延误时间和延误次数。

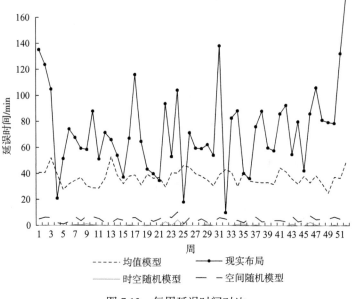

图 7.13　每周延误时间对比

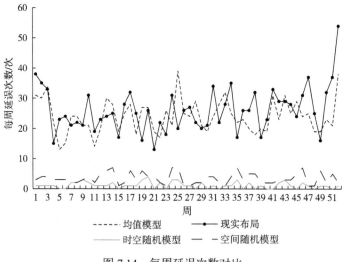

图 7.14　每周延误次数对比

从图7.13和图7.14可以看出，考虑需求空间分布的随机性，应用机会约束规划模型进行求解，效果明显优于均值模型和现实布局，延误时间和延误次数的差距显著。同时考虑需求数量和空间随机性时，效果稍优于单独考虑空间随机性的模型结果，由于空间随机模型的绩效已经很好，时空随机模型的绩效改进不大。

约束条件（7.20）要求60%的需求在7min内得到服务，从图7.15可以看出，不考虑需求随机性，应用均值模型进行选址规划，效果远差于预期，7min内得到服务的需求几乎全年都低于60%。考虑了需求空间分布的随机性后，服务水平得到了明显的提升，全年均高于60%。

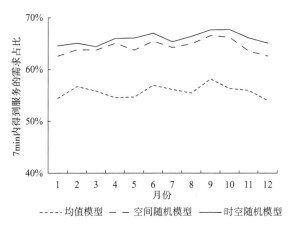

图 7.15　不同模型 7min 内得到服务的需求百分比对比

7.3　考虑需求时空随机性的救护车数量配置问题

与7.2节的模型类似，本节建立的模型依然是给出服务优先级别的一种覆盖模型，但不同的是，本节的模型不仅考虑站点的选址问题，还考虑了救护车的配置问题，即为每一个站点分配合适数量的救护车。这一模型同时考虑了急救需求的时空随机性影响。

7.3.1　问题描述

为不失一般性，我们考虑一个包含K个需求区域和M个备选服务站点的救护网络。参考Borrás和Pastor（2002）的研究，引入站点繁忙率的概念来表示每个站点的服务能力，站点的服务能力并非无限的。对于每一个需求区域，需要有H个站点为其提供服务，其中包括一个第一级别的主站点，和$H-1$个备用站点。这些备用站点在服务该需求区域时，遵守一个严格的服务优先级安排。即当第h个站点无车可用时，才会由第$h+1$个站点为其提供服务。考虑到政府预算和资源有限性约束，我们引入社会总成本的概念，作为优化的目标。社会总成本由患者的救护延误造成的损失成本与站点和救护车的运营成本组成。延误成本的概念将在模型中详细阐述。模型考虑两种类型的患者，分别为轻症患者和重症患者，这种分类在相关研究中十分常见（Su et al., 2015），在实践中，急救中心也往往采用这种分类方法来划分不同需求，一般重症包括心脏疾病、呼吸骤停、大出血等危及生命或愈后较差的重大疾病。轻症主要指不危及生命，但患者需要尽快就医，或常规治疗的转院、送患者回家等情形。显然，两者的延误损失成本是不同的。运营成本包括急救站的建设成本，日常维护成本，救护车的采购成本，人员成本等。

7.3.2　模型的建立

符号说明如下。

K——需求区域的数量；

M——备选站点的数量；

α_{ijh}——0-1决策变量，如果站点j是需求区域i的第h级站点，则$\alpha_{ijh}=1$，否则$\alpha_{ijh}=0$；

x_j——决策变量，分配在站点j的救护车数量；

y_j——0-1变量，如果站点j被启用，则$y_j=1$，否则$y_j=0$；

Z——规划期的总天数，如规划期为一年，则为365天；

C_{Ti}——需求区域i内，患者由于救护延误而造成的期望损失成本；

C_S——每个站点的年均运营成本；

C_A——每个救护车的年均运营成本；

t_{ij}——随机变量，站点j到需求区域i的行驶时间，均值为$\overline{t_{ij}}$；

T_{wait}——系统无车可用时患者的平均等待时间；

Ts_h——每个需求点的h级站点的覆盖半径标准，表示h级站点到其服务的需求区域的行驶时间应小于Ts_h；

D_i——随机变量，需求区域i每天的需求数量，$D_i \sim N(d_{\mu i}, d_{\sigma i})$；

C_{rp}——轻症患者因延误产生的期望损失成本，是t_{ij}的函数；

C_{sp}——重症患者因延误产生的期望损失成本，是t_{ij}的函数；

w_r——轻症患者的单位时间延误损失成本；

w_s——重症患者的单位时间延误损失成本；

P_s——重症患者所占的百分比；

q——每个站点的繁忙率；

φ——需要被第1级别站点在t^*时间内服务的需求的比例，t^*是比第1级别覆盖半径标准更严格的一个理想服务时间，往往是政府绩效的要求；

λ_j——被j站点服务的平均日需求量；

μ_b——救护车的服务率（每小时每辆救护车服务的需求量）；

A——系统中能够配置的救护车的最大数量；

η——一个极大数。

目标函数为最小化社会总成本，即

$$\min f = \sum_j y_j C_S + \sum_j x_j C_A + \sum_i C_{Ti} \tag{7.37}$$

该模型需要满足如下约束条件：

$$C_{Ti} = Z d_{\mu i} \left(P_s C_{sp}\left(t_{ij}\right) + \left(1-P_s\right) C_{rp}\left(t_{ij}\right) \right) \tag{7.38}$$

$$C_{sp}\left(t_{ij}\right) = w_s \left[\begin{array}{l} \sum_h \sum_j \alpha_{ijh} q^{h-1}\left(1-q\right)\left(E\left(t_{ij}\middle| t_{ij} > T_{S1}\right) - T_{S1}\right)\mathrm{Pr}\left(t_{ij} > T_{S1}\right) \\ + q^H\left(T_{\mathrm{wait}} - T_{S1}\right) \end{array} \right], \tag{7.39}$$

$$\forall i \in \{1,2,\cdots,K\}$$

$$C_{rp}\left(t_{ij}\right) = w_r \left[\begin{array}{l} \sum_h \sum_j \alpha_{ijh} q^{h-1}\left(1-q\right)\left(E\left(t_{ij}\middle| t_{ij} > T_{S1}\right) - T_{S1}\right)\mathrm{Pr}\left(t_{ij} > T_{S1}\right) \\ + q^H\left(T_{\mathrm{wait}} - T_{S1}\right) \end{array} \right], \tag{7.40}$$

$$\forall i \in \{1,2,\cdots,K\}$$

$$\sum_i D_i \sum_j \mathrm{Pr}\left(t_{ij} \leqslant t^*\right)\alpha_{ij1} \geqslant \varphi \sum_i D_i \tag{7.41}$$

$$\sum_j t_{ij}\alpha_{ijh} \leqslant Ts_h, \quad \forall i \in \{1,2,\cdots,K\}, \quad \forall h \in \{1,2,\cdots,H\} \tag{7.42}$$

$$\lambda_j = \sum_i d_{\mu i}\left(\sum_h q^{h-1}\left(1-q\right)\alpha_{ij}^h\right), \quad \forall j \in \{1,2,\cdots,M\} \tag{7.43}$$

$$\lambda_j \big/ 24 \leqslant q\mu_b x_j, \quad \forall j \in \{1,2,\cdots,M\} \tag{7.44}$$

$$\sum_j x_j \leqslant A \tag{7.45}$$

$$\sum_j \alpha_{ijh} = 1, \quad \forall i \in \{1,2,\cdots,K\}, \quad \forall h \in \{1,2,\cdots,H\} \tag{7.46}$$

$$\sum_h \alpha_{ijh} = 1, \quad \forall i \in \{1,2,\cdots,K\}, \quad \forall j \in \{1,2,\cdots,M\} \tag{7.47}$$

$$y_j \geqslant \frac{\sum_i \alpha_{ijh}}{\eta}, \quad \forall j \in \{1,2,\cdots,M\}, \quad \forall h \in \{1,2,\cdots,H\} \tag{7.48}$$

$$y_j \leqslant \sum_h \sum_i \alpha_{ijh}, \quad \forall j \in \{1,2,\cdots,M\} \tag{7.49}$$

$$x_j \leqslant \eta y_j, \quad \forall j \in \{1,2,\cdots,M\} \tag{7.50}$$

$$x_j \geqslant y_j, \quad \forall j \in \{1,2,\cdots,M\} \tag{7.51}$$

约束条件（7.38）表示需求区域i内，患者由救护延误而造成的期望损失成本，包括轻重症两类患者的延误损失成本。政府会向公众承诺，在一般情况下救护车会在T_{S1}时间内到达事发点，T_{S1}是需求区域的第1级服务站点的覆盖半径。如果救护车没能达到这个要求，则会产生一个惩罚成本，这个惩罚成本可能来自救护的

延误导致患者的病情恶化，或者来自超出预期服务时间导致的患者不满等。约束条件（7.39）和约束条件（7.40）分别计算了重症患者和轻症患者的延误损失成本。在约束条件（7.39）中，某一需求区域的期望延误时间需要根据站点繁忙率q来计算，$E\left(t_{ij}\middle|t_{ij}>T_{S1}\right)$表示当$j$站点到达$i$需求区域的行驶时间大于$T_{S1}$的情况下，$j$站点到$i$区域的期望的行驶时间减去$T_{S1}$，即为$j$站点服务的期望延误时间。约束条件（7.41）要求$\varphi$比例的需求能够在$t^*$时间内得到主站点服务，其中$\Pr\left(t_{ij}\leqslant t^*\right)$表示$j$站点到$i$需求区域的行驶时间小于某标准$t^*$的概率。这一约束与7.2节模型中的标准类似，具体意义不再赘述。约束条件（7.42）表示需求区域i的h级服务站点到i的行驶时间应不超过T_{S_h}时间。这一约束与其他研究中的覆盖半径要求类似。约束条件（7.43）计算了j站点需要服务的需求数量的期望值。约束条件（7.44）要求分配到站点j的服务能力应能满足约束条件（7.43）计算出来的需求数量。约束条件（7.45）为资源约束，表示系统中的救护车总数量不能超过A辆。约束条件（7.46）用来保证每一个需求区域i只有一个h级服务站点。约束条件（7.47）保证了对于每一个需求区域，j站点的优先级别是唯一的，即j站点不可能既是i区域的1级站点又是其2级站点。约束条件（7.48）和约束条件（7.49）共同保证了j站点启用时，$y_j=1$，而未启用时，$y_j=0$，其中，η是一个非常大的正数。类似地，约束条件（7.50）和约束条件（7.51）保证了当j站点被启用时，有救护车资源分配，即$x_j>0$，否则$x_j=0$。

上述模型包含了带有随机变量的约束条件（7.41）和约束条件（7.42），分别为需求区域产生的需求数量D_i和行驶时间t_{ij}。与7.2节类似，本书采用机会约束规划的方法来求解上述规划模型。具体的约束处理方法见7.3.3小节。

7.3.3　案例分析与讨论

与选址模型相同，本小节在高斯混合模型方法得到的需求区域数据基础上，求解建立救护车配置模型，然后应用上海市松江区的急救呼叫数据对得到的方案效果进行验证。备用站点的选取情况与7.2.4小节相同，为15个。

模型的参数设置如表7.7所示，假设每一个需求点被一个主站点和两个备用站点服务，即$H=3$。一个急救站点的建设成本约为1 500 000元，产权30年。每个站点的年日常运营约为200 000元。因此，C_S=1 500 000元/30+200 000=250 000元。每辆救护车的采购成本约为450 000元，大约能够服务15年。每一辆救护车需要配备一名司机、一名担架员及一名医生，平均月工资约为5000元。救护车的燃油和保养成本每年约为60 000元。因此，C_A=450 000/15+5000×3×12+60 000=270 000元。重症患者的比例P_s根据上海市的历史医疗数据统计得出。通过咨询急救中心的相关管理人员，结合救护车延误造成生命损失和经济赔偿的案例确定了重症患者和轻症患者的单位延误损失成本w_s和w_r。这一参数取值可以在Su等（2015）的文献中找到依据。t^*和T_{S_h}的取值参考了现有覆盖模型中普遍采用的覆盖半径标准（Gendreau et al.，1997）。φ和A取值主要考虑了现阶段上海市的基础设施和医疗服务条件。急救管理中心希望60%的需求能够在7min内得到服务，如果需求响应时间超过12min，则被视为延误。延误时间为响应时间减去T_{S1}。根据政府预算和人员限制，规划空间内救护车的数量不能超过40辆。但在做站点繁忙率q的敏感性分析时，我们适当放宽了这一约束条件。救护车的服务率根据松江区2013~2014年的急救数据统计得到。站点繁忙率q值暂设定为0.3。在大部分研究中，q值被设定在0.1~0.6（Shariat-Mohaymany et al.，2012），后续本书针对q的不同取值做了一系列实验来分析q值对系统绩效和最优方案的影响。

表7.7　救护车配置模型参数设置

参数	取值
K	30
M	15
H	3
C_S	250 000 元
C_A	270 000 元
P_s	0.076 62
w_s	10 000 元
w_r	500 元
t^*	7 min
T_{S1}	12 min
T_{S2}	15 min
T_{S3}	20 min
T_{wait}	22 min
φ	0.6
A	40
μ_b	0.68
q	0.3
θ_1	0.1
θ_2	0.1
θ_3	0.1

经过计算，考虑时空随机需求的救护车配置模型得到的最优方案如表7.8

所示。启用的站点分布如图7.16所示。得到的最优方案共启用急救站13个，在原有基础上增加了5个，共配置救护车19辆，比现实布局中急救中心采用的方案节约了7辆。

表7.8 时空随机模型救护车配置方案

	救护车数量/辆	站点数量/个	救护车配置方案													
			1	2	3	4	5	6	7	8	9	10	11	12	13	14	15
时空随机模型	19	13	2	2	3	1	2	1	1	2	1	1	1	0	1	0	1
现实布局	26	8	5	2	3	3	3	2	4	4	0	0	0	0	0	0	0

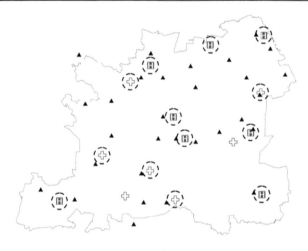

图 7.16　救护车配置模型方案站点分布

救护车配置模型得到的方案绩效水平如表7.9所示。其中，CPLEX预计总成本是指按照假定的需求空间分布情况，理论计算得到的方案最优成本。真实数据验证成本是用松江区的真实数据（包括发生的时间和发生的位置）计算得到的总成本，可以认为是用真实发生的情况去验证模型优化方案的有效性。从表7.9可以看出，本书提出的时空随机模型虽然用了更多的站点，但减少了救护车的数量，并且大幅减少了延误时间和次数，反映在总成本上，与松江区现行的救护车配置方案相比，节约了约33%。

表7.9 救护车配置模型方案绩效

	总成本/元（CPLEX 预计）	总成本/元（真实数据验证）	平均响应时间/min	延误时间/min	延误次数/次
时空随机模型	9 664 363	9 160 349	6.86	635.52	173
现实布局	—	13 660 245	10.73	3 779.88	1352

7.3.4　与经典需求空间随机性假设的比较

为了验证本书提出的高斯混合模型在描述需求空间分布上的优越性，本小节将现有文献中较为常见的需求空间随机性假设引入上述提出的救护车配置模型中，对比获得方案的绩效差别，这些假设包括以下几点。

假设1：本书提出的高斯混合模型空间分布假设。

假设2："需求点"假设，假设需求按照行政区域划分，松江区共有17个行政区域，将每个行政区域中的需求抽象为一个点（这个点有可能位于行政中心或区域的中心，本书采用区域中心点）。这种假设实际上没有考虑需求的空间随机性，这里称之为均值模型。

假设3：考虑需求的空间分布随机性，假设需求在行政区域内的空间分布服从均匀分布。

假设4：考虑需求的空间分布随机性，假设需求在行政区域内的空间分布服从二维高斯分布，参数由区域内数据拟合得到。

假设5：采用网格化系统划分需求分布，将松江区划分为4km×4km的48个网格，把每一个网格看作一个需求区域，用覆盖网格的面积比例表示站点覆盖需求区域的概率（可以看作均匀分布）。这里没有采用2km×2km的网格，原因是2km×2km的网格面积过小，位于地图边缘的网格不满足约束条件而不能被足够的站点覆盖，求解时没有可行解，由于符合建站标准的医院有限，通过扩大解空间寻找可行解是比较困难的。

经过计算，得到的五种假设情形下救护车的配置方案如表7.10所示。各方案的绩效水平如表7.11所示。

表 7.10　不同需求空间随机性假设下的最优配置方案

项目	救护车数量/辆	站点数量/个	救护车配置方案														
			1	2	3	4	5	6	7	8	9	10	11	12	13	14	15
假设 1	19	13	2	2	3	1	2	1	1	2	1	1	1	0	1	0	1
假设 2	18	11	3	0	1	0	1	1	1	0	0	2	1	3	3	1	1
假设 3	22	12	3	3	3	0	2	1	2	2	1	2	1	0	1	0	1
假设 4	21	13	3	0	3	1	1	1	1	2	1	1	1	0	3	1	1
假设 5	19	14	2	2	2	1	2	1	2	1	1	1	1	0	1	1	1
现实布局	26	8	5	2	3	3	3	2	4	4	0	0	0	0	0	0	0

表 7.11　不同空间随机性假设下最优方案绩效对比

项目	总成本/元 （CPLEX 预计）	总成本/元 （真实数据验证）	平均响应 时间/min	延误时间/min	延误次数/次
假设 1	9 664 363	9 160 349	6.86	635.52	173
假设 2	7 611 521	11 065 577	8.72	2 814.24	1 161
假设 3	8 940 293	10 843 720	7.40	1 550.40	797
假设 4	8 921 774	11 095 428	7.64	1 771.68	874
假设 5	9 389 565	9 727 303	6.29	893.65	298
现实布局	—	13 660 245	10.73	3 779.88	1 352

　　从表7.10和表7.11可以看出，在假设2情况下，由于忽略了需求的空间随机性，得到的方案绩效水平与用真实数据验证的绩效水平相比偏高，CPLEX预计总成本只有7 611 521元。因为忽视了需求空间随机性的存在，该方案错误地认为启用较少的站点和救护车就可以满足模型约束的要求。然而从实际数据的验证可以发现，需求空间随机性的影响是不能忽视的，按照假设2做出的配置策略会导致产生很多延误。此外模型中所要求的约束：60%的需求在7min内得到服务（简记为服务水平），在假设2下始终没有被满足，见图7.17。

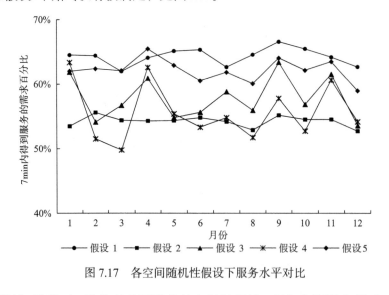

图 7.17　各空间随机性假设下服务水平对比

　　在假设3情况下，虽然考虑了需求的空间随机性，但与高斯混合模型不同，每一个行政区域被看作一个需求区域，区域内需求的空间分布服从均匀分布。这样的空间随机性描述是不准确的，因此出现了很多在模型中没有计算到的延误，导致真实的总成本远高于预期。其服务水平的波动也较大，从图7.17可以看出，在很多个月份，都没有达到60%。假设4的情形与假设3类似，显然，需求的真实空间分布与这些假设相差较大。

假设5将松江区划分为48个网格，每个网格中的需求认为是均匀分布的。同为均匀分布，与假设3相比，假设5由于划分的网格较多，可以在一定程度上减少空间随机性的影响，获得的绩效要好于假设3，但由于空间随机分布刻画不够准确，救护延误时间和延误次数仍然比假设1情形下要多，服务水平虽然能保证大部分月份达到60%，但仍然有个别月份低于60%，且波动较大。

在假设1情形下，即高斯混合空间分布假设下，预期的绩效和真实的绩效较为接近，且产生的延误较少，说明这一假设比假设3、假设4、假设5更准确。假设1情况下的平均响应时间、延误时间、延误次数都要好于其他假设，而且用真实数据验证下的总成本也是最低的。

7.3.5 繁忙率 q 值的影响分析

本小节提出的救护车配置模型及其他大部分的救护车选址配置研究，都对救护车或站点的繁忙率 q 做出了过于理想的假设，即认为救护车（站点）的繁忙率在配置方案确定下来之前就是已知的，换言之，救护车（站点）的繁忙率是作为模型的输入参数进入优化过程的。实际上，救护车（站点）的繁忙率应当是模型的输出之一，即只有确定了配置方案之后才有可能明确救护车（站点）的繁忙率（Cheng and Liang，2014）。如果不提前确定救护车的繁忙率往往会对模型的求解造成较大的困难，虽然有学者提出采用超立方体排队网络的方法可以不必将繁忙率作为模型的输入，但这一方法目前还很难应用于多约束条件下的大规模配置问题。因此，本书之后的章节分别提出用仿真和动态规划方法处理繁忙率未知的问题。

虽然将繁忙率作为模型的输入并不合理，但也可以解释为，急救系统为了避免站点处于过度繁忙的状态，同时为了体现站点之间工作量分配的公平性，急救中心强制性地为站点设定繁忙率。这样就可以将繁忙率考虑为模型的约束之一，从而希望各个站点能够尽量靠近这个繁忙率数值。本书进行了一系列实验观察 q 值对最优方案和系统绩效的影响。q 的取值从0.10到0.60，步长为0.05，这个取值范围在现实中是较为合理的（Shariat-Mohaymany et al.，2012），过于繁忙的站点意味着救护车数量较少，往往容易造成站点无车可用的结果。q 值的变化对救护车配置方案的影响如表7.12所示。

表 7.12　繁忙率 q 值敏感性分析

繁忙率	救护车数量/辆	站点数量/个	救护车配置方案														
			1	2	3	4	5	6	7	8	9	10	11	12	13	14	15
$q=0.10$	54	13	6	6	13	2	7	1	2	5	1	4	1	0	4	0	2
$q=0.15$	37	13	5	3	5	1	5	1	2	6	1	3	1	0	3	0	1
$q=0.20$	28	13	3	3	6	1	3	1	1	3	1	2	1	0	2	0	1
$q=0.25$	23	13	3	3	5	1	2	1	1	1	1	1	1	0	2	0	1
$q=0.30$	19	13	2	2	3	1	2	1	1	2	1	1	1	0	1	0	1
$q=0.35$	18	13	2	1	1	1	2	1	1	3	1	1	1	0	1	0	1
$q=0.40$	16	13	1	1	3	1	1	1	1	1	1	1	1	0	2	0	1
$q=0.45$	15	14	1	1	2	1	1	1	1	1	1	1	1	0	1	1	1
$q=0.50$	16	15	1	1	2	1	1	1	1	1	1	1	1	1	1	1	1
$q=0.55$	16	15	1	1	2	1	1	1	1	1	1	1	1	1	1	1	1
$q=0.60$	16	15	1	1	2	1	1	1	1	1	1	1	1	1	1	1	1

实验结果表明，q 的取值对每个站点配置的救护车数量有显著的影响，但在 q 值小于0.40时，启用站点的选择较为稳定。这是由于站点服务的需求量较为合理，站点可以通过改变救护车的数量来实现预定的繁忙率水平。随着预设繁忙率的升高，每一个站点能够处理的需求数量减少，需要更多的站点参与进来帮助完成急救系统的业务量。图7.18显示了五种空间随机性假设下，社会总成本随 q 值变动的情况，在 q 值较小的时候，需求基本上可以得到较好地满足，成本主要来自配置救护车的运营成本，而当 q 值逐渐增大时，开始出现大量需求延误的情况，总成本开始出现再次升高的趋势。可以看出，无论 q 值如何变动，高斯混合空间分布假设在绩效上都要优于其他4种假设。

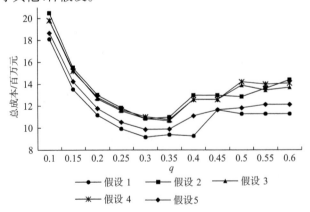

图 7.18　不同空间随机性假设下 q 值对总成本的影响

7.4　本章小结

本章重点研究随机需求影响下的救护车配置问题，首先明确急救需求随机性的主要影响方式及其表现规律。通过对上海市松江区实际案例数据的观察发现，急救需求不仅每天在数量上发生变化，需求发生的实际地理位置也在不断地变动，每天的不同时段，需求的到达情况也有所不同。此外，本书还发现，不同区域的需求在发生顺序上也有一定的规律。基于上述发现，结合上海市松江区2013~2014年的急救呼叫数据，从空间、时间及空间–时间三个维度对急救需求的随机性影响进行了分析。在空间维度上，面对空间散布的急救需求，首次提出应用改进的高斯混合模型聚类方法来对需求区域进行划分，从而定量刻画需求的空间分布。在时间维度上，从规划和运营两个层面对急救需求的数量变化进行探讨，并给出相关的概率分布和假设检验。在空间–时间维度上，探讨了急救需求时空耦合性的表现规律，并将其描述为一个二维马尔可夫更新过程，设计了嵌套Gibbs抽样的细化算法用以产生需求的模拟样本，供后续研究使用。经过上述处理，本章得到以下结论。

（1）急救需求的发生虽然是一个随机的过程，但从长期看，其空间分布和数量分布有一定的规律。尤其是空间分布规律的发现，可以让需求空间分布随机性的刻画更加科学。

（2）从需求发生的机制出发，应用高斯混合模型来描述急救需求发生的地理位置，从长期来看具有较高的准确性，通过跨年度的数据拟合验证，本书发现，高斯混合模型方法能够准确描述（预测）近80%的急救需求发生位置。

（3）在时间维度上，正态分布能够较好地描述每天需求数量的波动情况，这一特性是在建立覆盖选址模型时乐于见到的，可以方便决策者计算急救站点的真实覆盖水平。

在上述分析基础上，本章进一步研究了急救需求的时空随机性对规划层面救护车配置的影响。以往研究之所以对空间随机性影响的探讨难以深入，主要原因是没有找到定量描述需求空间分布的适当方法。本章在高斯混合模型聚类方法的基础上，建立了选址规划模型和救护车配置模型，并应用上海市松江区的急救数据对两个模型的有效性进行了验证。通过与不考虑空间随机性、其他空间随机性分布假设下的配置方案进行绩效对比，本书得到了以下启示和结论。

（1）急救需求空间分布的随机性会显著影响救护车选址配置方案的真实绩效水平。不考虑空间分布随机性或不准确考虑空间分布的随机性在实践应用中都会造成大量救护延误，即获得的方案在实践应用时的有效性较差。

（2）准确刻画急救需求空间分布的随机性能显著减少救护延误情况，虽然需要启用更多的站点，但由于需求刻画得较为准确，救护车的分布较为合理，可以在一定程度上减少救护车的配置数量，同时降低响应时间，总成本也会更低。

（3）高斯混合模型聚类方法能较好地刻画急救需求的空间分布随机性，基于高斯混合模型的选址和救护车配置方案能够在大多数情况下满足模型约束要求。

（4）与该领域其他研究类似，本书也采用了预设站点繁忙率水平的假设。这一假设可以拓展到预设每一个救护车的繁忙率水平，或者考虑不同站点设置不同的繁忙率水平等。作为平衡站点之间工作量的一种方式，本书认为预设繁忙率水平的假设是合理的。在之后的章节中，本书将进一步探讨当 q 值并非预设的情况下，救护车配置问题的解决。

参 考 文 献

樊博. 2008. 基于空间聚类挖掘的城市应急救援机构选址研究. 管理科学学报，11（3）：16-24，26-28.

方述诚，邢文训. 2013. 线性锥优化. 北京：科学出版社.

何忠杰. 2004. 白金 10 分钟——论现代抢救时间新观念与临床研究. 中国急救医学，24（10）：745-746.

Aboueljinane L，Sahin E，Jemai Z. 2013. A review on simulation models applied to emergency medical service operations. Computers & Industrial Engineering，66（4）：734-750.

Avramidis A N，Deslauriers A，L'Ecuyer P. 2004. Modeling daily arrivals to a telephone call center. Management Science，50（7）：896-908.

Bélanger V，Kergosien Y，Ruiz A，et al. 2016. An empirical comparison of relocation strategies in real-time ambulance fleet management. Computers & Industrial Engineering，94：216-229.

Beraldi P，Bruni M E. 2009. A probabilistic model applied to emergency service vehicle location. European Journal of Operational Research，196（1）：323-331.

Beraldi P，Bruni M E，Conforti D. 2004. Designing robust emergency medical service via stochastic programming. European Journal of Operational Research，158（1）：183-193.

Berman O，Hajizadeh I，Krass D. 2013. The maximum covering problem with travel time uncertainty. IIE Transactions，45（1）：81-96.

Bishop C M. 2006. Pattern Recognition and Machine Learning. Berlin：Springer.

Borrás F，Pastor J T. 2002. The ex-post evaluation of the minimum local reliability level：an enhanced probabilistic location set covering model. Annals of Operations Research，111（1）：51-74.

Chen A Y，Lu T Y. 2014. A GIS-based demand forecast using machine learning for emergency medical services. Orlando：2014 International Conference on Computing in Civil and Building Engineering.

Cheng Y H，Liang Z X. 2014. A strategic planning model for the railway system accident rescue problem. Transportation Research Part E：Logistics and Transportation Review，69：75-96.

Chiu W Y，Chen B S. 2009. Mobile location estimation in urban areas using mixed Manhattan/Euclidean norm and convex optimization. IEEE Transactions on Wireless Communications，8（1）：414-423.

Gallego G，van Ryzin G. 1994. Optimal dynamic pricing of inventories with stochastic demand over finite horizons. Management Science，40（8）：999-1020.

Gendreau M，Laporte G，Semet F. 1997. Solving an ambulance location model by tabu search. Location Science，5（2）：75-88.

Gerhardt I，Nelson B L. 2009. Transforming renewal processes for simulation of nonstationary arrival processes. INFORMS Journal on Computing，21（4）：630-640.

Ingolfsson A，Budge S，Erkut E. 2008. Optimal ambulance location with random delays and travel times. Health Care Management Science，11（3）：262-274.

Lam S S W，Ng C B L，Nguyen F N H L, et al. 2017. Simulation-based decision support framework for dynamic ambulance redeployment in Singapore. International Journal of Medical Informatics，106：37-47.

Lewis E B. 1982. Control of body segment differentiation in Drosophila by the bithorax gene complex. Lipshitz H D. Genes，Development and Cancer_The Life and Work of Edward B. lewis. Boston：Springer：269-288.

Ma N，Whitt W. 2016. Efficient simulation of non-Poisson non-stationary point processes to study queueing approximations. Statistics & Probability Letters，109：202-207.

McCormack R，Coates G. 2015. A simulation model to enable the optimization of ambulance fleet allocation and base station location for increased patient survival. European Journal of Operational Research，247（1）：294-309.

McLachlan G，Peel D. 2000. Finite Mixture Models. Hoboken：John Wiley & Sons.

Melo M T，Nickel S，Saldanha-Da-Gama F. 2009. Facility location and supply chain management-a review. European Journal of Operational Research，196（2）：401-412.

Naoum-Sawaya J，Elhedhli S. 2013. A stochastic optimization model for real-time ambulance redeployment. Computers & Operations Research，40（8）：1972-1978.

Ng M. 2014. Distribution-free vessel deployment for liner shipping. European Journal of Operational Research，238（3）：858-862.

Nguyen T M，Wu Q M J. 2013. Fast and robust spatially constrained Gaussian mixture model for image segmentation. IEEE Transactions on Circuits and Systems for Video Technology, 23（4）：621-635.

Schneeberger K, Doerner K F, Kurz A, et al. 2016. Ambulance location and relocation models in a crisis. Central European Journal of Operations Research, 24（1）: 1-27.

Shariat-Mohaymany A, Babaei M, Moadi S, et al. 2012. Linear upper-bound unavailability set covering models for locating ambulances: Application to Tehran rural roads. European Journal of Operational Research, 221（1）: 263-272.

Streit R L. 2010. Poisson Point Processes: Imaging Tracking and Sensing. Berlin: Springer.

Su Q, Luo Q Y, Huang S H. 2015. Cost-effective analyses for emergency medical services deployment: a case study in Shanghai. International Journal of Production Economics, 163: 112-123.

Zhang Z H, Li K. 2015. A novel probabilistic formulation for locating and sizing emergency medical service stations. Annals of Operations Research, 229（1）: 813-835.

第8章　基于仿真方法的救护车配置优化

在以往文献的研究中,救护车配置模型假设急救站点的繁忙率是预先设定的。在本章的研究中,我们将重新审视这个假设,基于时空随机需求这个背景,本章认为救护车和急救站点的繁忙率在救护车配置方案确定之后才能明确,即将繁忙率看作系统的输出之一。这样的假设往往会使模型变得较为复杂,难以应用解析的方法获得最优解。此外,院前急救是一个复杂的服务过程,受到诸多环境因素的影响,简单的数学模型在刻画其动态特征时显得力不从心。急救过程的复杂性和动态性主要体现在以下几个方面。

(1)急救需求的到达过程是随机的。急救需求在任何时间、任何地点都可能发生,患者病情的严重程度也不尽相同。

(2)救护车的服务过程充满了随机性,救护车在接到任务指令后要经历前往现场、现场处理、患者转运、院内逗留、返回站点或指派到其他区域待命等过程。在行驶过程中,受交通状况、天气情况、路线选择等外界因素的影响,其行驶速度也不稳定;医生不同及患者病情不同又会对救护车现场处理时间造成影响;医院急诊处理和床位情况也会对救护车在院时间产生影响。

(3)各个急救站点之间存在着复杂的联动。接到患者呼叫时,需要其责任站点为其提供服务,而当责任站点无车可用时,需要附近的其他站点来协助其完成救护任务。

在救护车配置优化问题中,获取配置方案的绩效水平,如响应时间、延误时间、服务水平等,是进行决策优化的基础和必要条件。然而,上述复杂的系统动态特征为绩效指标的获取带来了极大的困难。Law(2009)的研究指出,在面对复杂系统优化问题时,仿真建模是一种获取绩效指标的有效方法。通过将必要的参数信息输入到仿真模型中,获取所需要的输出信息,再将其反馈给相应的优化算法,即为基于仿真的优化方法。近年来,越来越多的研究应用这一方法来解决复杂生产、运营等过程的优化问题,这一方法逐渐被研究者接受,如Su等(2017)和Zhou等(2013)应用仿真优化方法解决生产和绿色制造流程的优化问题。本章主要介绍这一框架方法在救护车配置优化问题上的应用。通过建立急救网络的离散系统仿真模型,结合基于高斯过程的随机搜索算法，寻找救护车配置的最优方案。

本章所建立的仿真模型与其他研究中的仿真模型相比，主要的不同体现在对急救需求到达过程的刻画上，以往研究中，如McCormack和Coates（2015）、Zhen等（2014）等，一般假设需求的到达是齐次的泊松过程，且认为空间中的各个区域中需求的发生是相互独立的。这样的假设过于理想，实际的急救需求的到达过程是非稳定的，且各需求区域在需求的产生过程中也并非完全独立。这对绩效的影响较大，因为仿真的过程是受需求驱动的，即事件触发的，Klein和Roberts（1984）曾指出，如果需求的到达过程模拟不准确，会对后续指派决策、系统状态变化和绩效表现造成影响。在本章的模型中，我们利用Gibbs抽样的细化算法来产生非稳定到达、带有时空耦合效应的急救需求。

在算法的设计和选择上，需要考虑的是优化算法是否适合所面对的优化问题。救护车配置优化问题一般被认为是一个多峰值的整数优化问题，且各峰值之间的差距并不是非常明显。因此，所设计的算法能否较好地平衡深度搜索（也称为开发能力，在当前最优值附近进行搜索）和广度搜索（也称为探索能力，在未知的区域内进行探索），以避免收敛于不理想的局部最优，变得尤为重要。现有研究中经常采用的优化算法，如遗传算法、粒子群算法等，在平衡深度搜索和广度搜索方面并不是十分有效（Ernst et al., 2004）。本章将建立的仿真模型与Sun等（2014）提出的基于GPBS算法结合，寻找最优的救护车配置方案。GPBS算法的核心思想是对当前已知解进行快速地高斯过程拟合，从中获取搜索过程所需的抽样分布。基于高斯过程获得的抽样分布，具备随机搜索所期望的样本性质，即以较高的概率在当前最优解附近抽样，以较高的概率从探索较少的区域抽样，以较小的概率在较差的解附近抽样等。同时，Sun等（2014）表示GPBS算法能够有效平衡深度搜索和广度搜索，并证明当观测次数趋近于无穷大时，算法能够收敛于全局最优。

8.1 仿真优化方法框架设计

仿真模型本身并不具备优化的功能，它只能为算法提供解的观测值。例如，输入一组救护车配置方案，通过仿真模拟，可以获得在这一方案下，系统的总成本、响应时间、延误次数、延误时间等信息。因此，需要建立仿真模型与优化算法之间的联系，从而实现对配置方案的优化。基于仿真的优化系统框架如图8.1所示。

救护车配置决策方案作为问题的解首先由优化模块产生，初始解可以是随机产生的，也可以是通过经验判断给出的较为合理的一些方案的集合。此时的解还是在优化算法中的表示形式，如遗传算法的染色体形式，粒子群算法的粒子形式，GPBS算法中的解向量形式等。通过解码，这些解将数据转换成匹配仿真模型的

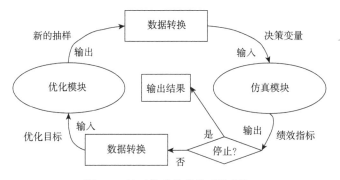

图 8.1　基于仿真的优化系统框架

决策变量，输入到仿真模块中，运行该仿真模型，得到救护车配置决策所设置的系统绩效指标，包括总成本和其他的服务水平指标等，仿真模型的这些输出指标同样需要通过编码，将指标数据转换为优化方法的适应值或观测值信息，并将该值作为优化模块的输入，根据仿真模块提供的信息，优化模块通过随机搜索算法搜索新的解，得到的新的解经过解码后反馈给仿真模块进行评估，评估的结果再次返回给优化模块，循环上述步骤以寻找更优解，直到找到最优解或满足设定的结束条件后结束运行并退出。

8.2　仿真模型的建立

通过仿真模型来模拟复杂的结构及整个急救系统的动态过程，在研究中是十分必要的。根据Zhou等（2012）对于仿真建模方法的描述，关键的建模任务主要包括：①选择一个适合仿真模拟的案例；②确定模型的抽象水平；③设计并构建概念模型；④通过实验系统来实践概念模型。

8.2.1　急救网络仿真系统流程

首先明确模拟的范例，选取的急救系统服务流程如图8.2所示。急救中心接到患者呼叫后，会给合适的救护车下达任务指令，救护车接到指令后从相应的急救站点出发赶往急救现场，在现场进行简单处理后将病人转运至合适的医院，医院接收病人完成交接工作后救护车离开医院，返回急救站点。

一般将急救中心接到呼叫到救护车到达现场这段时间称为救护车的响应时间。这里包含急救中心选择救护车并发布指令的指令时间，这个时间往往与急救中心的管理制度和工作流程有关，而与救护车的选址和配置问题关系不大，因此，本书将指令时间忽略，认为响应时间只是救护车开始任务至到达现场之间的行驶时间。依照图8.2的急救系统服务流程，本书设计了如图8.3所示的仿真模型系统逻辑流程，即概念模型。

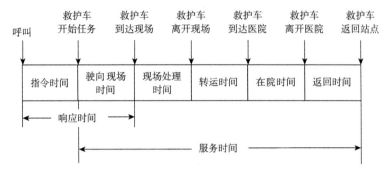

图 8.2　急救系统服务流程

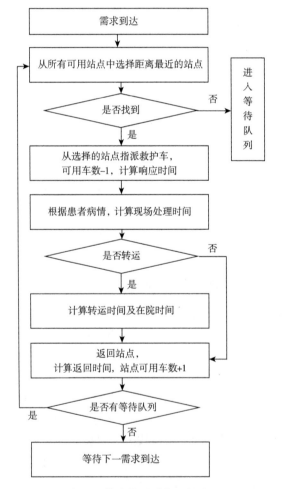

图 8.3　仿真模型系统逻辑流程

8.2.2　急救需求的到达过程

通过分析实际的急救需求数据，我们发现急救需求在每天的不同时段有不同的到达密度，且在不同的区域之间随机地发生，区域之间存在时空耦合效应。结合Gibbs抽样的细化算法生成急救需求的具体发生时间、具体发生位置，详细产生流程如下。

对于某一需求区域k，其需求分布服从$f_k(u,v)$，有空间状态初始选择概率P_{0k}，则时空需求产生的细化算法流程如下。

步骤1：初始化参数$m=0$，$n=1$，$j=1$，$T_0=0$，$S_0=0$，依概率（$P_{01},P_{02},\cdots,P_{0K}$）取样生成$k$，则令$i_j=k$。

步骤2：令$m=0$，$u_j^*=u_m^k$，$v_j^*=v_m^k$。

步骤3：生成点横坐标u_{m+1}^k，$u_{m+1}^k\sim f_k(u|v_m)$，生成点纵坐标v_{m+1}^k，$v_{m+1}^k\sim f_k(v|u_{m+1})$。

步骤4：判断点（u_{m+1}^k,v_{m+1}^k）是否位于需求区域k限定的面积范围内，true，令$u_j^*=u_{m+1}$，$v_j^*=v_{m+1}$，返回接受抽样点；false，拒绝抽样点，令$m=m+1$，返回步骤3。

步骤5：生成一个时间间隔$X_n\sim G$，令$S_n=S_{n-1}+X_n$。

步骤6：生成参数$U_n\sim\text{Uniform}[0,1]$，如果$U_n\leqslant r(S_n)/r^*$，进入步骤7，否则，返回步骤5。

步骤7：令$T_j=S_n$，返回接受时间间隔$\tau_j=T_j-T_{j-1}$，令$n=n+1$。

步骤8：依空间转移概率（$p_{i_j,1},\cdots,p_{i_j,K}$）取样生成$k$，令$i_{j+1}=k$，$j=j+1$，返回步骤2。

上述过程直至T_j或j满足需要时停止，生成时空点序列$\left\{u_j^*,v_j^*,\tau_j\right\}$。

产生的急救需求会被分配相应的属性信息，分别是病情轻重和是否需要转运。病情的轻重将根据统计数据的概率对需求进行属性赋值。例如，上海市松江区的需求以7.662%的概率被赋予重症属性。对需求i赋予轻重症属性的方法是：生成参数$U_i\sim\text{Uniform}[0,1]$，如果$U_i\leqslant 0.07662$，则$A_{i1}\leftarrow s$，否则$A_{i1}\leftarrow r$。

重症与轻症患者除了在延误成本上存在区别，在现场处理时间上也有所不同，但为了计算方便，假设现场处理时间相同。但这并不会对最终绩效造成大的影响，因为目标是期望社会总成本得到优化，而影响社会总成本的主要因素是救护延误时间，这个时间受救护车行驶到现场的时间的影响较大，而后续的服务时间中，现场处理的时间所占的比例也较小。

患者是否需要转运是需要考虑的一个因素，因为转运时间往往较长，其影响不能忽视。据统计，约有65%的患者需要转运到医院进行进一步处理，这一概率和患者的轻重症有一定的关系，但关系并不是十分明显，因为并不是所有重症患者都需要进行转运，有些经过现场处理即可使患者病情恢复稳定，而有些可能直接死亡，所以本书在给需求赋予转运属性时，并不考虑轻重症类型。对需求i赋予是否转运属性方法如下：生成参数$W_i \sim$Uniform[0,1]，如果$W_i \leqslant 0.35$，则$A_{i2} \leftarrow$ nottransported，否则$A_{i2} \leftarrow$ transported。

8.2.3 站点、救护车信息与指派原则

站点和救护车信息是仿真模型的输入信息，是由优化算法模块确定下来的。信息包括开启的站点编号、站点坐标、分配救护车的数量。当需求发生时，根据站点坐标和需求坐标，可以获取每一个站点与需求之间的距离，相当于对每一个需求形成一个依距离排序的站点选择清单，依据清单的顺序选择最近的有救护车可指派的站点为需求提供服务，并将派出的救护车状态更改为忙碌，然后计算该站点提供服务的响应时间，进而获得救护延误时间，本节设定响应时间超过12min，即为救护延误，超出的时间视为延误时间，再根据患者的轻重症属性，计算相应的延误成本。

$$C_{Pi} = \begin{cases} \max\left(t_{ij} - 12, 0\right) \times w_s, & \text{当} A_{i1} = s \text{时} \\ \max\left(t_{ij} - 12, 0\right) \times w_r, & \text{当} A_{i1} = r \text{时} \end{cases} \quad (8.1)$$

其中，C_{Pi}表示i需求的延误成本；t_{ij}表示所选择的j站点到i需求的行驶时间；w_s和w_r分别表示重症患者和轻症患者的单位时间延误成本。

救护车到达现场后，系统需要计算现场处理时间及判断患者是否需要转运，如果患者不需要转运，救护车则直接返回原站点，救护车状态更改为空闲，如患者需要转运，则需要计算转运时间和在院时间，待结束之后返回原站点，将救护车状态更改为空闲。上述指派逻辑实际上是认为整个规划空间里的所有站点都可以为任何区域的患者提供服务，患者没有固定的责任站点，所有的患者都将被分配给最近的可用站点。但存在一种极端情况，当所有站点均无车可用时，患者进入等待队列，系统开始记录等待队列的患者的到达时间和等待时间，当系统中有救护车可用时，排在队首的患者结束等待，开始接受救护服务，此时的响应时间为救护车行驶到该患者现场的时间加上该患者的等待时间。

$$C_{Pi} = \begin{cases} \max\left(t_{ij} + t_i^{\text{wait}} - 12, 0\right) \times w_s, & \text{当} A_{i1} = s \text{时} \\ \max\left(t_{ij} + t_i^{\text{wait}} - 12, 0\right) \times w_r, & \text{当} A_{i1} = r \text{时} \end{cases} \quad (8.2)$$

仿真模型在每一个需求处理结束后都将上传其延误成本信息，直到仿真时长结束，再将总延误成本与救护车配置相关成本汇总在一起，作为仿真模型的绩效输出，反馈给优化算法模块。总成本为

$$C = \sum_{i=1}^{N} C_{Pi} + \sum_{j=1}^{M} x_j C_A + \sum_{j=1}^{M} y_j C_S \tag{8.3}$$

其中，N表示仿真产生的急救需求数量；x_j表示j站点配置的救护车数量；y_j表示站点j是否被启用，$y_j=1$表示站点j被启用，$y_j=0$表示未被启用；C_A表示救护车的年均运营成本；C_S表示站点的年均运营成本。

此外，救护车服务过程中涉及的指令时间（t_d）、到达现场时间（t_r）、现场处理时间（t_{sc}）、转运时间（t_h）、在院时间（t_{ho}）、返回时间的分布均由松江区实际数据拟合得到。

仿真流程的伪代码如表8.1所示。

表 8.1 仿真实现伪代码

代码行号	代码	代码说明
1:	**function** Simulate （）	
2:	$I \leftarrow$ LOADCALLS （generator）	▶ load call log（I）from generator
3:	$Q \leftarrow \varnothing$	▶ initialize empty call queue（Q）
4:	$\varepsilon \leftarrow I$	▶ initialize event queue（ε）with calls
5:	**while** $\|\varepsilon\| > 0$ **do**	
6:	remove next event（e）from ε	
7:	$t \leftarrow e.$time （）	▶ update current time（t）
8:	**if** e = new call（i）**then**	
9:	$A(i) \leftarrow$ ATTRIBUTE（i）	▶ assign attributes
10:	$V(i) \leftarrow$ DISPATCH（i, list（i））	▶ assign ambulances
11:	**if** $\|V(i)\| > 0$ **then**	
12:	flag ambulances in $V(i)$ as busy	
13:	insert scene departure event at time：	
14:	$t + t_d(i) + t_r(i) + t_{sc}(i)$ into ε	
15:	calculate $C(i)$	
16:	**else**	
17:	$Q \leftarrow Q + i$	▶ queue the call
18:	**else if** e = scene departure for call i **then**	
19:	transport ambulance departs for hospital	
20:	insert job completion event at time：	
21:	$t + t_h(i) + t_{ho}(i)$ into ε	
22:	**if** $A2(i)$ = nontransported **then**	
23:	flag non-transport ambulance as available	
24:	CHECKQUEUE （Q）	▶ answer queued calls
25:	**else if** e = job completion for call i **then**	
26:	flag transport ambulance as available	
27:	CHECKQUEUE （Q）	▶ answer queued calls

8.3 算法设计

本书将基于高斯过程的搜索方法与仿真模型相结合，分析救护车的配置优化问题。GPBS算法主要的思想是采用高斯过程来对目标函数进行拟合，从而确定优化过程中的抽样分布。高斯过程搜索能够有效平衡深度搜索和广度搜索，但高斯过程拟合往往需要应用Kriging插值法来进行参数估计，然后通过最小化均方误差来确定最终使用的参数（Ankenman et al.，2010），这导致优化过程计算量很大，效率较低。为了改善这一缺陷，本书引入一种构建高斯过程的快速方法。这一方法与Kriging插值法相比，拟合的准确性较差，但需要注意的是，算法的任务是对目标进行优化，而不是在每一次优化迭代的过程中去寻求目标拟合的准确性。因此，这一快速拟合方法可以明显提高高斯过程搜索的优化效率。

8.3.1 高斯过程的快速构建方法

考虑一个离散仿真优化问题：

$$\max_{x \in \Theta} g(x) := E[G(x)] \tag{8.4}$$

其中，随机变量$G(x)$一般没有闭式表达式，但是可以通过仿真实验来观测其在某x处的取值，x的解集为有限离散整数集。对于所有$x \in \Theta$，考虑$E[G^2(x)] < \infty$的情况。设g^*为g在Θ上的最大值，因为Θ是有限离散集，则可以知道至少存在一个$x^* \in \Theta$使得$g(x^*)=g^*$。

随机优化算法经常被用于解决上述问题，在算法的每一次迭代中，需要建立一个抽样分布，从该分布中抽取新的需要观测的解。一般地，希望该分布符合以下形式：

$$f(x) = \frac{\text{Pr}^*\{Y(x) > c\}}{\sum_{z \in \Theta} \text{Pr}^*\{Y(z) > c\}} \tag{8.5}$$

其中，$Y(\cdot)$表示估计的目标函数；c表示当前最优目标值。此分布表示算法希望以更大的概率抽取到这样一些点，这些点的目标函数值好于当前最优值的可能性更高。为获取上述抽样分布，需要估计$Y(\cdot)$，且需明确其均值和方差，才能获取相应的概率情况。

假设在当前迭代中，随机搜索算法共访问了m个点，表示为$x_1,x_2,\cdots,x_m$，每一个点i进行了n_i次仿真观测，设n_i次观测的均值为$\bar{G}(x_i)$，则有集合表示$\bar{\mathbb{G}} = (\bar{G}(x_1),\cdots,\bar{G}(x_m))^{\text{T}}$，引入$M(x)$，$M(x)$为一个均值为0的平稳高斯过程，利用下面的模型估算目标函数$g(x)$。

$$Y(x) = M(x) + \lambda(x)^{\mathrm{T}} (\overline{\mathbb{G}} - \mathbb{M}) + \lambda(x)^{\mathrm{T}} \Im \tag{8.6}$$

其中，$\lambda(x) = (\lambda_1(x), \cdots, \lambda_m(x))^{\mathrm{T}}$ 表示一个权重函数向量；$\mathbb{M} = (M(x_1), \cdots, M(x_m))^{\mathrm{T}}$ 表示 $M(x)$ 在 $x_1, x_2, \cdots, x_m$ 处的值；$\Im = (\varepsilon_1, \cdots, \varepsilon_m)^{\mathrm{T}}$ 是一个 m 维随机向量，表示仿真观测的噪声，它服从一个多元正态分布，均值为 0，协方差矩阵为

$$\Sigma_\Im = diag \left\{ \frac{\sigma^2(x_1)}{n_1}, \cdots, \frac{\sigma^2(x_m)}{n_m} \right\} \tag{8.7}$$

式（8.6）用三个部分来描述目标函数 $g(x)$。平稳高斯过程 $M(x)$ 刻画了 $g(x)$ 的连续性和不确定性；在第二项中将之前的观测信息融入其中，最后通过第三项来刻画 $\overline{G}(x_i)$ 的随机性。

为保证上述模型能够获取所希望的抽样分布，权重函数 $\lambda(x)$ 需要满足如下条件。

（1）$\lambda_i(x) \geqslant 0$，$\forall i = 1, 2, \cdots, m$。

（2）$\sum_{i=1}^{m} \lambda_i(x) = 1$。

（3）$\lambda_i(x_j) = 1\{x_i = x_j\}$，$\forall i, j = 1, 2, \cdots, m$，其中，$1\{\cdot\}$ 为指示函数。

很多函数的形式满足上述条件，如

$$\lambda_i(x) = \begin{cases} \dfrac{\|x - x_i\|^{-b}}{\sum_{j=1}^{m} \|x - x_j\|^{-b}}, & x \neq x_i \\ 1, & x = x_i \end{cases} \tag{8.8}$$

其中，$b > 0$，$\|\cdot\|$ 表示欧氏距离。

基于式（8.6）的模型，可以获取均值和方差信息如下：

$$E^*[Y(x)] = \lambda(x)^{\mathrm{T}} \overline{\mathbb{G}} \tag{8.9}$$

$$Var^*[Y(x)] = \sigma^2 \left[1 - 2\lambda(x)^{\mathrm{T}} \gamma(x) + \lambda(x)^{\mathrm{T}} \Gamma \lambda(x) \right] + \lambda(x)^{\mathrm{T}} \Sigma_\Im \lambda(x) \tag{8.10}$$

其中，Γ 表示一个 $m \times m$ 矩阵，(i,j) 元素为 $\gamma(x_i, x_j)$。$\gamma(x_i, x_j)$ 是相关函数，$\gamma(x_i, x_j) = Corr(M(x_1), M(x_2))$。

利用式（8.5）进行抽样时，分母的计算较为复杂，分母中包含所有的可行解，要计算分母的取值是很困难的。可以注意到 $E^*[Y(x)] = \lambda(x)^{\mathrm{T}} \overline{\mathbb{G}} = \sum_{i=1}^{m} \lambda_i(x) \overline{G}(x_i)$，因为 $\lambda_i(x) \geqslant 0$ 且 $\sum_{i=1}^{m} \lambda_i(x) = 1$，所以显然 $E^*[Y(x)] \leqslant \max\{\overline{G}(x_1), \cdots, \overline{G}(x_m)\} = c$。又

因为$Y(x)$是正态分布，$\Pr^*\{Y(x)>c\}\leqslant\dfrac{1}{2}$，则有

$$f(x)=\frac{\Pr^*\{Y(x)>c\}}{\sum\limits_{z\in\Theta}\Pr^*\{Y(z)>c\}}\leqslant\frac{(1/2)|\Theta|}{\sum\limits_{z\in\Theta}\Pr^*\{Y(z)>c\}}\times\frac{1}{|\Theta|}\qquad(8.11)$$

其中，$|\Theta|$表示Θ中解的数量。令$u(x)=1/|\Theta|$，则$u(x)$是定义在Θ上的均匀分布概率质量函数。再引入$K=\dfrac{1}{2}\left[\sum\limits_{z\in\Theta}\Pr^*\{Y(z)>c\}\right]^{-1}|\Theta|$，则$K$为一个常数且$f(x)\leqslant Ku(x)$。依据这一表达形式，可以采用接受–拒绝抽样（acceptance-rejection sampling）方法来产生样本，具体包括以下两个步骤。

步骤1：从中均匀地产生一个样本y，随机产生一个$U\sim\text{Uniform}\,[0,1]$；

步骤2：如果$U\leqslant 2\Pr^*\{Y(y)>c\}$，则接受$y$，令$x=y$，否则，返回步骤1。

优化算法每一次迭代时可以利用上述抽样方法来选取合适的观测点。

8.3.2　基于高斯过程的搜索算法

基于上述抽样方法，本书设计如下算法对救护车配置决策进行优化。设S_k为第k次迭代中仿真的解集合，$\mathbb{S}_k$为前k次迭代解的总集合。$n_k(x)$表示k次迭代过程中，对解x的仿真观测次数。设$\hat{x}_k^*$为k次迭代中的最优解，对应其最优目标函数值为$\hat{g}_k^*$。在任意的第k次迭代中，利用前$k-1$次迭代得到的当前最优解$\hat{g}_{k-1}^*$和全体解集合$\mathbb{S}_{k-1}$来构建第k次迭代的抽样分布$f_k(x)$。8.3.1小节中的抽样方法要用到$G(x)$的真实方差$\sigma^2(x)$，然而$\sigma^2(x)$是难以获取的。因此，本小节利用前k次迭代的样本方差$\hat{\sigma}_k^2(x)$来代替真实方差$\sigma^2(x)$。为了避免出现样本方差为零的情况，我们引入一个较小正数σ_0^2，当$\hat{\sigma}_k^2(x)<\sigma_0^2$时，令$\hat{\sigma}_k^2(x)=\sigma_0^2$。此外，在优化过程中可能出现$k$次迭代的样本均值$\overline{G}_k(x)$严重偏离其真实均值$g(x)$的情况，这种情况的出现会影响在$x$点处抽样的可能性，为了应对这种理论上可能出现的情况，我们引入一个极小常数M_L，当$\overline{G}_k(x)<M_L$时，令$\overline{G}_k(x)=M_L$。如果问题的目标函数本身存在一个下确界，那么M_L可以等于这一最小值。

算法流程如下。

步骤1：令$k=0$，从定义域Θ中均匀抽取样本$x_{0,1},\cdots,x_{0,s}$，令$S_0=\{x_{0,1},\cdots,x_{0,s}\}$。对每一个$x\in S_0$，获取独立的$r$次仿真观测值，记为$G_{0,1}(x),\cdots,G_{0,r}(x)$。再令$\mathbb{S}_0=S_0$，对于所有的$x\in\mathbb{S}_0$，令$n_0(x)=r$，计算$n_0(x)$次观测的均值$\overline{G}_0(x)$和方差$\hat{\sigma}_0^2(x)$。如果$\overline{G}_0(x)<M_L$，令$\overline{G}_0(x)=M_L$。如果$\hat{\sigma}_0^2(x)<\sigma_0^2$，令$\hat{\sigma}_0^2(x)=\sigma_0^2$。

令 $\hat{x}_0^* = \arg\max_{x\in\mathbb{S}_0}\{\bar{G}_0(x)\}$，$\hat{g}_0^* = \bar{G}_0(\hat{x}_0^*)$。

步骤2：令 $k = k+1$，基于 x，$n_{k-1}(x)$，$\bar{G}_{k-1}(x)$ 和 $\hat{\sigma}_{k-1}^2(x)$，当 $x\in\mathbb{S}_{k-1}$ 时，构建抽样分布 $f_k(x) = \dfrac{\Pr^*\{Y_{k-1}(x) > \hat{g}_{k-1}^*\}}{\sum\limits_{z\in\Theta}\Pr^*\{Y_{k-1}(z) > \hat{g}_{k-1}^*\}}$。

步骤3：基于 $f_k(x)$ 独立地抽取新样本 $x_{k,1},\cdots,x_{k,s}$，令 $S_k = \{x_{k,1},\cdots,x_{k,s}\}$，对于每一个样本点 $x\in S_k$，获取 r 次仿真观测值，记为 $G_{k,1}(x),\cdots,G_{k,r}(x)$。

步骤4：令 $\mathbb{S}_k = \mathbb{S}_{k-1}\bigcup S_k$，对于 $x\in\mathbb{S}_k\setminus S_k$，令 $n_k(x) = n_{k-1}(x)$，对于 $x\in\mathbb{S}_k\bigcap S_k$，令 $n_k(x) = n_{k-1}(x)+r$，对于 $x\in S_k\setminus\mathbb{S}_{k-1}$，令 $n_k(x) = r$。对于所有的 $x\in\mathbb{S}_k$，计算 $\bar{G}_k(x)$ 和 $\hat{\sigma}_k^2(x)$。如果 $\bar{G}_k(x) < M_L$，令 $\bar{G}_k(x) = M_L$，如果 $\hat{\sigma}_k^2(x) < \sigma_0^2$，令 $\hat{\sigma}_k^2(x) = \sigma_0^2$。

步骤5：令 $\hat{x}_k^* = \arg\max_{x\in\mathbb{S}_k}\{\bar{G}_k(x)\}$，$\hat{g}_k^* = \bar{G}_k(\hat{x}_k^*)$，返回步骤2。

算法的终止条件考虑下式统计量：

$$\Delta_k = \frac{1}{|\Theta|}\sum_{x\in\Theta}\Pr^*\{Y_k(x)\geqslant\hat{g}_k^*\}$$

Δ_k 为一个期望概率，表示第 k 次迭代抽样优于当前最优的概率，当第 k 次迭代 Δ_k 足够小时，算法终止，输出结果。

8.4　实验设计与结果讨论

本章对上海市松江区的救护车配置方案进行了优化，算法中的参数设置如表8.2所示。与以往的优化模型相比，有以下三点区别需要明确，以免在对实验结果进行对比时产生误解。

（1）仿真模型中并未规定每个需求区域的责任站点，即所有站点都可以为任何区域的需求服务，站点没有覆盖半径的概念，但在指派时会选择距离事发地点最近的救护车。

（2）仿真模型中没有要求一定比例的需求必须在更短的时间内得到服务，如急救服务需求半径中的7min的服务水平要求。

（3）仿真模型中没有预先给定站点的繁忙率水平，繁忙率是仿真模型的输出之一。

为了能够单纯地对比预设繁忙率与不预设繁忙率之间的差别，本章在对比实验中增加了两个模型，分别记为模型1和模型2，模型1为7.3节中的救护车配置模型。模型2是在模型1救护车配置模型的基础上放松了有关覆盖半径的约束，即约束条件（7.35）和约束条件（7.36），将问题转化为所有站点均可以为所有需求区域服务的救护车配置网络规划。

表 8.2 仿真优化系统参数设置

参数	含义	取值
K	需求区域数量	30
M	备选站点数量	15
C_S	站点年运营成本	250 000 元
C_A	救护车年运营成本	270 000 元
P_S	重症患者比例	0.076 62
P_T	转运患者比例	0.65
w_s	重症患者单位时间延误成本	10 000 元
w_r	轻症患者单位时间延误成本	500 元
T_S	延误时间阈值	12min
s	每次迭代抽样数	5
r	每个样本仿真观测数	5
σ	高斯过程标准差	15

本书应用MATLAB软件编写仿真程序和GPBS算法，通过优化，得到最优救护车配置方案如表8.3所示。由于在仿真优化方法中去掉了"必须为每一个需求区域分配符合覆盖半径要求的H个站点"及"60%的需求需要被主站点在7min内覆盖"这两条约束条件，仿真优化方法得到的方案中，站点数量明显减少。与去掉约束条件（7.35）和约束条件（7.36）的模型2相比，由于没有站点繁忙率的约束限制，救护车的利用率更高。因为在数学规划模型中，有一些救护车是为了站点能够达到预设的繁忙率而强行配置的，去掉这一约束条件后，仿真优化方法配置的救护车数量也会相应减少。

表 8.3 仿真优化方法得到的救护车配置方案

模型	救护车数量/辆	站点数量/个	救护车配置方案														
			1	2	3	4	5	6	7	8	9	10	11	12	13	14	15
仿真优化	15	8	3	2	2	0	2	0	0	0	0	2	1	2	0	0	1
模型1	19	13	2	2	3	1	2	1	1	2	1	1	1	0	1	0	1
模型2	19	9	3	2	3	0	2	0	2	0	2	0	0	0	0	0	1
现实布局	26	8	5	2	3	3	3	2	4	4	0	0	0	0	0	0	0

表8.4中给出了救护车配置方案的绩效水平对比情况，从表8.4可以看出，仿真优化方法得到的配置方案总成本更低，主要是因为该方案下救护车和站点的数量明显减少，当然，这一部分运营成本的减少是在增加一部分患者延误成本的前提

下节省下来的，由于不考虑站点的覆盖半径，也没有更严格的救护时间要求，与模型1得到的方案相比，平均响应时间有所增加，延误时间和延误次数明显增加。模型2得到的方案中，延误时间和延误次数较仿真优化方法有所减少，主要原因是预设繁忙率有时会高估救护车的繁忙程度，从而配置更多的救护车，间接减少了站点无车可用的可能性。

表 8.4 仿真优化方法得到的救护车配置方案绩效水平对比

模型	总成本/元	平均响应时间/min	延误时间/min	延误次数/次
仿真优化	8 059 800	9.27	1 598.72	412
模型 1	9 160 349	6.86	635.52	173
模型 2	8 904 953	8.83	1 241.93	336
现实布局	13 660 245	10.73	3 779.88	1 352

图8.4展示了基于高斯过程的随机搜索算法的寻优过程。如图8.4所示，GPBS算法较快地收敛到最优解附近，算法共访问了3592个不同样本，使用计算机处理器配置为Intel（R）Core（TM）i7-5500U CPU @2.40GHz，应用MATLAB软件版本为R2014b，计算时间为324s。

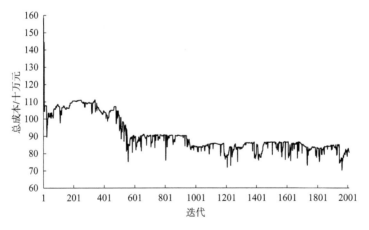

图 8.4 基于高斯过程的随机搜索算法寻优过程

本节将高斯过程拟合的标准差σ设为15。σ的取值会影响算法在深度搜索和广度搜索上的倾向程度，较大的标准差意味着算法更加注重广度搜索，会探索更多的样本，收敛速度较慢；较小的标准差意味着算法更注重深度搜索，样本的选取更多是围绕当前最优解，收敛速度较快，但容易陷入局部最优。为了观察σ对优化结果的影响，本书分别对$\sigma=10$、$\sigma=15$和$\sigma=20$的情况进行了求解，结果如表8.5所示。

表 8.5 σ对配置优化方案的影响

参数值	总成本/元	救护车数量/辆	站点数量/个	救护车配置方案														
				1	2	3	4	5	6	7	8	9	10	11	12	13	14	15
σ=10	8 965 790	21	9	4	3	3	0	2	2	0	1	0	3	2	0	0	0	1
σ=15	8 059 800	15	8	3	2	2	0	2	0	0	0	0	2	1	2	0	0	1
σ=20	9 449 600	18	8	2	3	1	0	0	3	0	5	0	2	0	1	0	0	1

从表8.5可以看出，$\sigma=10$时算法对广度搜索的关注较低，较难从一个峰值区域跳出来探索其他可能存在的更好的解，导致优化结果不是十分理想。与之相反，$\sigma=20$时，算法太过关注于广度搜索，导致算法收敛速度较慢，且优化结果不理想。本书选择了一个比较理想的σ取值，当然这是一个巧合，但给出的启示是应用GPBS算法时，应该充分考虑σ的影响，慎重选择合适的σ值，从而平衡深度搜索和广度搜索。三种σ取值情况下算法的寻优过程如图8.5所示。

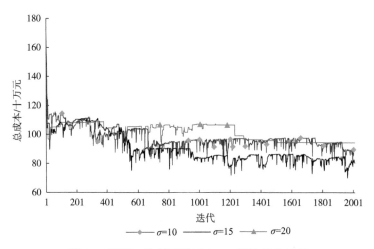

图 8.5 不同 σ 取值情况下 GPBS 算法寻优过程

为了验证GPBS算法在解决救护车配置优化问题上的有效性，本书将GPBS算法与传统的遗传算法、粒子群优化算法进行了对比。为了保障算法之间的可比性，本书让GPBS算法、遗传算法和粒子群优化算法进行相同数目的迭代，而且在每次迭代中访问的样本数量一致。对于遗传算法，本书通过调节变异概率来调节其深度搜索和广度搜索能力，类似的，通过调节粒子群优化算法中的最大速度来实现同样的目的，具体参数的取值范围情况参考Gen和Cheng（2000）及Clerc和Kennedy（2002）的研究。然后选择两种算法各自最优的一组结果与GPBS算法进行比较，结果如图8.6所示。

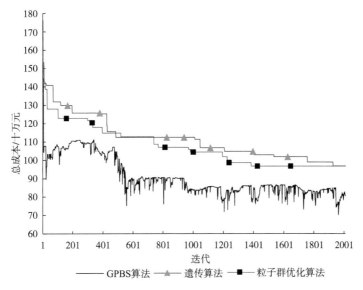

图 8.6 GPBS 算法与遗传算法、粒子群优化算法的比较

图8.6中，遗传算法和粒子群优化算法只记录当前获取的最优值情况，并不像GPBS算法那样每次迭代中都对之前的观测值进行更新，所以表现在优化结果改进上是始终降低的趋势。同时可以发现，由于访问的样本量较少，遗传算法和粒子群优化算法实际上都没有找到很好的结果，在观测样本数相同的情况下，这两种算法的寻优能力都不及GPBS算法。而且遗传算法在算法终止时仍然没有达到收敛，粒子群优化算法则可能已经陷入局部最优。这也说明在解决救护车配置优化这类问题上，GPBS算法更加有效。

8.5 本章小结

本章应用基于仿真的优化方法研究随机环境下的救护车配置问题。得益于仿真模型模拟现实世界的强大功能，在模型中可以考虑需求的时空随机性、救护车的行驶时间、服务时间的随机性等对最优配置方案和绩效的影响。区别于传统的数学规划模型，仿真模型不需要预先设定救护车的繁忙率，因此能够更加准确地描述现实中救护车的工作状况。结合建立的仿真模型，本章应用GPBS算法对配置方案进行优化，实验结果表明基于仿真的优化方法在刻画救护车真实繁忙率上更加准确，相应地可以提高救护车的利用效率，减少不必要的救护车配置，从而降低总成本。本章的研究能够为相关问题的研究者和急救中心管理者提供以下启示。

（1）EMS系统运行于充满动态性和不确定性的现实环境中，当救护车配置或其他相关问题不得不考虑系统中存在的动态性和不确定性时，需要在数学规划模型中添加一些复杂的约束，但这往往会造成求解的困难，甚至无法求解。采用基于仿真的优化方法可以降低建模求解的难度，提高求解的效率。仿真模型具有较好的鲁棒性和灵活性，可以根据研究者或管理者的需要，较为方便地添加合适的条件和假设，从而实现对更加复杂的过程的模拟。

（2）应用规划模型求解救护车配置问题时，需要将救护车繁忙率作为模型的输入参数，繁忙率的取值需要决策者根据实际情况来估算，太高或太低都会影响方案的绩效水平。基于仿真的方法无须决策者对繁忙率进行估计，符合救护车在现实中的工作方式，获得的配置方案也更加合理。

（3）GPBS算法为决策者提供了一种解决救护车配置优化问题的有效工具，该算法能够在较短的时间内，通过访问较少数量的样本找到比较优秀的解，而当观测数量不断增加时，算法是有可能找到全局最优解的。因此，在优化救护车配置决策问题上，GPBS算法的效率和效果都要优于遗传算法和粒子群算法。

（4）基于仿真的优化方法具备应用于现实的潜力，前提是仿真模型能够抓住现实应用中的重要特征，并进行充分的模拟。本章所建立的模型主要面向探讨需求时空随机性影响，以及不给定救护车繁忙率的情况，难免忽略一些现实中需要考虑的因素，如轻重患者的分布、转运患者的比例等。但作为一种优化框架方法，可以给管理者制定相关决策提供一定的帮助。

参 考 文 献

Ankenman B, Nelson B L, Staum J. 2010. Stochastic kriging for simulation metamodeling. Operations Research, 58（2）: 371-382.

Clerc M, Kennedy J. 2002. The particle swarm-explosion, stability, and convergence in a multidimensional complex space. IEEE Transactions on Evolutionary Computation, 6（1）: 58-73.

Ernst A T, Jiang H Y, Krishnamoorthy M, et al. 2004. Staff scheduling and rostering: a review of applications, methods and models. European Journal of Operational Research, 153（1）: 3-27.

Gen M, Cheng R W. 2000. Genetic Algorithms and Engineering Optimization. Hoboken: John Wiley & Sons.

Klein R W, Roberts S D. 1984. A time-varying Poisson arrival process generator. Simulation, 43(4): 193-195.

Law A M. 2009. Simulation Modeling and Analysis. Beijing: Tsinghua University Press.

McCormack R, Coates G. 2015. A simulation model to enable the optimization of ambulance fleet allocation and base station location for increased patient survival. European Journal of Operational Research, 247（1）: 294-309.

McLachlan G, Peel D. 2000. Finite Mixture Models. Hoboken: John Wiley & Sons.

Su Q, Yang W, Liu Y W. 2017. Optimization of carbon emission considering production planning at enterprise level. Journal of Cleaner Production, 162: 635-645.

Sun L H, Hong L J, Hu Z L, 2014. Balancing exploitation and exploration in discrete optimization via simulation through a Gaussian process-based search. Operations Research, 62（6）: 1416-1438.

Zhen L, Wang K, Hu H T, et al. 2014. A simulation optimization framework for ambulance deployment and relocation problems. Computers & Industrial Engineering, 72: 12-23.

Zhou M, Pan Y C, Chen Z M, et al. 2012. Selection and evaluation of green production strategies: analytic and simulation models. Journal of Cleaner Production, 26: 9-17.

Zhou M, Pan Y C, Chen Z M, et al. 2013. Optimizing green production strategies: an integrated approach. Computers & Industrial Engineering, 65（3）: 517-528.

第9章　考虑需求时空耦合性的救护车指派决策优化

除了前面讨论过的数量和空间分布外，不同区域之间需求发生的先后顺序也存在着一定的规律，本书将其称为急救需求的时空耦合性。本章将主要探讨急救需求时空耦合性对救护车指派决策的影响。在理论研究和实践中，就近原则是救护车指派时采用的主要策略，就近指派虽然能够保证当前患者得到最快的服务，但有时会牺牲后续患者的响应及时性。换言之，救护车的指派不应该是一次又一次独立的决策，而应该是考虑当前指派对后续影响的系统性决策。

这里举一个直观的例子，如图9.1所示，$A1$、$A2$为两个急救站点，$R1$、$R2$、$R3$为依次发生的三个急救需求，假设$A1$、$A2$中均配置有1辆救护车。当$R1$发生时，根据就近原则将由$A1$派出救护车进行救援，响应时间为4min，接下来$R2$发生时，如果$R1$的救护任务尚未结束（是极有可能的，因为一次救护服务的时间有时往往超过50min），只能由$A2$派出救护车进行服务，响应时间为20min。此时有一种可能是不由$A2$响应需求，而是等待$A1$救护车完成$R1$任务，但在现实中一般不会这样做，因为$R1$任务的时间是不确定的，尤其是当$R1$需要转运到医院时，所以急救指挥中心往往不会冒这样的风险让$R2$等待。接下来当$R3$发生时，由于$A2$无车可用，如果此时$R1$服务结束，则需要$A1$响应$R3$，响应时间为20min。整个指派过程结束，平均响应时间为14.67min。现在考虑另一种指派可能，当$R1$发生时，由$A2$进行服务，响应时间为6min，$R2$发生时，由$A1$进行服务，响应时间为6min，$R3$发生时，由$A2$进行服务，响应时间为10min，平均响应时间为7.3min，平均响应时间整整缩短了一半！这个例子说明在某些情况下就近原则并非最优的指派原则，当然如果每个站点救护车的数量很多，可能会减少这种情况的影响，但一般的急救中心配置1辆救护车的可能性很大。即便在一些站点会多配置一些救护车，但这些站点所服务的区域往往需求量很大，无车可用需要其他站点协助救援的情况也是很常见的。此外需要注意的是，这里没有考虑患者病情的影响，如果$R1$是一个危重病人，毫无疑问应该指派最近的救护车进行救援。不过这并不影响对指派决策优越性的分析，因为危重病人所占的比例较低。而且$R2$和$R3$也可能是危重病人，那么第二种指派方案仍然是最有效的。

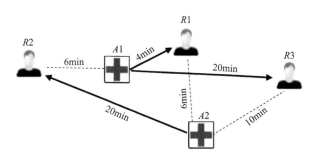

图 9.1　救护车就近指派原则示意图

因此，更加科学的指派决策应该尽量满足当前需求的响应及时性要求，同时考虑对后续需求响应及时性的影响。根据这一思想，本章开发了基于系统状态的救护车指派策略。首先，建立马尔可夫决策过程模型来刻画救护车的动态指派过程。其次，应用基于决策后状态的近似动态规划算法得到最优策略。最后，利用上海市松江区急救数据，对比了优化后策略与就近原则的服务绩效差距。实验结果表明，基于系统状态的指派策略能够提升急救资源的利用效率，在这一策略指导下，服务响应时间更短，救护延误的情况更少。

本章的创新之处和主要贡献主要有以下两点。

（1）突破现有研究中各个需求区域之间需求发生相互独立的假设，考虑需求的时空耦合性对指派决策的影响。

（2）通过建立马尔可夫决策过程模型，提出一种基于系统状态的救护车指派原则，指挥调度人员只需要通过查看系统状态，就可以依据模型求解获得的查询表（lookup table）来做出最优的指派决策。

9.1　时空耦合性

急救医疗系统作为人们生命健康的基本保障，需要更加关注随机因素影响下的运营和管理，将人民的生命财产损失降到最低。正如前面章节中探讨过的，获得急救需求的空间分布可以明确需求具体发生在什么位置，但这些需求是何时发生的，是以怎样的次序发生的，即需求的到达过程，并不能得到体现。虽然可以通过观察整个系统的到达序列，获取整个规划空间的需求到达率，也可以通过分别观察各个需求区域，获得每个需求区域各自的需求到达率，但这些区域需求的到达是独立地、随机地发生，还是存在一定的联系，对最优的救护车配置和指派决策具有较大影响。通过对数据的分析发现，急救需求在不同区域的发生存在一定的关系，在一个区域发生需求后，下一个需求可能发生的区域是与当前需求所在的区域相关的。本书将这种各个区域之间需求发生先后顺序和依赖性的规律称作急救需求的时空耦合性。

时空耦合性的存在和影响往往被相关研究者所忽略，大多数的救护车指派研究假设需求的每一次到达都是独立的（Ernst et al., 2004）。实际上受到很多社会和地理因素的影响，不同区域之间需求的到达过程并不是完全独立的。例如，在A区有一个老龄化社区，距离其最近的B区有一家二级医院，稍远的C区有一家三级医院。当A区发生急救需求时，往往首先将病人送到最近的B区二级医院，经过简单处理后一些患者需要转运到更大的医院接受系统治疗，因此A区发生需求后紧接着B区发生需求的概率较高。上述转运过程的比例是较大的，以上海市松江区为例，仅二级医院向三级医院转运的患者就约占20%。此外，在城市中，每天人口的流动是有一定规律的，并非固定不变的，由于这些因素的存在，假设需求发生过程相互独立显然是不合理的。

如图9.2所示，当急救需求1先发生时，根据就近原则，一般会选择距离较近的b站点为其服务，接下来当需求2发生时，如果此时b站点无车可用，则只能选择距离更远且可能不在覆盖范围的a站点为其服务，从而导致意外延误产生。如果可以获得需求的时空耦合规律，明确当需求1发生时，下一次需求更大概率发生在需求2处，则可以选择更有效的一种指派方式，即当需求1发生时指派a站点救护车进行服务。

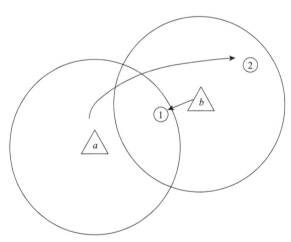

图9.2 时空耦合性影响示意图

图9.2中的情况及其对指派策略的影响可以用数学语言描述如下。

设有空间 Ω 上的有序对 $\xi=\left(n, r\left(1, j^{1}\right), r\left(2, j^{2}\right), \cdots, r\left(n, j^{n}\right)\right)$，其中，$n$ 表示空间

Ω 中产生的需求数量，$r(i,j^i)$ 表示产生的第 i 个需求来自 j^i 位置，其产生的时间间隔与到达率有关。设 $d\{m,r(i,j^i)\}$ 为站点 m 到需求 i 之间的时间距离，x_i 为决策量，表示为第 i 个需求提供服务的站点，M 为所有可用站点的集合，M_i 为第 i 个需求到达时系统可用站点的集合。如果不考虑需求区域之间的时空耦合性影响，采用就近指派原则，相应的指派决策可以表示为

$$x_i^c = \arg\min_{x_i \in M_i}\left(d\{x_i, r(i,j^i)\}\right) \tag{9.1}$$

此时平均响应时间为

$$\pi^c = \frac{\sum_{i=1}^{n}\min\limits_{x_i \in M_i}\left(d\{x_i, r(i,j^i)\}\right)}{n} \tag{9.2}$$

考虑区域之间的耦合关系，最优的指派策略应该是

$$(x_1, x_2, \cdots, x_n)^* = \arg\min_{x_i \in M_i}\left(\sum_{i=1}^{n}d\{x_i, r(i,j^i)\}\right) \tag{9.3}$$

对应的响应时间为

$$\pi^* = \frac{\min\limits_{x_i \in M_i}\left(\sum_{i=1}^{n}d\{x_i, r(i,j^i)\}\right)}{n} \tag{9.4}$$

式（9.4）中，最小化运算在求和符号外面，显然有 $\pi^* \leqslant \pi^c$。

由此可知，决策者在对救护车进行指派时，有必要充分考虑不同区域急救需求到达的先后顺序，找出区域之间的转移关系，才能使整个急救系统的绩效水平达到最优。

需求的时空耦合性往往对救护车的指派决策造成比较大的影响，在急救服务越来越重视区域互助、联动的形势下，掌握区域之间的耦合规律，科学指挥救护车调度是极为关键的。

9.2 基于马尔可夫决策过程的时空耦合建模分析

本章的模型依然沿用第8章中的一些假设，每一个站点的任何一辆救护车都可以为任何一个需求区域的患者提供服务。当响应时间（包括患者的等待时间）超过12min时，则视为救护延误，根据延误的时间计算救护延误成本。与以往指派决策优化研究（Andersson and Väbrand，2007）不同，本章在考虑指派决策的同时，通过为资源添加属性的方法实现对救护车配置问题的优化，因此模型的目标仍然是最小化社会总成本。为不失一般性，本书考虑一个 P 阶段的有限阶段马尔可夫决策过程，假设在规划空间范围内有 K 个需求区域，H 个备选站点，M 个备选

救护车，每个站点最多容纳Z_h辆救护车。

下面定义这一动态指派过程中的必要参数和信息，并分别介绍该马尔可夫决策过程涉及的系统状态、行动及其报酬函数。

9.2.1 系统状态与属性信息

定义合适的系统状态，包含必要的系统信息，是分析马尔可夫决策过程（Alanis et al.，2013）的关键步骤。在救护车指派决策优化问题中，带有特定属性的需求是推动过程前进的主体，而关键的系统资源包括救护车和急救站。

1. 救护车

系统中的救护车作为资源，在任意阶段p，定义其状态属性向量组$a_m = (\alpha_1, \alpha_2, \alpha_3)^{\mathrm{T}}$，分别表示该救护车状态是否被启用、当前阶段该救护车空闲或繁忙及其服务开始时间。如果在当前阶段第一次指派了该救护车，其状态从未启用转移为启用，产生一个即时的救护车配置成本C_a，之后状态a_1不再发生变化。如果某辆救护车m始终未被启用，其闲忙状态也不会发生转移，即转移概率为0。这里用A_p表示所有M辆救护车在阶段p时的状态，即$A_p = (a_1(\alpha_1, \alpha_2, \alpha_3), \cdots, a_M(\alpha_1, \alpha_2, \alpha_3))_{\alpha \in \mathcal{A}}$。

集合$\mathcal{A}$为救护车所有可能的属性状态的集合，其中

$$\alpha_1 = \begin{cases} 0, & \text{该救护车未被启用} \\ 1, & \text{该救护车被启用} \end{cases}$$

$$\alpha_2 = \begin{cases} 0, & \text{该救护车繁忙} \\ 1, & \text{该救护车空闲} \end{cases}$$

$$\alpha_3 = t_b$$

实际上，上面还包含一个隐含的救护车状态信息，即救护车所属的急救站点。但没有必要单独为这一属性设置一个参数，因为每一辆救护车按照站点排列进行编号，所以每一辆救护车的脚标就映射了它所属的站点。

2. 站点

作为存放救护车的场所，急救站点也是系统的资源。本书考虑站点的状态信息主要是方便模型对站点运营成本进行计算。引入向量组$B=(b_1, b_2, \cdots, b_H)^{\mathrm{T}}$，元素$b_h$表示站点是否被启用，当属于站点$h$中的某一救护车首次被指派时，站点$h$状态由$b_h = 0 \rightarrow b_h = 1$，产生一个即时站点配置成本$C_b$，之后状态$b_h$不再发生变化。

3. 需求

需求的状态用向量$D=(i, t_{ip})^{\mathrm{T}}$表示，其中，$i \in \{1, 2, \cdots, K\}$表示当前产生的需求所在的区域。此外，决策时刻由需求的发生触发，因此除了需要给出需求发生的具

体区域外，还应表示出需求发生的时间t_{ip}，因为系统中有需求到达时才会触发决策，并对系统中的资源状态进行更新。

同时，需求发生的时间点，即决策时间点，根据每个救护车开始服务的时间来更新救护车的闲忙状态。设某救护车m的状态为繁忙，即$a_m(\alpha_2)=0$，假设其服务时间服从参数为μ的指数分布，则在决策时刻p，状态$a_m(\alpha_2)=0 \rightarrow a_m(\alpha_2)=1$的转移概率为

$$P(t \leqslant t_i - t_b) = 1 - e^{-(t_i - t_b)\mu} \tag{9.5}$$

用W_p来表示$p-1$阶段到p阶段之间有关需求到达和服务的随机信息。这些随机信息包括需求到达的时间间隔分布及救护车服务时间的随机分布影响。

基于上述要素，可以写出系统状态的动态演化方程，即

$$S_{p+1} = S^f\left(S_p(A_p, B_p, D_p), x_p, W_{p+1}\right) \tag{9.6}$$

其中，S^f表示状态的转移函数；x_p表示p阶段采取的行动。

9.2.2 行动集与报酬函数

1. 行动

对于救护车指派决策优化问题，定义行动为：在某一阶段p，新到达一个某区域的需求时，指派的前去服务的救护车决策，则有行动决策空间$\{0,1,2,\cdots,M\}$。$X(S)=m, m \neq 0$表示在S状态下，m救护车被指派服务当前的急救需求。$X(S)=0$表示在当前系统状态S下，不指派任何救护车对需求进行救援。在整个规划过程中，决策并非在所有情况下都是可行的，需要根据特定的情形定义可行的决策空间，同时能够提高计算的效率。考虑下面特定的情况：

$$X(S) \begin{cases} =0, & \text{当所有}a_m(\alpha_2)=0\text{时} \\ \neq m, & \text{当}a_m(\alpha_2)=0\text{时} \\ \neq 0, & \text{当}\exists a_m(\alpha_2)=1\text{时} \end{cases} \tag{9.7}$$

式（9.7）表示在某一阶段p，如果所有救护车状态均繁忙时，无车可派，行动集中仅包含一个元素0，即不指派任何救护车，这种情况在现实中是极为少见的，因为在整个规划空间内至少有十余辆救护车，所有救护车同时繁忙的情况一般不会出现。为了方便计算，这里采用和第7章数学模型类似的方法处理进入等待队列的需求，直接将该需求清除出系统，给予一个惩罚成本，这不会对系统状态造成影响。如果p阶段存在任一救护车空闲，则决策必不为0。当某一救护车m处于繁忙状态，无法指派其为新到的需求服务，即决策不能为m。此外，对于救护车指派问题，显然最优的决策可能是在距离需求区域较近的几个站点中选择，因此，在面对某一个特定的需求i时，没有必要在行动集中考虑距离其很远的救护车，即

可以通过为每个需求区域限定一个服务清单来减少行动集的规模，例如，对于某需求i，在其服务清单中仅包含与其距离小于t^i的救护车，则这一清单即为状态$S(i)$可用的行动集。

2. 报酬

在本章所构建的上述马尔可夫决策过程中，行动的即时报酬依据系统状态的不同会有所差异，具体的报酬需要根据以下四种情况进行讨论。本章用成本表示报酬（Gallego and van Ryzin，1994），因此报酬函数$r(S,m) \leqslant 0$。

（1）一般情况：若在当前阶段p，救护车m的状态$\alpha_1=1$，对应的b_h也一定等于1，定义报酬函数——在S状态下，对于新到的i区域的需求，指派m救护车服务的即时报酬为患者的延误损失成本。假设当救护车到达i区域的需求的时间超过某一阈值t^*时，会造成延误成本，急救中心将承担救护延误责任，假设对于重症患者，单位时间延误成本为w_s，轻症患者为w_r，则期望报酬为

$$r(s(i),m) = -\left(P\{t_{im} > t^*\} \times \left(E\left(t_{im}^{>t^*} \right) - t^* \right) \times \left(P_s w_s + (1 - P_s) w_r \right) \right) \quad (9.8)$$

报酬函数式（9.8）的具体取值需要根据7.1节中高斯混合模型的结果来进行计算，其中，$E\left(t_{im}^{>t^*} \right)$表示救护车$m$到达$i$区域的需求的时间$t_{im}$大于$t^*$时，$t_{im}$的期望值。$P_s$表示重症患者所占的比例。$P\{t_{im} > t^*\}$表示救护车$m$到达区域$i$的行驶时间大于阈值$t^*$的概率，可以根据该区域的空间分布密度函数进行计算

$$P\{t_{im} > t^*\} = 1 - \iint\limits_{|u_i - u_m| + |v_i - v_m| \leqslant Vt^*} g(u_i, v_i) \, du_i dv_i \quad (9.9)$$

对于高斯分布的需求区域，有

$$g(u_i, v_i) = \frac{1}{2\pi \sigma_{ui} \sigma_{vi} \sqrt{1 - \rho_i^2}}$$
$$\times \exp\left(-\frac{1}{2(1 - \rho_i^2)} \left(\frac{(u_i - \bar{u}_i)^2}{\sigma_{ui}^2} + \frac{(v_i - \bar{v}_i)^2}{\sigma_{vi}^2} - \frac{2\rho_i (u_i - \bar{u})(v_i - \bar{v}_i)}{\sigma_{ui} \sigma_{vi}} \right) \right) \quad (9.10)$$

其中，u_i，v_i，u_m，v_m分别表示需求i和救护车所在位置的横纵坐标；V表示车速，本书采用曼哈顿距离来衡量需求点和救护车之间的车程。$\bar{u}_i$、$\bar{v}_i$、σ及ρ_i由高斯混合模型聚类过程得到。

（2）站点初启用情况：若在当前阶段p，某站点h对应的救护车集合Ω^h中所有的救护车状态$\alpha_1=0$，则此时必有$b_h=0$，即站点并未被启用，显然其中所有的救护车都未被启用。定义报酬函数——在S状态下，对于新到的区域需求i，指派m（$m \in \Omega^h$）救护车服务的即时报酬为患者的延误损失成本、急救站点运营成本C_s和救护车配置成本C_A三部分的和，即

$$r(s(i),m) = -C_S - C_A - \left(P\{t_{im} > t^*\} \times \left(E\left(t_{im}^{>t^*}\right) - t^* \right) \times \left(P_s w_s + (1-P_s) w_r \right) \right) \quad (9.11)$$

指派结束后，对系统状态进行更新：$a_m(\alpha_1) = 0 \to a_m(\alpha_1) = 1$，$b_h = 0 \to b_h = 1$。救护车$m$变为启用状态，相应的站点也被启用。

（3）救护车初启用情况：若在当前阶段p，m救护车的状态$\alpha_1 = 0$，且其所属的某站点h的状态为$b_h = 1$，即站点h已被启用，站点中存在其他任意一辆救护车被启用，而m救护车未被启用。定义报酬函数——在S状态下，对于新到的i区域的需求，指派m救护车服务的即时报酬为患者的延误损失成本和救护车配置成本C_A的和，即

$$r(s(i),m) = -C_A - \left(P\{t_{im} > t^*\} \times \left(E\left(t_{im}^{>t^*}\right) - t^* \right) \times \left(P_s w_s + (1-P_s) w_r \right) \right) \quad (9.12)$$

指派结束后，对系统状态进行更新：$a_m(\alpha_1) = 0 \to a_m(\alpha_1) = 1$。

（4）无车可用情况：若在当前阶段p，某需求i服务清单上所有的$\alpha_1 = 1$状态的救护车同时处于$\alpha_2 = 0$的状态，即此时被启用的救护车均为繁忙状态。此时，有以下三种决策选择。当需求i的服务清单中尚有状态为$\alpha_1 = 0$的救护车且其对应站点h状态为$b_h = 0$时，可以启用其中的一辆救护车m进行服务，从而系统状态$a_m(\alpha_1) = 0 \to a_m(\alpha_1) = 1$，$b_h = 0 \to b_h = 1$，$a_m(\alpha_2) = 1 \to a_m(\alpha_2) = 0$，获得即时报酬如式（9.11）所示。类似地，当区域i的需求的服务清单中尚有状态为$\alpha_1 = 0$的救护车且其对应站点h状态为$b_h = 1$时，指派其中救护车m的即时报酬如式（9.12）所示。在上述状态下，也可以选择不指派任何救护车进行服务，此时给该需求i人为赋予一个固定的等待时间T_{wait}，计算延误时间，获取$X(S) = 0$的报酬，让该需求i退出系统。此时报酬为

$$r(s(i),0) = \left(T_{\text{wait}} - t^* \right) \times \left(P_s w_s + (1-P_s) w_r \right) \quad (9.13)$$

根据上述马尔可夫决策过程，可以写出其Bellman方程，即

$$V_p(S_p) = \max_{x_p \in \mathcal{X}_p} \left(r(S_p, x_p) + \gamma \sum_{S' \in \mathcal{S}} P_p\left(S' \middle| S_p, x_p\right) V_{p+1}(S') \right) \quad (9.14)$$

其中，$\mathcal{X}_p$表示p阶段的可行决策集合；$\mathcal{S}$表示状态集合；$P_p\left(S' \middle| S_p, x_p\right)$表示状态一步转移概率。对于有限阶段马尔可夫决策问题，标准的解法是采用由最后一个阶段的最优值函数向前递推的方式求解，由于受到高维度、数量多的状态和属性的影响，由后向前的动态规划方法往往会陷入维数灾难而无法有效应用于一些大规模问题的求解（Jiang and Powell，2015）。因此，本书应用近似动态规划算法对上述马尔可夫过程进行优化求解。

9.3 近似动态规划算法设计

9.2节中建立的马尔可夫决策过程模型中系统状态变量的维度较高，且受到随机因素的影响，逐一获取式（9.14）中的状态转移概率并计算相应函数的值是十分困难的。为应对上述挑战，一般应用近似动态规划方法，通过有限样本期望值来近似一步转移概率矩阵（刘克和曹平，2015）。则可以将式（9.14）写为以下形式：

$$\hat{v}_p^n = \max_{x_p \in X_p} \left(r\left(S_p^n, x_p\right) + \gamma \mathbb{E}\left\{\bar{V}_{p+1}^{n-1}\left(S_p^n, x_p, W_{p+1}\right)\right\} \right) \tag{9.15}$$

通过n次迭代，得到状态S_p^n下样本的值估计$\hat{v}_p^n$，其中，$\bar{V}_{p+1}^n$表示所有n次迭代获得的最优值函数的估计。利用$\hat{v}_p^n$，可以通过式（9.16）对p状态下的值函数估计进行更新。

$$\bar{V}_p^n\left(S_p^n\right) = \left(1 - \beta_{n-1}\right)\bar{V}_p^{n-1}\left(S_p^n\right) + \beta_{n-1}\hat{v}_p^n \tag{9.16}$$

其中，β_{n-1}表示步长参数，$0 \leqslant \beta_{n-1} \leqslant 1$。

对于本书所关注的救护车指派问题，通过模型分析可以发现，每一次指派决策做出后，所获得的即时报酬实际上是一个固定的数值，因为在报酬函数中，应用了高斯混合模型（Sun et al.，2014）聚类得到的需求空间分布情况，只要知道当前需求所属区域i和做出的救护车指派决策m，就能获取报酬函数的期望值。在决策结束后，下一次决策开始之前，系统状态会受到需求随机到达和救护车随机服务时间的影响，但此时状态的变化并不会影响任何决策的报酬计算。因此，救护车指派问题适合应用决策后状态方法来进一步降低逼近数学期望值的难度。

9.3.1 决策后状态变量

根据Powell（2010）的定义，决策后状态变量就是在选择决策行为之后且新的外部信息尚未到达之前时，系统所处的状态。设S_p为传统的状态变量，表示在p阶段末尾时系统所处的状态，这一状态出现在做出决策之前。引入变量S_p^x表示刚刚作出决策之后系统瞬时的状态，则整个决策过程的状态、信息、行动序列可以写成以下形式：$\left(S_0, x_0, S_0^x, W_1, S_1, x_1, S_1^x, W_2, \cdots, S_p, x_p, S_p^x, W_p \cdots\right)$。

状态变量从S_p到S_p^x，再到S_{p+1}的演化过程可以用式（9.17）和式（9.18）表示。

$$S_p = S^{f,W}\left(S_{p-1}^x, W_p\right) \tag{9.17}$$

$$S_p^x = S^{f,x}\left(S_p, x_p\right) \tag{9.18}$$

上述状态的分解将决策的效果和外部信息划分开，从而方便了值函数的估算。

在向前动态规划中，设 $V_p\left(S_p\right)$ 为决策前状态 S_p 对应的值函数，$V_p^x\left(S_p^x\right)$ 为决策后状态 S_p^x 对应的函数值，则两者有如下关系：

$$V_{p-1}^x\left(S_{p-1}^x\right) = \mathbb{E}\left\{V_p\left(S^{f,W}\left(S_{p-1}^x, W_p\right)\right)\middle|S_{p-1}^x\right\} \qquad (9.19)$$

$$V_p\left(S_p\right) = \max_{x_p \in X_p}\left(r\left(S_p, x_p\right) + \gamma V_p^x\left(S^{f,x}\left(S_p, x_p\right)\right)\right) \qquad (9.20)$$

$$V_p^x\left(S_p^x\right) = \mathbb{E}\left\{V_{p+1}\left(S^{f,W}\left(S_p^x, W_{p+1}\right)\right)\middle|S_p^x\right\} \qquad (9.21)$$

将式（9.21）代入式（9.20）中，可以得到标准的马尔可夫决策过程最优方程：

$$V_p\left(S_p\right) = \max_{x_p \in X_p}\left(r\left(S_p, x_p\right) + \gamma\mathbb{E}\left\{V_{p+1}\left(S_{p+1}\right)\middle|S_p\right\}\right) \qquad (9.22)$$

将式（9.20）代入式（9.19）中，可以得到关于决策后状态变量的最优方程，即

$$V_{p-1}^x\left(S_{p-1}^x\right) = \mathbb{E}\left\{\max_{x_p \in X_p}\left(r\left(S_p, x_p\right) + \gamma V_p^x\left(S_p^{f,x}\left(S_p, x_p\right)\right)\right)\middle|S_{p-1}^x\right\} \qquad (9.23)$$

显然，式（9.20）是一个确定性的优化问题，而式（9.21）中的数学期望与式（9.15）相比，估算起来则要相对简单。

9.3.2 决策后状态变量的向前动态规划算法流程

针对决策后状态变量，同样可以用向前动态规划的方法得到最优值函数的估计 $\overline{V}_p\left(S_p^x\right)$，假设在第 n 次迭代中，p 阶段的决策前状态为 S_p^n，此时的最优问题为

$$\hat{v}_p^n = \max_{x_p \in X_p}\left(r\left(S_p^n, x_p\right) + \gamma\overline{V}_p^{n-1}\left(S^{f,x}\left(S_p^n, x_p\right)\right)\right) \qquad (9.24)$$

接下来需要对值函数进行更新，$\hat{v}_p^n$ 是一个处于状态 S_p^n 上的值函数的样本实现，因此该决策前状态上的值函数更新为

$$\overline{V}_p^n\left(S_p^n\right) = \left(1 - \beta_{n-1}\right)\overline{V}_p^{n-1}\left(S_p^n\right) + \beta_{n-1}\hat{v}_p^n \qquad (9.25)$$

式（9.25）仅用于决策前状态 S_p 值函数的估计，求解第 n 次迭代在阶段 p 的决策问题时要用到 $\overline{V}_{p+1}^{n-1}\left(S_{p+1}\right)$，需要注意的是，从 p 阶段来看，$p+1$ 阶段的状态 S_{p+1} 是一个随机变量，所以不得不计算其期望值。一个有效的办法是利用 $\hat{v}_p^n$ 来更新在决策后状态 $S_{p-1}^{x,n}$ 上的值函数。决策后状态 $S_{p-1}^{x,n}$ 是上一个决策时刻采用决策行为 x_{p-1}^n 产生的，在随机信息 $W_p\left(\omega^n\right)$（其中 ω^n 表示 n 次迭代的样本）实现后，系统到达状态 S_p^n。因此，更新决策后状态上的值函数可以表示为

$$\overline{V}_{p-1}^n\left(S_{p-1}^{x,n}\right) = \left(1 - \beta_{n-1}\right)\overline{V}_{p-1}^{n-1}\left(S_{p-1}^{x,n}\right) + \beta_{n-1}\hat{v}_p^n \qquad (9.26)$$

参考 Schmid（2012）的研究，具体的算法步骤如下。

步骤1：初始化所有状态S和所有阶段P对应的值函数$\bar{V}_p^0(S)$；选定初始状态S_0^1；令$n=1$。

步骤2：抽取路径样本ω^n。此处采用7.1节提出的抽样方法。

步骤3：对$p=0,1,2,\cdots,P$，求解

$$\hat{v}_p^n = \max_{x_p \in X_p}\left(r\left(S_p^n,x_p\right)+\gamma\bar{V}_p^{n-1}\left(S^{f,x}\left(S_p^n,x_p\right)\right)\right)$$

记x_p^n为使上式右端达到最大的行动，如果$p>0$，更新$\bar{V}_{p-1}^{n-1}$为

$$\bar{V}_{p-1}^n\left(S_{p-1}^{x,n}\right)=\left(1-\beta_{n-1}\right)\bar{V}_{p-1}^{n-1}\left(S_{p-1}^{x,n}\right)+\beta_{n-1}\hat{v}_p^n$$

并找出决策后状态

$$S_p^{x,n}=S^{f,x}\left(S_p^n,x_p^n\right)$$

及下一个决策前状态

$$S_{p+1}^n=S^f\left(S_p^n,x_p^n,W_{p+1}\left(\omega^n\right)\right)$$

步骤4：令$n=n+1$。如果$n<N+1$，则返回步骤2。

步骤5：输出值函数$\left(\bar{V}_p^N\right)_{p=0}^P$，该问题的近似最优值函数为$\bar{V}^*=\bar{V}_0^N$。

利用决策后状态变量的向前动态规划算法不需要在优化过程中精确逼近数学期望，因此可以解决较大规模的问题。对于本章提出的救护车指派决策问题，该方法是一个较为合适的优化方法。

9.4　实例应用与讨论

本节应用松江区的案例对所提出的模型和算法进行验证。表9.1展示了上海市松江区八个主要区域急救需求的转移情况，表9.1的每个单元格表示前置需求为i区域后置需求为j区域的次数。

表 9.1　需求区域相互转换次数统计（2013 年）

		后置需求区域							
		文诚	中心	泗泾	九亭	叶榭	新浜	余山	车墩
前置需求区域	文诚	1590	2221	1108	912	360	192	404	772
	中心	2328	2148	1298	1042	480	224	435	906
	泗泾	1125	1362	468	543	243	104	377	490
	九亭	829	1006	747	137	183	86	213	372
	叶榭	355	437	237	191	21	54	85	179
	新浜	181	233	117	97	35	12	32	79
	余山	447	462	235	220	85	42	24	196
	车墩	705	991	502	431	152	72	141	109

通过对2013年历史数据的观察发现，虽然在中心片区急救呼叫的数量最多，但在前置呼叫为中心片区时，后置呼叫最多可能出现的区域却是文诚片区，表9.1显示的类似情况还有很多，不再一一列举。同样的情况在2014年也有所体现，如表9.2所示。经过对两年表格中数据的统计分析，可以发现，2013年和2014年空间之间的转移比率具有一定的稳定性，两年之间需求从一个片区转移到其他片区的一步转移概率平均仅相差0.9712个百分点。例如，2013年，文诚区发生需求后，中心区发生需求的概率为29.38%，而2014年文诚区发生需求后，中心区发生需求的概率为29.93%，仅相差0.55个百分点。这种稳定性也为到达过程建模和指派决策优化提供了依据。

表 9.2 需求区域相互转换次数统计（2014 年）

		后置需求区域							
		文诚	中心	泗泾	九亭	叶榭	新浜	佘山	车墩
前置需求区域	文诚	1705	2359	1108	1003	372	196	374	764
	中心	2460	2145	1277	1207	438	191	406	888
	泗泾	1077	1288	397	608	198	100	264	453
	九亭	979	1140	693	412	170	105	226	450
	叶榭	325	403	202	194	21	39	74	200
	新浜	180	219	117	103	30	4	26	70
	佘山	385	436	218	204	80	40	9	130
	车墩	770	1022	374	443	149	74	123	64

本章假设在整个规划空间内有15个备选站点，每个站点最多配置5辆救护车。需要注意的是，为减少行动空间，在实际求解过程中，本节将每个站点可以配置的救护车数量进行进一步细化，例如，在一些需求数量较少的区域，急救站能够配置的救护车数量最多为3辆。规划的阶段数目P由每天需求到达的数量决定，每到达一个需求，系统需要做出一次决策，在上海市松江区的救护车指派决策优化问题上，取$P=88$，然后叠加计算全年的绩效情况。其他参数的设置，如延误成本、重症患者比例等，与7.3节中相同。在近似动态规划算法中，β的取值本书参考了Schmid（2012）对类似问题的研究结果，取$\beta=0.2$。

此外，还需要注意的是，需求的时空耦合性对救护车指派决策的影响实际上只发生在相关站点"无车可用"的情况下。由此，可以对一些状态进行整合，从而使状态空间进一步缩小。主要的整合包括以下几点。

（1）考虑某一个区域i到达的需求，对于其服务清单中的某一个站点h_i，如果属于该站点的任意两辆救护车状态都为启用-空闲，即在h站点的Z_h辆车中任意救护车m和救护车l的状态为$(\cdots, a_m(\alpha_1=1, \alpha_2=1), \cdots, a_l(\alpha_1=1, \alpha_2=1), \cdots)$，则指派决策与该站点其他救护车的状态无关，可以看作该站点其他救护车的任何状态都是等同的。通俗地说，就是对于某一需求，如果指派决策需要在A和B两个站点中做出选择，此时A站点中如果有不少于两辆的救护车处于空闲状态，就认为它不存在无车可用的风险，此时无论A中具体是有两辆、三辆、还是更多救护车空闲，都不会影响决策。这样就可以将救护车的指派决策问题转化为站点的指派决策优化问题。

（2）对于某一个需求区域i，如果其服务清单中距离最近的站点被启用，且站点中空闲的救护车数量不少于两辆，此时没有必要对指派决策进行优化，强制选择最近的站点指派相应的救护车去服务需求。

（3）在决策优化时，如果存在某些救护车从属于同一个站点，则只考虑选择其中编号较小的救护车。实际上这也是将救护车指派问题转化为站点指派问题，在需求发生时，模型只关心由哪一站点来提供服务，并不关心具体是由站点里的哪一辆车来服务，这样可以大幅减少决策优化的计算量。

经过算法计算，考虑救护车指派决策的救护车配置方案如表9.3所示。本章将上海市松江区的急救数据录入仿真模型，然后根据获得的优化指派策略进行仿真实验，获取相应的系统绩效水平，具体见表9.4。在第8章中应用仿真优化方法获得的救护车配置方案是在救护车指派策略为就近原则的前提下得到的，为了对比不同指派决策之间的差别，表9.3和表9.4将之前章节中仿真优化方法得到的结果也展示出来。

表 9.3　不同指派策略下救护车配置方案对比

	救护车数量/辆	站点数量/个	救护车配置方案														
			1	2	3	4	5	6	7	8	9	10	11	12	13	14	15
ADP	15	8	2	2	3	0	3	1	0	0	0	2	1	0	0	0	1
仿真优化	15	8	3	2	2	0	2	0	0	0	0	2	1	2	0	0	1

表 9.4　考虑指派策略优化的配置方案绩效

	总成本/元	平均响应时间/min	延误时间/min	延误次数/次
ADP	7 259 066	8.67	984.67	229
仿真优化	8 059 800	9.27	1 598.72	412

从表9.3和表9.4可以看出，相比于就近原则，考虑需求时空耦合性影响的指派策略（也称为基于系统状态的指派策略）得到的救护车配置方案在绩效表现上更好。由于指派更加合理，救护车的平均响应时间有了一定的减少，延误时间和延

误次数也大幅减少。启用的急救站点数量和配置的救护车数量没有变化，究其原因，主要是因为指派决策的优化所带来的是响应时间的节约，而在本章讨论的具体问题中，所节约的响应时间并没有达到可以减少救护车数量的程度。如果面对的问题规模更大，指派决策对救护车配置数量的影响可能会显现出来。

在新的指派策略下，各个需求区域中的需求被各个站点服务的比例如图9.3所示。给定一个需求发生的区域，条形图的横轴表示某一站点j为其提供服务的比例，具体的服务站点标示于条形图上。

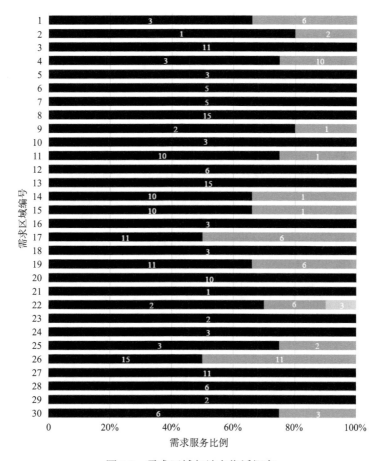

图 9.3 需求区域与站点指派概率

仿真优化方法和近似动态规划方法得到的救护车配置方案毕竟是不同的，很难直接对比就近原则和基于系统状态的指派策略在绩效上究竟有多大的差距。为了进一步探讨就近原则和基于系统状态的指派原则之间的差别，本书采用仿真优化获得的救护车配置方案，在仿真绩效验证过程中采用了基于系统状态的指派策略，获得的新的绩效水平如表9.5所示。

表9.5　不同指派策略下的系统绩效对比

指派策略	总成本/元	平均响应时间/min	延误时间/min	延误次数/次
基于系统状态的指派策略	7 629 987	8.94	1 286.75	332
就近指派原则	8 059 800	9.27	1 598.72	412

从表9.5可以看出，在救护车配置相同的情况下，基于系统状态的指派策略仍然比就近指派原则的表现更好，延误时间和延误次数都有一定的减少。需要注意的是，这一救护车配置方案是在就近指派原则基础上进行优化的，因此，在应用基于系统状态的指派策略时，并不能完全发挥其策略优势，反映在绩效水平的改进上，不如表9.4显示的那样明显。

9.5　本章小结

急救需求的空间分布随机性及空间与时间的耦合性会影响救护车配置时覆盖率的有效性和指派决策的科学性。本章主要探讨了急救需求时空耦合性影响下的救护车指派策略优化问题，建立了相应的马尔可夫决策过程模型，并分析了系统的动态演化过程。在这一模型中，本书通过给急救站和救护车资源增加启用-未启用属性，在实现优化指派决策的同时，优化救护车的配置方案。面对高维度系统状态的挑战，本章应用考虑决策后状态变量的向前动态规划迭代算法对建立的模型进行求解。实验结果表明急救需求时空耦合性对救护车指派决策的影响不容忽视，与经典的就近原则相比，考虑时空耦合性，应用基于系统状态的指派策略能够显著地减少救护延误时间和延误次数。本章在优化指派决策时所考虑的主要因素虽然只有急救需求的时空耦合性，但相关的研究结论也能够为急救中心指挥调度提供如下启示。

（1）急救中心日常采用的就近原则虽然被认为是一种看似公平、合理的指派原则，但从长期看，就近原则并不能使系统绩效真正达到最优。保证当前患者权益与保障后续患者权益需要进行合理的均衡。本章的研究表明，系统地思考、科学地规划救护车的指派策略才是保证所有患者权益的根本办法，但前提是对需求的到达过程要充分了解，需求的到达过程刻画得越准确，基于系统状态的指派策略越能较大程度地发挥其优势。

（2）指派决策的优化和救护车配置优化实际上是相互关联的，单独优化救护车指派策略或单独优化救护车配置都难以获得系统最优的方案。因为救护车的选址和配置的数量都需要依据指派原则来进一步确定，先确定救护车配置方案再优化指派策略难以发挥指派策略的全部潜力。因此，在进行救护车配置优化时，有必要先明确适合目标急救网络的指派策略。

（3）本章的研究仅考虑了急救需求时空耦合性对指派决策的影响，但在实际应用中，可能需要考虑更多因素的影响，如患者的病情、转运的医院、救护车的类型等。本章建立的马尔可夫决策过程模型虽然没有考虑这些因素，但模型的结构是较为灵活的，相关研究者和决策者可以根据不同的需要，为需求、资源等添加不同的属性，设计不同的报酬函数，从而实现更全面的救护车指派决策优化。

参 考 文 献

刘克，曹平. 2015. 马尔可夫决策过程理论与应用. 北京：科学出版社.

Alanis R，Ingolfsson A，Kolfal B. 2013. A Markov chain model for an EMS system with repositioning. Production and Operations Management，22（1）：216-231.

Andersson T，Värbrand P. 2007. Decision support tools for ambulance dispatch and relocation. Journal of the Operational Research Society，58（2）：195-201.

Ernst A T，Jiang H Y，Krishnamoorthy M，et al. 2004. Staff scheduling and rostering：a review of applications，methods and models. European Journal of Operational Research，153（1）：3-27.

Gallego G，van Ryzin G. 1994. Optimal dynamic pricing of inventories with stochastic demand over finite horizons. Management Science，40（8）：999-1020.

Jiang D R，Powell W B. 2015. An approximate dynamic programming algorithm for monotone value functions. Operations Research，63（6）：1489-1511.

Powell W B. 2010. Merging AI and OR to solve high-dimensional stochastic optimization problems using approximate dynamic programming. INFORMS Journal on Computing，22（1）：2-17.

Schmid V. 2012. Solving the dynamic ambulance relocation and dispatching problem using approximate dynamic programming. European Journal of Operational Research，219（3）：611-621.

Sun L H，Hong L J，Hu Z L. 2014. Balancing exploitation and exploration in discrete optimization via simulation through a Gaussian process-based search. Operations Research，62（6）：1416-1438.

第10章 考虑"压床"问题的救护车调度规划

本书前面章节主要研究了院前急救网络规划的确定模型和随机模型。本书第10~14章为应用拓展,着重研究院前急救网络在现实中所面临的几个具体问题:①考虑"压床"问题的救护车调度规划;②考虑救护车繁忙率的急救网络规划;③考虑救护车行驶时间随机性的急救网络规划;④考虑救护车和摩托车(或直升机)联合救护的急救网络优化。本章主要介绍第一个问题,即考虑"压床"问题的救护车调度规划。

救护车"压床"指的是当救护车将病人送到某个急诊室后,由于急诊室没有空余床位,病人无法被转移到急诊室内,在这种情况下,病人需要在救护车上等待,直到该急诊室产生空余床位,才被转移到急诊室内接受治疗。在救护车"压床"的情况下,急诊病人无法得到及时救治,救护车这一院前急救资源也被占用,这对院前急救质量造成了严重的负面影响。

引起救护车"压床"的主要原因之一是急诊病人的调度不当,因此,本章以被救护车送往医院的急诊病人的调度为研究主题,综合考虑救护车数量、急诊室容量、急诊处理速率等因素,并基于排队论的相关理论,以救护车"压床"时间最短为目标,将病情分类作为约束条件,建立救护车病人的调度模型。在实证研究部分,分析了上海市松江区急救调度中心2016年的出车流水表,总结了调度现状,并将数据应用到模型中进行求解。

10.1 救护车"压床"现象的相关研究

目前有关院前急救的研究,主要关注急救站点的选址、急救资源数量的配置(包括救护车、急救人员、急救设备、急救站点等)、救护车的统筹调度等方面。较少有研究关注救护车"压床"现象,优化急救病人的调度策略。

急救病人的调度策略指的是当救护车到达现场并将急救病人搬运到救护车上

之后，对于送往哪家医院急诊室的选择策略。急救病人的调度策略对病人的等待时间有显著的影响。Taylor等（2006）在其研究中，观察了352组救护车到达情况，发现救护车到达与急救病人到达临床区域之间存在着时间差，这种不可避免的延迟受到急诊室拥堵现象的影响，并对急诊室拥堵产生一定的作用，他们利用观察到的数据初步分析了两者之间的影响。之后，Silvestri（2006）的研究考虑了更多的细节内容，分析了急诊室病床数量对于救护车病人卸载时间的影响，结果表明，通过增加急诊室病床能够有效地减少救护车病人从到达医院到进入急诊室的时间。Leo等（2016）从威胁生命和经济目标两个方面，确定了急诊病人的分配政策。他们针对意大利拉齐奥大区的医疗服务情况提出了一个混合整数规划模型，该模型致力于确定患者到区域内医院网络的最佳分配政策，其优化目标是通过同时调度救护车病人和自行前往急诊室的病人来最小化两类病人的运输时间。在最新的相关研究中，Almehdawe等（2016）在其研究中使用了排队论的相关理论，提出了关于救护车病人调度策略的模型，该模型以系统内救护车病人的等待时间最小化为优化目标，设计EMS的调度原则，并提供了较为完善的性能衡量模型来比较优化前后的急救效率。本章主要参考了这篇文献，在这篇文献的基础上，做了更符合实际情况的改变，如考虑了急救病人的身体情况和医院的医疗救治水平等，并进行了进一步的深入研究。

本章在制定调度策略时考虑了急救病人的分流和急诊室实际容量和处理速度等因素，并通过加强调度中心和急诊室的信息共享来重新调整救护车病人的调度规划，以此来缓解救护车"压床"现象，减少急救病人的等待时间，提高院前急救服务质量和服务水平。

10.2 基础模型构建

本节基于排队论和相关理论进行模型构建，包括参数的设置和变量的说明、模型假设的说明和模型的建立。

首先，对模型的背景进行简要概述。本节考虑的院前急救系统内有K家医院，一共有N辆救护车负责系统内所有120急救病人的运送。每家医院只有一个急诊室用来负责急救病人的救治。每个急诊室有一定数量的床位、医生、护士和急救设备。当急救调度中心接到120呼叫电话后，会通知急救站点调派救护车前往病人所处位置。一旦到达现场，随车的急救护理人员会先对病人进行病情了解、初步救治，然后将病人搬运到救护车上转送到调度中心或病人及其家属指定的医院急诊室。救护车辆到达急诊室后，如果急诊室有空余床位，急救病人会被转移到急诊室开始接受救治，如果急诊室暂时无法接待急救病人，救护车将被病人占用直至出现空余床位为止，或将病人转移到另一家医院急诊室，本节不考虑第二种情况。

其次，本节将急诊室所属医院分为两类；第一类是高水平医院，这类医院硬件设备和医生的医疗服务水平较高，能处理所有类型急救病人；第二类是普通医院，这类医院由于自身能力有限，只能处理非急危重症的急救病人，这与Chakravarthy和Dudin（2017）排队模型中的假设相同。

根据来源，急诊室接待的病人可分为两种：救护车病人和自行前往病人。救护车病人是通过呼叫120电话并由救护车送往医院急诊室的病人。在这里，假设救护车病人的到达服从参数为λ_a的泊松分布。自行前往的病人是自行到达医院急诊室的病人，这类病人根据个人意愿选择前往哪家医院，第k家医院病人的到达服从参数为$\lambda_{w,k}$的泊松分布，所有的泊松分布都是独立的（Channouf et al.，2007）。所有医院的急诊室同时服务这两种类型的急救病人，但一般来说自行前往的病人的身体状况比救护车病人的好，因此在本节模型中，救护车病人的优先级高于自行前往的病人，也就是说，如果医院急诊室的队伍中同时有救护车病人和自行前往的病人，那么一旦产生空余床位，首先安排给救护车病人。对于同一类型的病人，模型采取的是先到先服务的原则。本节中的模型为非抢占式，任何病人的治疗都不会被中断，自行前往的病人的治疗也不会因为救护车病人的到达而中断。因此，如果救护车病人到达后没有空余床位，就会产生救护车"压床"现象。

救护车接到病人后，前往第k家医院急诊室的概率为p_k。第k家医院急诊室的容量为c_k，这里每组容量指的是服务一位急救病人的医生、护士、床位和急救设备的组合。假设第k家医院急诊室对急救病人的服务时间服从参数为μ_k的指数分布。

10.2.1 参数设置和变量说明

参数和变量说明如下。

N——服务系统内的救护车数量；

K——系统内医院的数量，即急诊室总数量；

λ_a——救护车病人的到达率，服从泊松分布；

$\lambda_{w,k}$——自行前去第k家医院的急救病人的到达率，服从泊松分布；

p_k——调度概率，将救护车病人调派到第k家医院的概率，到达第k家医院的救护车病人到达率为$p_k\lambda_a$；

c_k——第k家医院的急诊室容量，即最多能同时救治急救病人的数量，每组容量指的是服务一位急救病人的医生、护士、床位和急救设备的组合；

μ_k——第k家医院急诊室救治急救病人的服务速率，服务时间服从指数分布，为了简化模型使其便于求解，本节假设对于急救病人的服务时间不考虑病人的病情；

$\hat{W}_{a,k}$——第k家医院任意救护车病人的等待时间，这里的等待时间指的是从病人到达急诊室到接受救治之间的时长；

$\hat{W}_{w,k}$——第k家医院任意自行前往的病人的等待时间，这里的等待时间指的是从病人到达急诊室到接受救治之间的时长；

$\hat{q}_{a,k}$——第k家医院急诊室的救护车病人的队伍长度，若没有病人排队或有空余床位，则取值为0，$\hat{q}_{a,k}$表达式为

$$\hat{q}_{a,k} = \lambda_a \hat{w}_{a,k} \tag{10.1}$$

$\hat{q}_{w,k}$——第k家医院急诊室的自行前往的病人的队伍长度，若没有人排队或有空余床位，则取值为0，$\hat{q}_{w,k}$表达式为

$$\hat{q}_{w,k} = \lambda_{w,k} \hat{w}_{w,k} \tag{10.2}$$

ρ_k——第k家医院急诊室的使用率，表达为

$$\rho_k = \frac{p\lambda_a + \lambda_{w,k}}{c_k \mu_k} = \sigma_k + \lambda_{w,k} / (c_k \mu_k) \tag{10.3}$$

其中，σ_k表示救护车病人对急诊室的使用率，表达式为

$$\sigma_k = p_k \lambda_a / (c_k \mu_k) \tag{10.4}$$

如果$\sigma_k < 1$，根据排队论理论和Almehdawe等（2016）、Wu和Chan（2017）的研究，可以得出服务队列中的等待时间为

$$E\left[\hat{W}_a\right] = \frac{1}{1-\sigma}\left(c!(1-\rho)c\mu\sum_{n=0}^{c-1}\frac{(c\rho)^{n-c}}{n!} + c\mu\right)^{-1} \tag{10.5}$$

那么，$\hat{W}_{a,k}$的期望和$\hat{W}_{w,k}$的期望表达式分别为

$$E\left[\hat{W}_{a,k}\right] = \frac{p_k}{(1-\sigma_k)}\left(c_k!(1-\rho_k)c_k\mu_k\sum_{n=0}^{c_k-1}\frac{(c_k\rho_k)^{n-c_k}}{n!} + c_k\mu_k\right)^{-1} \tag{10.6}$$

$$E\left[\hat{W}_{w,k}\right] = \frac{p_k}{(1-\sigma_k)(1-\rho_k)}\left(c_k!(1-\rho_k)c_k\mu_k\sum_{n=0}^{c_k-1}\frac{(c_k\rho_k)^{n-c_k}}{n!} + c_k\mu_k\right)^{-1} \tag{10.7}$$

因此，得出$\hat{q}_{a,k}$的期望和$\hat{q}_{w,k}$的期望的表达式分别为

$$E\left[\hat{q}_{a,k}\right] = \frac{p_k\lambda_a}{1-\sigma_k}\left(c_k!(1-\rho_k)c_k\mu_k\sum_{n=0}^{c_k-1}\frac{(c_k\rho_k)^{n-c_k}}{n!} + c_k\mu_k\right)^{-1} \tag{10.8}$$

$$E\left[\hat{q}_{w,k}\right] = \lambda_{w,k}E\left(\hat{W}_{w,k}\right) = \lambda_{w,k}\frac{1}{(1-\sigma_k)(1-\rho_k)}\left(c_k!(1-\rho_k)c_k\mu_k\sum_{n=0}^{c_k-1}\frac{(c_k\rho_k)^{n-c_k}}{n!} + c_k\mu_k\right)^{-1} \tag{10.9}$$

10.2.2 模型假设

本节中的模型有以下假设。

假设1：救护车病人的优先级高于自行前往的病人。

假设2：对于同一类型的急救病人，实行先到先服务的救治顺序。

假设3：每个急诊室都为M[2]/M/c的非抢占式队列。

假设4：系统内所有急诊室能够满足所有救护车病人的需求，即$\sigma_k < 1$，也可以表示为

$$p_k < p_k^{\max} \tag{10.10}$$

其中，$p_k^{\max}$ 的表达式为

$$p_k^{\max} = c_k \mu_k / \lambda_a \tag{10.11}$$

假设5：当有120电话打进来的时候，如果系统内没有空闲的救护车，那么该急救病人被认为是损失的，不对其进行后续服务。

假设6：病人的到达是相互独立的。

10.2.3 模型建立

基于以上分析，模型以系统内救护车病人的等待时间最小为目标函数，建立模型。具体为

$$\min_{(p_1, p_2, \cdots, p_k)} \sum_{k=1}^{K} p_k E\left[\hat{W}_{a,k}\right] = \sum_{k=1}^{K} \frac{p_k}{1-\sigma_k} \left(c_k!\left(1-\rho_k\right)c_k\mu_k \sum_{n=0}^{c_k-1} \frac{(c_k\rho_k)^{n-c_k}}{n!} + c_k\mu_k \right)^{-1} \tag{10.12}$$

约束条件为

$$\sum_{k=1}^{K} p_k = 1 \tag{10.13}$$

$$0 \leqslant p_k \leqslant p_k^{\max} \tag{10.14}$$

其中，式（10.13）表示没有损失的救护车病人一定会被送到系统内的某家医院急诊室，式（10.14）满足假设4，即系统内所有急诊室能够满足所有救护车病人的需求。

10.3 考虑病情分类的模型构建

为了使模型更符合实际，考虑到现实情况，本节提出了一种考虑急救病人病情分类的调度模型。该模型在10.2节提出的模型的基础上，把急救病人的需求作为考虑因素增加到约束条件中。改进后的模型能够为调度中心的决策提供更好的理论依据。

根据医院治疗水平的不同，本模型将系统内所有医院分为了两类：高水平的医院和普通医院。根据急救病人需求的不同，或根据急救病人病情的不同，把救护车病人分为了急危重症病人和一般救护车病人，急危重症病人对医院治疗水平

有一定的要求，因此只能前往高水平的医院。一般救护车病人可以前往系统内所有医院急诊室。一般情况下，自行前往病人的病情没有救护车病人的严重，因此自行前往的急救病人可以在系统内所有医院的急诊室接受治疗。考虑急救病人病情分类的流程图具体见图10.1。本模型旨在为调度中心在实际调度过程中提供方法支持，因此将医院和急救病人都简单分为了两类来进行建模分析。

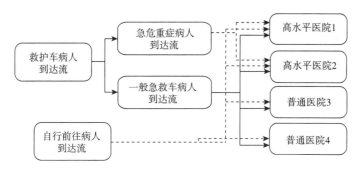

图 10.1 考虑急救病人病情分类的流程图

10.3.1 参数设置和变量说明

参数和变量说明如下。

N——服务系统内的救护车数量；

K——系统内医院的数量，即急诊室总数量；

K_1——系统内高水平医院的数量，本模型中假设该类医院能够满足所有病情的急救病人，因此所有急救病人都可以前往该类医院进行救治；

f_k——被送往第k家医院急诊室的急危重症的救护车病人占所有救护车病人的比例；

F——所有急危重症的救护车病人在所有救护车病人的占比，表达式为

$$F = \sum_{k=1}^{K} f_k \qquad (10.15)$$

λ_a——救护车病人的到达率，服从泊松分布；

$\lambda_{w,k}$——自行去第k家医院的急救病人的到达率，服从泊松分布；

p_k——将一般救护车病人调派到第k家医院的概率；

p'_k——救护车病人被调派到第k家医院的概率，这里的救护车病人包括了急危重症病人和一般病人；那么，到达第k家医院的救护车病人到达率为$p'_k\lambda_a$；

c_k——第k家医院的急诊室容量，即最多能同时救治急救病人的数量，每组容量指的是服务一位急救病人的医生、护士、床位和急救设备的组合；

μ_k——第k家医院急诊室救治急救病人的服务速率，服务时间服从指数分布，为了简化模型使其便于求解，本节对于急救病人的服务时间不考虑病人的病情；

$\hat{W}_{a,k}$——第k家医院任意救护车病人的等待时间,这里的等待时间指的是从病人到达急诊室到接受救治之间的时长;

$\hat{W}_{w,k}$——第k家医院任意自行前往的病人的等待时间,这里的等待时间指的是从病人到达急诊室到接受救治之间的时长;

$\hat{q}_{a,k}$——第k家医院急诊室的救护车病人的队伍长度,若没有人排队或有空余床位,则取值为0,$\hat{q}_{a,k}$表达式为

$$\hat{q}_{a,k} = p'_k \lambda_a \hat{W}_{a,k} \tag{10.16}$$

$\hat{q}_{w,k}$——第k家医院急诊室的自行前往的病人的队伍长度,若没有人排队或有空余床位,则取值为0,$\hat{q}_{w,k}$表达式为

$$\hat{q}_{w,k} = \lambda_{w,k} \hat{w}_{w,k}$$

ρ_k——第k家医院急诊室的使用率,表达为

$$\rho_k = \frac{p'_k \lambda_a + \lambda_{w,k}}{c_k \mu_k} = \sigma_k + \lambda_{w,k} / (c_k \mu_k) \tag{10.17}$$

其中,σ_k表示救护车病人对急诊室的使用率,表达为

$$\sigma_k = p'_k \lambda_a / (c_k \mu_k) \tag{10.18}$$

如果$\sigma_k < 1$,那么根据排队论理论和Almehdawe等(2016)、Wu和Chan(2017)的研究,可以得出$\hat{W}_{a,k}$的期望和$\hat{W}_{w,k}$的期望表达式分别为

$$E\left[\hat{W}_{a,k}\right] = \frac{p'_k}{(1-\sigma_k)} \left(c_k! (1-\rho_k) c_k \mu_k \sum_{n=0}^{c_k-1} \frac{(c_k \rho_k)^{n-c_k}}{n!} + c_k \mu_k \right)^{-1} \tag{10.19}$$

$$E\left[\hat{W}_{w,k}\right] = \frac{p'_k}{(1-\sigma_k)(1-\rho_k)} \left(c_k! (1-\rho_k) c_k \mu_k \sum_{n=0}^{c_k-1} \frac{(c_k \rho_k)^{n-c_k}}{n!} + c_k \mu_k \right)^{-1} \tag{10.20}$$

因此,得出$\hat{q}_{a,k}$的期望和$\hat{q}_{w,k}$的期望的表达式分别为

$$E\left[\hat{q}_{a,k}\right] = \frac{p'_k \lambda_a}{1-\sigma_k} \left(c_k! (1-\rho_k) c_k \mu_k \sum_{n=0}^{c_k-1} \frac{(c_k \rho_k)^{n-c_k}}{n!} + c_k \mu_k \right)^{-1} \tag{10.21}$$

$$E\left[\hat{q}_{w,k}\right] = \lambda_{w,k} E\left(\hat{W}_{w,k}\right) = \lambda_{w,k} \frac{1}{(1-\sigma_k)(1-\rho_k)} \left(c_k! (1-\rho_k) c_k \mu_k \sum_{n=0}^{c_k-1} \frac{(c_k \rho_k)^{n-c_k}}{n!} + c_k \mu_k \right)^{-1}$$

10.3.2　模型假设

本节中的模型主要有以下假设,前六条和10.2节中的基本一样。

假设1:救护车病人的优先级高于自行前往的病人。

假设2:对于同一类型的急救病人,实行先到先服务的救治顺序。

假设3:每个急诊室都为M[2]/M/c的非抢占式队列。

假设4：系统内所有急诊室能够满足所有救护车病人的需求，即 $\sum_{k=1}^{K} \sigma_k \leqslant 1$，也可以表示为

$$0 \leqslant p_k' \leqslant p_k^{\max} \tag{10.22}$$

其中，$p_k^{\max}$ 的表达式为

$$p_k^{\max} = c_k \mu_k / \lambda_a$$

假设5：当有120电话打进来的时候，如果系统内没有空闲的救护车，那么该急救病人被认为是损失的，不对其进行后续服务。

假设6：病人的到达是相互独立的。

假设7：所有医院的急诊室治疗水平都能满足自行前往的病人的服务需求。

10.3.3 模型建立

基于以上分析，建立以救护车病人等待时间最小为优化目标的模型，表达为

$$\min_{(p_1', p_2', \cdots, p_K')} \sum_{k=1}^{K} p_k' E\left[\hat{W}_{a,k}\right] = \sum_{k=1}^{K} \frac{p_k'}{1 - \sigma_k}\left(c_k!\left(1 - \rho_k\right)c_k\mu_k \sum_{n=0}^{c_k-1} \frac{(c_k\rho_k)^{n-c_k}}{n!} + c_k\mu_k\right)^{-1} \tag{10.23}$$

约束条件：

$$\sum_{k=1}^{K} p_k = 1 - F \tag{10.24}$$

$$0 \leqslant p_k' \leqslant p_k^{\max} \tag{10.25}$$

$$F = \sum_{k=1}^{K} f_k \tag{10.26}$$

其中，式（10.24）表示所有没有损失掉的一般救护车病人都会被运输到系统内的某家医院的急诊室服务，式（10.25）满足假设4，即系统内所有急诊室能够满足所有救护车病人的需求，式（10.26）和式（10.24）相结合，表示没有损失掉的救护车病人都会被服务。

10.4 实例应用

10.4.1 上海市松江区急救调度中心数据分析

本节的实际案例来自上海市松江区急救调度中心，选取2016年的出车流水数据进行分析，并将数据应用到模型中。

2016年上海市松江区急救中心共受理120电话36 117次，其中，主诉包括各种急救求助、紧急事件的应援、取担架、取血、术后复查、中风后康复和回家等各种情况，流水表统计的时间范围为2016年1月1日7点30分至2017年1月1日7点30分，

共派车36 117次，实际出车33 931次，中止任务2186次，空车4384次，事故0宗。除了送往医院或者分站外，还有部分由于死亡或其他原因未送往医院，详情见表10.1。从原始流水表中可以发现，平均每天有近100起电话需要受理，急救中心需要尽快处理这些任务。

表 10.1　未送往医院情况汇总

未送往医院情况汇总	
车到人亡	康复回家
车到人走	现场处理
车到未送	现场救治
病家退车	现场退车
病人不去	现场未送

　　为了使数据符合研究内容，我们对原始数据进行了筛选，去除了未送往医院的情况和其他非院前急救需求的情况（如取担架、取血、康复回家等），最后一共剩余36 092条数据。在这36 092条数据中，平均每小时的120电话到达率为4个，从早上8点到下午3点的受理强度比较大，送往次数最多的8个地点见表10.2。本节模型研究的是一定区域内救护车病人的调度策略，且不考虑急救病人在运输途中所花的时间，因此不考虑除松江区以外的地点，最终选取上海市第一人民医院松江分院、松江区中心医院、松江区泗泾医院和松江区九亭医院这四家位于松江区内的医院。本节将以这四家医院作为实例，对其救护车病人的数据进行分析，并将这些数据代入模型进行求解和后期的敏感性分析、性能衡量及结果总结。

表 10.2　送往次数最多的 8 个医院

排名	医院	记录数/条
1	上海市第一人民医院松江分院	8079
2	松江区中心医院	7468
3	闵行区中心医院	2279
4	松江区泗泾医院	892
5	松江区九亭医院	825
6	上海市第六人民医院	784
7	复旦大学附属儿科医院	776
8	上海市儿童医院	390

　　从表10.3可以发现，本节选取的四家医院一共有17 264条数据，其中上海市第一人民医院松江分院和松江区中心医院分别有8079条和7468条数据，总计约占这四家医院数据的90%，松江区泗泾医院和松江九亭医院合计占比约为10%，这也从另一方面印证了之前提到的急救病人调度过于集中的现象。

表 10.3 选取实例

医院	记录数/条	占比
上海市第一人民医院松江分院	8079	46.80%
松江区中心医院	7468	43.26%
松江区泗泾医院	892	5.17%
松江区九亭医院	825	4.78%

因为上海市第一人民医院松江分院、松江区中心医院、松江区泗泾医院和松江区九亭医院的数据量存在一定的差距，所以本节把四家医院分成两部分进行每小时到达情况分析。图10.2和图10.3为2016年这四家医院每小时的到达情况。8点到9点为急救病人到达高峰时间段，0点到6点的到达率都处于低谷，上海市第一人民医院松江分院和松江区中心医院从下午2点到晚上9点的到达率比较平稳。

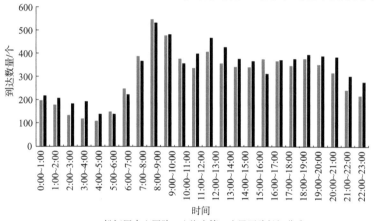

图 10.2 急诊到达情况一

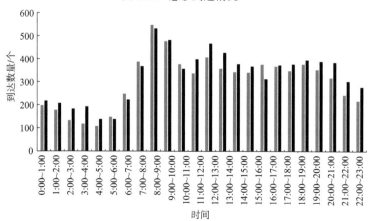

图 10.3 急诊到达情况二

通过SPSS对四家医院总的到达率进行泊松分布检验，泊松分布的检验数据必须为非负整数，因此对每小时到达率进行取整后检验，检验结果的P值为0.625，大于0.05，说明数据服从泊松分布，即电话到达率服从泊松分布，符合本模型的假设。

四家医院2016年1月1日至2016年12月9日的总救护车等待时间分别为：上海市第一人民医院松江分院是1963h，松江区中心医院是1309h，松江区九亭医院是118h，松江区泗泾医院是129h。上海市第一人民医院松江分院与松江区中心医院的救护车等待时间明显高于其余两家。上海市第一人民医院松江分院为三级甲等综合性医院，松江区中心医院当时为二级甲等综合性医院[①]，松江区九亭医院为二级综合性医院，松江区泗泾医院为二级乙等综合性医院，本书发现等级越高或治疗水平越高的医院，救护车等待时间越长，间接说明等级越高的医院急诊室越拥堵或接待的救护车病人越多。四家医院2016年1月至2016年12月各月的总救护车等待时间见图10.4和图10.5，由于上海市第一人民医院松江分院、松江区中心医院和松江区九亭医院、松江区泗泾医院的数据值存在较大差异，本节分别使用了两张直方图，可以更清楚地观察数据。图10.4中，12月的流水记录只有9天，因此等待时间比较少。从图10.4可看出上海市第一人民医院松江分院和松江区中心医院2月的等待时间最少，其他各月比较平均。对松江区九亭医院来说，12月的等待时间最为突出，为95 000s，8、9、11月的等待时间也较长，其他几个月较为平均。松江区泗泾医院12月等待时间最长，7、8月的等待时间较长，其他几个月较为平均。

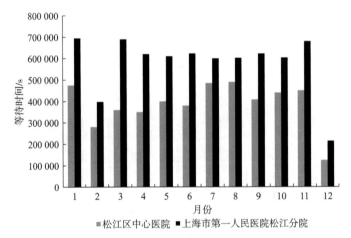

图10.4　2016年1月至2016年12月各月救护车等待时间（一）

---

① 2020年7月10日成功晋升三级乙等医院。

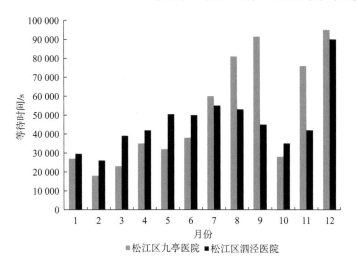

图 10.5 2016 年 1 月至 2016 年 12 月各月救护车等待时间（二）

另外，我们对四家医院每小时的救护车等待时间的趋势进行对比分析，见图10.6和图10.7。总体来说四家医院每小时救护车等待时间的趋势大致相同，都是凌晨0点到5点等待时间较短，且波动较小，从5点开始到上午8点呈上升趋势，且上升幅度大，8点到9点为一天中等待时间最长的时间段，从9点开始等待时间有一定的减少，一直到晚上8点，等待时间比较平均，但每小时也存在一定波动幅度，从21点开始等待时间逐渐减少，一直到0点到达等待时间较短的阶段。

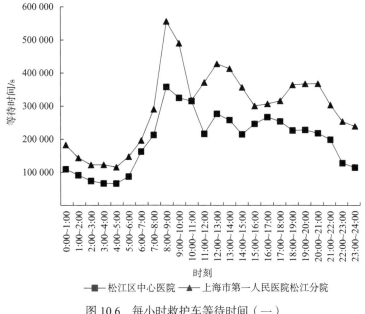

图 10.6 每小时救护车等待时间（一）

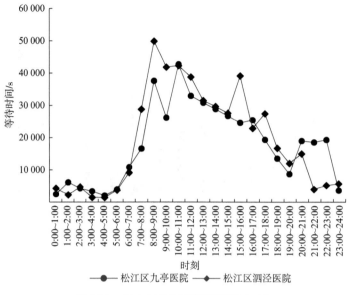

图 10.7　每小时救护车等待时间（二）

10.4.2　算例的参数设置与计算结果

根据10.4.1节对2016年四家医院的救护车到达率的泊松分布检验，可以确定救护车病人的到达服从泊松分布。泊松分布的检验数据必须为非负整数，为了更符合实际情况，本节首先重新对实际数据进行泊松分布检验，得到区域救护车病人的到达率为1.9708人/h。其次，对救护车病人的需求进行分类，将脑梗、急性心梗、心衰、呼吸停止等情况的患者归类为需要前往救治水平高的医院。在本节的算例中，这类病人共有2234例，占总数的6.19%，其中被送往上海市第一人民医院松江分院的急救病人占总数的6.18%，被送往松江区中心医院的急救病人占总数的0.01%。上海市第一人民医院松江分院和松江区中心医院的治疗水平存在差距，因此这部分比例以历史数据为准，将其作为算例中的实际比例。其他参数均根据医院的实际情况或参考文献（Almehdawe et al.，2016）进行设置，见表10.4。

表 10.4　参数设置

编号	医院	c_k	$\lambda_{w,k}$/（人/h）	f	p_k'	λ_a/（人/h）
1	上海市第一人民医院松江分院	34	2.07	0.01%	46.80%	
2	松江区中心医院	33	2.06	6.18%	43.26%	1.9708
3	松江区泗泾医院	29	1.78	/	5.17%	
4	松江区九亭医院	29	2.04	/	4.78%	

在Almehdawe等（2016）的研究中，根据Erlang B公式，$E\left[\hat{W}_a\right]$的表达式可以被改写为

$$E\left[\hat{W}_a\right] = \frac{1}{c\mu(1-\sigma)} B(c,\rho) \tag{10.27}$$

其中，

$$B(c,\rho) = \left(1 + c!(1-\rho)\sum_{n=0}^{c-1}\frac{(c\rho)^{n-c}}{n!}\right)^{-1} \tag{10.28}$$

Grassmann（1983）和Ozawa（2006）的研究证明了$B(c,\rho)$为ρ的凸函数，又由于$\rho=\sigma+\lambda_w/(c\mu)$，显然，$B(c,\rho)$为$\rho$的严格增函数，也是$\sigma$的严格增函数。$B(c,\rho)$的一阶导数为正，二阶导数可以表达为

$$\frac{d^2}{d\sigma^2}\left(\frac{B(c,\rho)}{(1-\sigma)}\right) = \frac{2B(c,\rho)}{(1-\sigma)^3} + \frac{2\frac{d}{d\sigma}B(c,\rho)}{(1-\sigma)^2} + \frac{\frac{d^2}{d\sigma^2}B(c,\rho)}{1-\sigma} \tag{10.29}$$

二阶导数式（10.29）是非负的。因此，可知，$E\left[\hat{W}_a\right]$是σ的凸函数。为了最小化救护车"压床"时间，我们需要确保每个急诊室的平均"压床"时间是有限的。为了达到这一目标，需要保证以下两点：①系统有足够的能力来服务所有未损失的救护车病人；②每家医院的急诊室都能满足前往该医院的急救病人的数量。条件①与假设4相符合，条件②可以表示为

$$\sigma_k \leqslant 1 \tag{10.30}$$

为了满足式（10.30），需使

$$\lambda_a \leqslant \sum_{k=1}^{K} c_k\mu_k \tag{10.31}$$

如果以上假设成立，那么集合$\left\{(p_1,p_2,\cdots,p_k):p_k < p_k^{\max}, k=1,2,\cdots,K, \sum_{k=1}^{K}p_k=1\right\}$一定是非空的。根据以上证明，本模型的目标函数在$\{\sigma_1,\sigma_2,\cdots,\sigma_k\}$上为凸函数，同样也在$\{p_1,p_2,\cdots,p_k\}$上为凸函数。本模型的约束条件均为线性的。因此，本优化问题为凸规划，将算例代入模型，使用Lingo编程，通过迭代算法求解得到优化结果。

将算例代入模型后的求解结果见表10.5，调度概率指的是单位时间内建议调度概率，即将急救病人调度到各医院急诊室的概率，本算例的单位时间为一天。救护车病人等待时间为前往各家医院所有急诊室病人的等待时间之和，"合计"指的是区域内所有救护车病人或自行前往病人的等待时间之和。

表 10.5 优化结果

编号	优化结果			现状		
	调度概率	救护车病人等待时间/h	自行前往病人等待时间/h	调度概率	救护车病人等待时间/h	自行前往病人等待时间/h
1	34.99%	0.2296	0.4467	46.80%	1.0180	1.9810
2	30.38%	0.2688	0.5207	43.26%	1.3080	2.5340
3	22.20%	0.3020	0.5570	5.17%	0.0160	0.0290
4	12.43%	0.4728	0.8951	4.78%	0.1470	0.2790
合计		1.2732	2.4195		2.4890	4.8230

优化前各家医院的实际调度概率为46.80%、43.26%、5.17%和4.78%，调度后为34.99%、30.38%、22.20%和12.43%，可以发现实际情况中救护车病人的调度非常集中，约90%的病人前往了上海市第一人民医院松江分院和松江区中心医院，优化后的结果中，上海市第一人民医院松江分院和松江区中心医院的救护车病人的调度占比仍超过65%，但病人数量相较优化前有明显的下降，优化起到了救护车分流的作用，使救护车病人的分布更为均匀。为了能更明显地比较优化前后的效果，可通过图10.8的直方图进行比较。

对于上海市第一人民医院松江分院和松江区中心医院，优化结果中救护车病人的等待时间大幅减少,分别从原来的1.0180h和1.3080h减少到0.2296h和0.2688h，降幅分别为77.45%和79.43%，同时，自行前往病人的等待时间和现状相比也有一定程度的减少。相反，对于松江区泗泾医院和松江区九亭医院，救护车病人的等待时间有了明显的增加，产生这种情况的原因是这两家医院的救护车病人有所增加。区域内四家医院所有救护车病人的等待时间之和由原来的2.4890h减少到了优化后的1.2732h，减少了48.85%，自行前往病人的等待时间由原来的4.8230h减少到了2.4195h，减少了49.83%。综上，优化效果良好。

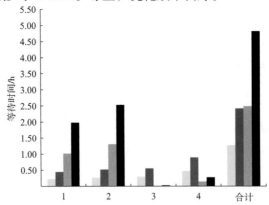

图 10.8 优化结果比较

10.5 性能衡量及敏感性分析

10.5.1 性能衡量

本小节将对急诊室服务的一些性能指标进行计算,除了优化结果中展示的救护车病人和自行前往病人的等待时间外,还增加了各医院急诊室的队伍长度和急诊室的使用率,各指标如表10.6~表10.8所示。从表10.6可以看出,新调度策略中两类病人的等待时间都显著减少,救护车病人的等待时间大幅缩减,自行前往病人的等待时间也减少了近50%。从表10.7可以发现两类病人的队伍长度也相应地缩短了,救护车病人的队长由原来的2.0694人减少为0.5672人,自行前往病人的队长由原来的9.9524人减少为4.8135人,可见新调度策略对急诊室病人的等待时间和队长都有正面的影响。从急诊室的使用率来看,上海市第一人民医院松江分院和松江区中心医院的使用率有小幅减少,松江区泗泾医院和松江区九亭医院的使用率有小幅增加,区域内总的急诊室使用率略有提高,这充分说明通过救护车分流和正确的调度策略能提高急诊室使用率,同时能缓解一些高强度运作的急诊室的负荷,提高比较空闲的急诊室的使用率。

表 10.6 病人等待时间指标

编号	优化结果		现状	
	救护车病人等待时间/h	自行前往病人等待时间/h	救护车病人等待时间/h	自行前往病人等待时间/h
1	0.0803	0.4467	0.4764	1.9810
2	0.0817	0.5207	0.5658	2.5340
3	0.0670	0.5570	0.0008	0.0290
4	0.0588	0.8951	0.0070	0.2790
合计	0.2878	2.4195	1.0501	4.8230

表 10.7 急诊室队长指标

编号	优化结果		现状	
	救护车病人队长/人	自行前往病人队长/人	救护车病人队长/人	自行前往病人队长/人
1	0.1583	0.9254	0.9389	4.1038
2	0.1609	1.0744	1.1151	5.2287
3	0.1321	0.9907	0.0016	0.0516
4	0.1158	1.8230	0.0138	0.5682
合计	0.5672	4.8135	2.0694	9.9524

表 10.8　急诊室使用率指标

编号	急诊室使用率	
	优化结果	现状
1	48.63%	52.73%
2	48.31%	52.91%
3	45.76%	38.83%
4	47.11%	44.00%

10.5.2　敏感性分析

本小节将对模型内的变量进行敏感性分析，主要采用单因素敏感性分析法来观察单个变量对区域内调度系统和急诊病人排队系统是否存在影响，并分析这些变量对急救调度结果的影响程度及系统性能指标对这些影响因素的敏感性程度，从而确定如何调整急救系统内的设置来最大限度优化急救调度和急诊室安排，进一步提高急救医疗的服务水平，为调度中心提供参考。本小节将对救护车病人到达率、自行前往病人到达率、急诊室处理速率和急诊室容量这四个变量进行单因素敏感性分析。

1. 救护车病人到达率

在进行敏感性分析的过程中，为了使分析符合实际，救护车病人的到达率为1~2人/h。优化后急救病人调度结果和优化前后急救病人的等待时间见图10.9和表10.9、表10.10。图10.9和表10.9为区域内整体情况的汇总，表10.10为区域内四家医院的具体情况。

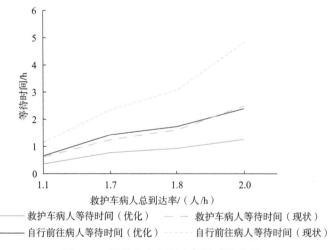

图 10.9　救护车病人到达率敏感性分析

表10.9　救护车病人到达率敏感性分析结果汇总

救护车病人到达率/（人/h）	优化结果		现状	
	救护车病人等待时间/h	自行前往病人等待时间/h	救护车病人等待时间/h	自行前往病人等待时间/h
1.1	0.361	0.665	0.622	1.165
1.7	0.773	1.433	1.246	2.348
1.8	0.928	1.734	1.612	3.067
2.0	1.259	2.391	2.489	4.816

表10.10　救护车病人到达率敏感性分析结果

救护车病人到达率/（人/h）	编号	优化结果			现状		
		调度概率	救护车病人等待时间/h	自行前往病人等待时间/h	调度概率	救护车病人等待时间/h	自行前往病人等待时间/h
1.1	1	40.40%	0.127	0.241	46.80%	0.25	0.472
	2	32.94%	0.12	0.223	43.26%	0.36	0.671
	3	21.12%	0.114	0.201	5.17%	0.012	0.022
	4	5.54%	—	—	4.78%	0	0
	合计		0.361	0.665		0.622	1.165
1.7	1	36.15%	0.135	0.257	46.80%	0.465	0.881
	2	30.93%	0.152	0.285	43.26%	0.635	1.197
	3	21.99%	0.183	0.329	5.17%	0.014	0.025
	4	10.93%	0.304	0.562	4.78%	0.132	0.245
	合计		0.773	1.433		1.246	2.348
1.8	1	35.69%	0.165	0.316	46.80%	0.625	1.197
	2	30.71%	0.184	0.35	43.26%	0.835	1.587
	3	22.08%	0.22	0.4	5.17%	0.015	0.026
	4	11.52%	0.358	0.668	4.78%	0.138	0.257
	合计		0.928	1.734		1.612	3.067
2.0	1	35.00%	0.23	0.447	46.80%	1.018	1.981
	2	30.37%	0.255	0.492	43.26%	1.308	2.527
	3	22.20%	0.302	0.557	5.17%	0.016	0.029
	4	12.43%	0.473	0.895	4.78%	0.147	0.279
	合计		1.259	2.391		2.489	4.816

　　从敏感性分析结果可以看出，急救病人的等待时间会随着救护车病人到达率的增加而增加，且增加趋势越来越明显，这说明救护车病人到达率越高，对区域内急救病人的等待时间影响越大（图10.9）。救护车病人到达率越高，急救病人等待时间的减少幅度越大，也就是优化效果越好（表10.9）。此外，从四家医院的敏

感性分析数据可以发现，救护车病人的到达率越高，调度结果中分流的需求越高，即原先急救病人比较多的医院的调度概率会随着救护车病人到达率的提高而降低，也解释了随着救护车病人到达率的增加，优化效果越来越明显的现象（表10.10）。因此，当救护车病人的到达率增加时，建议将部分病人调度到繁忙率较低的医院，能更加有效地缓解区域内救护车"压床"的现象，减少急救病人的等待时间。

2. 自行前往病人到达率

本部分将对自行前往病人到达率进行敏感性分析，区域内所有自行前往病人的到达率为5~9人/h，单家医院的自行前往病人的到达率为1~2.5人/h，具体分析结果见图10.10和表10.11、表10.12。图10.10和表10.11为区域内整体情况的汇总，表10.12为细节内容，即区域内四家医院的具体情况。

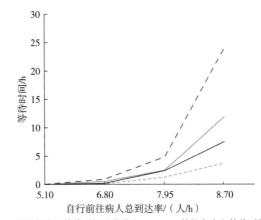

图 10.10　自行前往病人到达率敏感性分析

表 10.11　自行前往病人到达率敏感性分析结果汇总

自行前往病人总到达率/（人/h）	优化结果		现状	
	救护车病人等待时间/h	自行前往病人等待时间/h	救护车病人等待时间/h	自行前往病人等待时间/h
5.1	0.001	0.002	0.036	0.056
6.8	0.113	0.192	0.512	0.9
8.0	1.259	2.391	2.489	4.816
8.7	3.707	7.523	11.923	24

表 10.12 自行前往病人到达率敏感性分析结果

自行前往病人总到达率/（人/h）	编号	优化结果				现状		
		自行前往病人到达率/（人/h）	调度概率	救护车病人等待时间/h	自行前往病人等待时间/h	调度概率	救护车病人等待时间/h	自行前往病人等待时间/h
8.7	1	2.5	25.96%	0.95	2.01	46.80%	7.722	16
	2	2.3	28.83%	0.851	1.763	43.26%	4.05	8
	3	1.9	24.58%	0.884	1.73	5.17%	0.047	—
	4	2	20.62%	1.022	2.02	4.78%	0.104	—
	合计	8.7		3.707	7.523		11.923	24
8.0	1	2.1	35.00%	0.23	0.447	46.80%	1.018	1.981
	2	2.1	30.37%	0.255	0.492	43.26%	1.308	2.527
	3	1.8	22.20%	0.302	0.557	5.17%	0.016	0.029
	4	2	12.43%	0.473	0.895	4.78%	0.147	0.279
	合计	8		1.259	2.391		2.489	4.816
6.8	1	1.9	29.63%	0.026	0.045	46.80%	0.297	0.525
	2	1.8	29.02%	0.025	0.044	43.26%	0.212	0.37
	3	1.5	22.77%	0.028	0.047	5.17%	0.001	0.001
	4	1.6	18.58%	0.033	0.056	4.78%	0.002	0.004
	合计	6.8		0.113	0.192		0.512	0.9
5.1	1	1.5	28.73%	0.001	0.001	46.80%	0.015	0.023
	2	1.5	22.09%	0	0.001	43.26%	0.021	0.032
	3	1.1	22.40%	0	0	5.17%	—	—
	4	1	26.78%	0	0	4.78%	—	—
	合计	5.1		0.001	0.002		0.036	0.056

　　从表10.11可以看出，自行前往病人到达率越高，急救病人的等待时间越长。从图10.10可以看出，自行前往病人到达率越高，曲线的斜率越大，说明随着到达率的增加，每单位到达率的增加，所增加的急救病人等待时间越长，对急救病人的等待时间的影响越大。

　　从表10.12可以看出，当医院自行前往病人的到达率相差不大时，优化后的调度策略的分流越明显，即当不同医院的自行前往病人到达率差距较小时，建议将原先繁忙医院的救护车病人向不繁忙医院调度，这样能够减少急救病人的等待时间。此外，自行前往病人到达率越高，在优化后的调度策略下急救病人等待时间减少得越多，即优化效果越显著。

3. 急诊室处理速率

本部分将对急诊室处理速率进行敏感性分析，假定所有医院的急诊室处理速率水平相同，因此，在敏感性分析中，各急诊室处理速率也都保持一致，范围为0.15~0.2h/人。具体分析结果见图10.11和表10.13、表10.14，图10.11和表10.13为区域内整体情况，包含了优化前后区域内两类急救病人的总的等待时间，表10.14为区域内四家医院的具体情况。

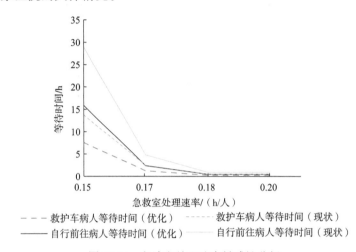

图 10.11　急诊室处理速率敏感性分析

表 10.13　急诊室处理速率敏感性分析结果汇总

急诊室处理速率 /（h/人）	优化结果		现状	
	救护车病人等待时间/h	自行前往病人等待时间/h	救护车病人等待时间/h	自行前往病人等待时间/h
0.15	7.5490	15.8790	13.7560	29.0000
0.17	1.2591	2.3908	2.4890	4.8160
0.18	0.2721	0.4824	0.5189	0.9369
0.20	0.2660	0.4716	0.5189	0.9393

从图10.11和表10.13可以看出，急诊室处理速率越高，区域内两类急救病人的等待时间越短，且随着急诊室处理速率的提高，曲线逐渐平缓，说明急诊室处理速率对急救病人等待时间的影响随着处理速率的提高而减少。此外，提高急诊室的处理速率能够缓解救护车"压床"现象，且在处理速率较低的情况下，提高处理速率，缓解效果越好。

从表10.14可以看出，急诊室处理速率越小，优化后的调度策略对分流的要求越明显，即在处理速率较小的情况下，需要将原先调度给繁忙医院的救护车病人往不繁忙的医院进行分流，以缓解繁忙医院的救护车"压床"现象，减少区域内急救病人的总等待时间。

表 10.14　急诊室处理速率敏感性分析结果

急诊室处理速率/（h/人）	编号	优化结果			现状		
		调度概率	救护车病人等待时间/h	自行前往病人等待时间/h	调度概率	救护车病人等待时间/h	自行前往病人等待时间/h
0.15	1	34.50%	1.407	3.028	46.80%	5.691	12
	2	30.07%	1.555	3.324	43.26%	7.017	15
	3	22.64%	1.801	3.664	5.17%	0.116	—
	4	12.78%	2.786	5.865	4.78%	0.932	2
	合计		7.549	15.879		13.756	29
0.17	1	35.00%	0.23	0.447	46.80%	1.018	1.981
	2	30.37%	0.255	0.492	43.26%	1.308	2.527
	3	22.20%	0.302	0.557	5.17%	0.016	0.029
	4	12.43%	0.473	0.895	4.78%	0.147	0.279
	合计		1.259	2.391		2.489	4.816
0.18	1	35.76%	0.048	0.088	46.80%	0.203	0.369
	2	30.79%	0.054	0.097	43.26%	0.276	0.498
	3	21.80%	0.065	0.113	5.17%	0.004	0.006
	4	11.65%	0.105	0.186	4.78%	0.036	0.064
	合计		0.272	0.482		0.519	0.937
0.20	1	36.57%	0.054	0.098	46.80%	0.203	0.371
	2	31.10%	0.056	0.101	43.26%	0.276	0.499
	3	21.31%	0.06	0.104	5.17%	0.004	0.006
	4	11.02%	0.096	0.168	4.78%	0.036	0.063
	合计		0.266	0.472		0.519	0.939

4. 急诊室容量

本部分将对急诊室容量进行敏感性分析，区域内所有医院急诊室总量变化范围为92~138组，单家医院急诊室容量变化范围为20~40组，具体结果见图10.12和表10.15、表10.16。图10.12和表10.15为区域内整体情况，包含了优化前后区域内两类急救病人的总的等待时间，表10.16为区域内四家医院的具体情况。

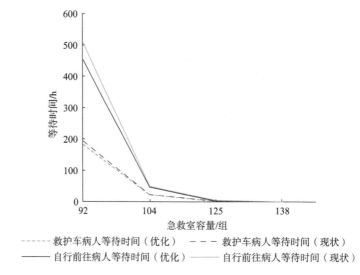

图 10.12　急诊室容量敏感性分析

表 10.15　急诊室容量敏感性分析结果汇总

急诊室总容量/组	优化结果		现状	
	救护车病人等待时间/h	自行前往病人等待时间/h	救护车病人等待时间/h	自行前往病人等待时间/h
92	182.0000	452.0000	193.0000	507.0000
104	22.4580	47.0000	23.0000	50.0000
125	1.2591	2.3908	2.4890	4.8160
138	0.0167	0.0273	0.0193	0.0317

从图10.12和表10.15可以看出，急诊室容量越大，区域内两类急救病人的等待时间越短，且随着急诊室容量的增加，曲线下降趋势逐渐平缓，说明急诊室容量对急救病人等待时间的影响，随着容量的增加而减少。因此，为了减少急救病人的等待时间，可以适当增加急诊室容量，且在急诊室容量较小的情况下，增加急诊室容量能够很好地缓解救护车"压床"现象，且缓解效果非常好，急救病人的等待时间减少幅度也较大。

从表10.16可以看出，优化后的调度策略分配更多的救护车病人给急诊室容量较大的医院，分配过程考虑了急诊室容量这一因素，若各急诊室容量差距较小，繁忙医院的急诊室容量处于中等水平，则优化后的调度策略将分配较多救护车病人到其他医院,以减少急救病人等待时间。此外,急诊室容量越小,分流效果越显著,当急诊室容量足够大时,分流几乎不起作用,此时,几乎不存在救护车"压床"现象。

表 10.16 急诊室容量敏感性分析结果

急诊室总容量/组	编号	急诊室容量/组	优化结果			现状		
			调度概率	救护车病人等待时间/h	自行前病人等待时间/h	调度概率	救护车病人等待时间/h	自行前往病人等待时间/h
92	1	25	32.48%	31	76	46.80%	95	236
	2	26	38.57%	29	72	43.26%	29	98
	3	21	21.07%	42	100	5.17%	8	18
	4	20	7.88%	80	204	4.78%	61	155
	合计	92		182	452		193	507
104	1	30	42.95%	2.766	6	46.80%	4	9
	2	28	32.19%	3.621	8	43.26%	11	23
	3	23	16.80%	6.12	12	5.17%	1	3
	4	23	8.07%	9.951	21	4.78%	7	15
	合计	104		22.458	47		23	50
125	1	34	35.00%	0.23	0.447	46.80%	1.018	1.981
	2	33	30.37%	0.255	0.492	43.26%	1.308	2.527
	3	29	22.20%	0.302	0.557	5.17%	0.016	0.029
	4	29	12.43%	0.473	0.895	4.78%	0.147	0.279
	合计	125		1.259	2.391		2.489	4.816
138	1	40	47.53%	0.001	0.002	46.80%	0.001	0.002
	2	38	37.67%	0.002	0.003	43.26%	0.004	0.006
	3	30	11.90%	0.004	0.007	5.17%	0.001	0.002
	4	30	2.89%	0.01	0.016	4.78%	0.013	0.022
	合计	138		0.017	0.027		0.019	0.032

10.6 本章小结

本章针对救护车"压床"现象,利用排队论等相关理论,以区域内救护车病人的等待时间最小化为优化目标,并且以考虑救护车病人的治疗需求为创新点,建立了救护车病人调度决策模型。该模型旨在得出一段时间内的救护车病人的调度概率目标,为调度人员提供决策支持。

本章对上海市松江区急救调度中心2016年的出车流水表进行了初步的分

析，从急救电话的呼叫率、救护车送达目的地、出车原因、救护车等待时间等几个方面进行了数据分析，发现救护车病人调度过于集中。然后将模型应用到该历史数据中，利用Lingo编程和迭代算法求解得到优化结果，即优化后的调度策略，并对优化前后的调度情况从急救病人等待时间进行了比较分析，发现该模型可以减少救护车病人的等待时间，缓解救护车"压床"现象，提高院前急救的服务质量。

参 考 文 献

Almehdawe E，Jewkes B，He Q M. 2016. Analysis and optimization of an ambulance offload delay and allocation problem. Omega，65：148-158.

Chakravarthy S R，Dudin A N. 2017. A queueing model for crowdsourcing. Journal of the Operational Research Society，68（3）：221-236.

Channouf N，L' Ecuyer P，Ingolfsson A，et al. 2007. The application of forecasting techniques to modeling emergency medical system calls in Calgary，Alberta. Health Care Management Science，10（1）：25-45.

Grassmann W. 1983. The convexity of the mean queue size of the M/M/c queue with respect to the traffic intensity. Journal of Applied Probability，20（4）：916-919.

Leo G，Lodi A，Tubertini P，et al. 2016. Emergency department management in Lazio，Italy. Omega，58：128-138.

Ozawa T. 2006. Sojourn time distributions in the queue defined by a general QBD process. Queueing Systems，53（4）：203-211.

Silvestri S. 2006. Impact of emergency department bed capacity on emergency medical services unit off-load time. Academic Emergency Medicine，13（5）：70-71.

Taylor C，Williamson D，Sanghvi A. 2006. When is a door not a door? The difference between documented and actual arrival times in the emergency department. Emergency Medicine Journal，23（6）：442-443.

Wu J S，Chan W C. 2017. Maximum entropy analysis of multiple-server queueing systems. Journal of the Operational Research Society，40（9）：815-825.

第11章 考虑救护车繁忙率的急救网络规划

当研究者通过构建数学模型来解决院前急救规划问题时，需要考虑的不仅是如何简单、高效地求解出相应的规划方案，更应该考虑如何求出与实际情况更接近的优化方案。在将现实问题抽象成数学模型的过程中，不可避免地需要做出一些简化假设，例如，在早期的救护车布局模型中，整个区域被抽象成有限个需求点；需求点被一个站点覆盖时，需求就能被全部响应；还有研究设定绝对的覆盖半径值，但在现实中可能没有这么严格的派车标准；以及救护车在固定两点之间的行驶时间是一个只与距离相关的常量等。这些假设均在一定程度上使理论建模过程更加方便，但由于偏离实际情况，无法准确地刻画真实情况。因此，研究者在用数学模型方法刻画实际问题时需要考虑更多现实因素。

本章考虑了急救需求到达及可被相应急救站点救护车响应的随机性。急救事故的发生是随机的，因而站点的救护车是否处于闲置可用状态是一个概率事件，于是，为了保证事故发生时能以较高的概率被救护车响应，每个需求点应被指定若干个备选响应站点，且备选站点应具有严格的选择顺序。考虑到响应时间的重要性，应将急救响应时间作为衡量急救效果的指标。基于此，本章建立了考虑服务能力和站点服务顺序的救护车布局概率模型——PCLM模型。通过与相关概率模型比较发现，PCLM模型的救护车实际繁忙率和预设值之间的偏差降低了20%。该模型被应用到上海中心城区的急救案例研究中，模型结果显示，平均响应时间由原来的8min减少到5.693min，大大提高了急救服务效果。

本章旨在为市政决策者提供可靠的决策依据，因此，在模型的求解过程中做了大量的敏感性分析，在不同参数水平下，计算最优的布局方案，一方面可以为不同情境下的急救网络设计提供解决方案，另一方面可以为决策者提供利弊权衡的参考，从而制订更合理的院前急救网络规划方案。

到目前为止，大多数模型都将救护车的可获得性作为主要的不确定性因素来考虑，现实中，还会存在许多其他的不确定性和随机因素，本书第12章就试图考虑救护车行驶时间的随机性对系统规划的影响。

11.1 繁忙率研究概述

在考虑急救需求到达的随机性，以及由此带来的急救站点救护车工作状态的随机性时，由于急救需求的发生是完全不可预测的，可能会出现一辆救护车在执行一次急救任务过程中收到一个新的急救任务的情况（Beraldi and Bruni，2009）。单次覆盖模型不能保证需求发生时，覆盖它的站点有空闲的救护车可供派遣，由此产生的响应延误可能会让患者错过最佳的抢救时间。为了避免这种情况，Daskin（1983）首次提出了救护车繁忙率的概念，随机到达的急救需求请求救护车响应时，救护车有一定的概率处于繁忙状态而无法响应，这一概率可以通过繁忙率的值来量化。Daskin（1983）提出了经典的MEXCLP模型，该模型假设所有救护车具有相同的繁忙率，可通过总的救护车数除以总的需求量来估算。具体模型如下：

$$\max \sum_{i \in V} \sum_{k=1}^{P} \text{dem}_i (1-q) q^{k-1} y_{ik} \tag{11.1}$$

约束条件为

$$\sum_{j \in W} a_{ij} x_j \geqslant \sum_{k=1}^{P} y_{ik}, \quad \forall i \in V \tag{11.2}$$

$$\sum_{j \in W} x_j \leqslant P \tag{11.3}$$

$$x_j \in \text{integer}, \quad \forall j \in W \tag{11.4}$$

$$y_{ik} \in \{0,1\}, \quad \forall i \in V, k = 1, 2, \cdots, P \tag{11.5}$$

其中，V表示需求点集合；W表示急救站点集合；q表示救护车的繁忙率；dem_i表示需求点i的急救需求数量；P表示救护车总数；a_{ij}表示0-1变量，需求点i在急救站点j的覆盖半径以内则为1，否则为0；x_j表示急救站点j停靠的救护车数量，为正整数变量；y_{ik}表示0-1变量，需求点i被覆盖k次则为1，否则为0。

模型（11.1）的目标是最大化能被及时响应的需求数量，对于任何一个需求点而言，能被及时响应的需求百分比为$1-q^k$，故被覆盖次数越多的需求点，能被及时响应的需求百分比越大。约束条件（11.2）表明覆盖次数由覆盖半径以内的救护车数量决定。约束条件（11.3）为资源约束，表示可供使用的救护车数量为P。约束条件（11.4）表明，此模型中一个急救站点可停靠多辆救护车。MEXCLP模型作为最早提出繁忙率概念的救护车布局研究，为解决救护车出现繁忙的实际情况提供了一个很好的解决方法。

此后，关于引入繁忙率这一概念来构建院前急救规划问题的研究不在少数，韩国学者Cho等（2014）在研究创伤急救中心和急救直升机协同选址时，提出了救护车利用率的概念，即救护车执行任务的时间和总时间之比，也即本书所说的繁忙率。考虑到院前急救网络规划方案的长期性和稳定性，应使用综合的、平均的规划方案进行救护车布局。故使用繁忙率的参数来表示未被延迟响应的急救需求的数量。其模型目标函数如下：

$$\sum_{h \in H} (1 - r_h) \lambda_h \qquad (11.6)$$

式（11.6）表示被及时响应的需求数量，其中，r_h 表示救护车或直升机处于执行任务状态（繁忙）的概率，$(1 - r_h)$ 则表示处于空闲可被调用状态的概率。λ_h 表示急救需求的到达率，在本书中，笔者假设急救需求的到达服从泊松分布，本章后续研究中也沿用这一假设。

11.2 考虑救护车繁忙率的概率模型

本章在院前急救网络规划中考虑了更多的现实因素，并建立了新的院前急救网络规划模型。首先，急救事故发生的时间和地点具有完全的随机性，这也导致可以服务一定半径区域的救护车所处的工作状态具有随机性。因此，即使某个需求点在规划时被一辆救护车以标准半径覆盖，在现实中，该点发生的急救需求仍存在不能被及时响应的可能，导致错过最佳抢救时间。基于此，在前期急救网络规划中，决策者应该考虑救护车出现繁忙的情况，本章引入了急救站点繁忙率的概念，并以此来计算各个需求点能够被及时响应的概率，从而确保任意到达的急救需求都能够以较大概率被响应。另外，繁忙率作为直接反映救护车利用率的指标，可间接体现其服务能力。通过单个急救需求所需的服务时间和单个救护车的服务能力，可以更好地将急救需求和救护车的服务能力联系起来，从而求出系统所需的救护车资源的数量。本章在考虑救护车繁忙率时，并未细分到同一个站点的不同救护车上，而是将站点的多辆救护车视为一个整体，综合考虑各个急救站点的繁忙率。并假设所有急救站点具有相同的繁忙率，这符合任务均匀分配的原则。

其次，一般来讲，院前急救网络规划通常被划分为选址覆盖问题（Goldberg，2004），决策者通常关心需求覆盖的百分比，在此背景下，大多数研究都会考虑对需求点的绝对覆盖，设定固定的覆盖半径标准，需求点在急救站点覆盖半径以内就认为是覆盖，否则就认为是未被覆盖。然而，在现实中，这种方法往往会给院前急救带来较大的限制。例如，当覆盖半径为8min时，急救站点A距离需求点1、2、3和4的时间距离分别为0.01min、7.99min、8.01min和16min。传统覆盖模型认为，需求点1和需求点2被急救站点A覆盖，且二者没有任何区别，实际上需求点1被站点A响应的救援效果会远远好于需求点2。需求点3和需求点4未被急救站点覆盖，二者同样被认为没有区别，实际上8.01min的响应时间也远远好于16min。尽管覆盖模型将需求点2和需求点3完全区别对待，但现实中响应时间为7.99min的救援效果并不会比8.01min好多少。显然，急救的效果是随响应时间变化而逐渐变化的。为此，本章取消了绝对覆盖的概念，采用部分覆盖的概念，通过急救响应时间的长短来衡量急救的效果。

最后，为了保证大多数的急救需求能够被第一时间响应，每个需求点均被指定多个急救站点，作为备选之用，备选站点的个数则由设定的繁忙率来确定。对于每一个需求点而言，其备选站点具有严格的服务顺序，只有当高次序的站点救护车全都繁忙时，才会考虑低次序站点的救护车。这种优先级模式便于调度员在现实急救系统中协调决策。

11.2.1 问题假设与符号说明

该模型的假设可总结为以下四条。

（1）不同急救站点繁忙与否，是相互独立的事件。

（2）对于任意急救站点，分配给该站点的急救任务（需求）将由该站点所有救护车均匀分摊完成。

（3）对于任何需求点，其到达的急救需求将由其顺序级别最高且有空闲救护车的备选站点派车响应。

（4）对于到达的急救需求，如果其所有备选站点均无空闲救护车，则放弃响应该需求，从而使急救系统始终保持0排队。

符号说明如下。

V——需求点集合；

W——可供选择的急救站点的集合；

C——任意需求点备选站点个数；

i——需求点编号，$i \in V$；

j——急救站点编号，$j \in W$；

k——需求点选择的备选站点的顺序编号，$k=1,2,\cdots,C$；

Dem——整个急救区域一天的总急救需求量；

λ_i——需求点i一天的急救需求量；

r_j——分配给站点j的总急救需求量；

r_{ij}——从站点j到需求点i转移的急救需求量；

t_{ij}——从急救站点j到需求点i，救护车的行驶时间；

t_0——对于任意需求点，其第一备选站点的时间半径要求；

τ——救护车一次出车平均服务时间（包括救护车路上行驶时间和急救处理时间）；

q——急救站点的繁忙率（未被选择的急救站点繁忙率为1）；

P——可供使用的最大救护车数量；

S——可供使用的最大急救站点数量；

M——一个极大的正数。

决策变量说明如下。

x_j——急救站点j停放的救护车数量；

s_j——0-1变量，急救站点j被选中则为1，否则为0；

y_{ijk}——0-1变量，急救站点j是否为需求点i的第k备选站点，1表示是，0表示否。

11.2.2　目标函数及关键约束

如图11.1所示，一个需求点会按照严格的优先级顺序向C个备选站点请求急救服务，当且仅当高优先级的站点无空闲救护车时，才由低优先级的站点响应服务。所有开通的急救站点均被认为具有相同的繁忙率q。任意一对需求点和急救站点之间的路径时间是确定的，因此，如果知道每条路径上救护车所运送的急救需求数量，便可求得整个急救系统的平均响应时间。而每条路径上救护车所运送的急救需求量则由需求点所对应的急救站点的优先级和站点的繁忙率所决定。

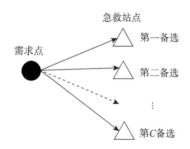

图 11.1　需求点被 C 个急救站点按顺序响应

在急救站点相互独立的假设下，可通过概率的乘法法则计算一个需求点的需求分别被各优先级的备选站点响应的概率（Schmid and Doerner，2010）。根据相互独立的概率知识可知，对于任意的需求点，其随机产生的急救需求被第k备选站点响应的概率为$(1-q)q^{k-1}$，而该需求点被第k备选站点响应的需求量可计算如下：

$$r_{ik} = \lambda_i q^{k-1}(1-q) \tag{11.7}$$

显然，对任何需求点而言，其优先次序高的备选站点将会响应更多来自该需求点的急救需求。为不失一般性，需求点i和急救站点j之间所运送的急救需求量可统一表示为

$$r_{ij} = \lambda_i \sum_{k \in C}(1-q)q^{k-1}y_{ijk}, \quad \forall i \in V, j \in W \tag{11.8}$$

故急救站点j所响应的急救需求总量可表示为

$$r_j = \sum_{i \in V} \lambda_i \sum_{k \in C} (1-q) q^{k-1} y_{ijk}, \quad \forall j \in W \tag{11.9}$$

而需求点i的平均响应时间为

$$\text{AveRespTime}_i = \sum_{j \in W} t_{ij} \sum_{k \in C} (1-q) q^{k-1} y_{ijk}, \quad \forall i \in V \tag{11.10}$$

得到每个需求点的平均响应时间后，整个急救系统的响应时间可以以需求点的需求量为权重得到，即

$$\text{AveRespTime} = \sum_{i \in V} \sum_{j \in W} t_{ij} \frac{\lambda_i}{\text{Dem}} \sum_{k \in C} (1-q) q^{k-1} y_{ijk} \tag{11.11}$$

式（11.11）即为院前急救规划模型的目标函数。

急救站点停放的救护车数量，即站点的服务能力，是由分配给该急救站点的急救任务量（急救需求量乘以单次任务时间）决定的。一次急救任务平均所占用的时间，包括救护车离开急救站点到现场的时间、现场对患者急救处理的时间、将患者转移到医院做进一步抢救的时间及再次回到急救站点的时间，可通过历史急救数据分析得到，假设该时间为固定值，用τ表示。因此，在已知救护车繁忙率q的情况下，一辆救护车单位时间内可完成的急救需求量为q/τ，急救站点j单位时间内的服务能力则可表示为qx_j/τ。为了能够响应所有的急救需求，站点j的服务能力必须大于分配给它的急救需求量，但由于救护车资源并非无限可用，故刚好能满足急救需求便可，即

$$r_j \leqslant q \frac{1}{\tau} x_j, \quad j \in W \tag{11.12}$$

$$r_j \geqslant q \frac{1}{\tau} (x_j - 1), \quad j \in W \tag{11.13}$$

11.2.3　PCLM 模型

根据以上分析，本章提出的院前急救网络规划模型是考虑救护车服务能力及站点服务顺序的概率模型，即PCLM模型。

$$\min \sum_{i \in V} \sum_{j \in W} t_{ij} \frac{\lambda_i}{\text{Dem}} \sum_{k \in C} (1-q) q^{k-1} y_{ijk} \tag{11.14}$$

约束条件为

$$\sum_{k \in C} y_{ijk} \leqslant 1, \quad \forall i \in V, j \in W \tag{11.15}$$

$$\sum_{j \in W} y_{ijk} = 1, \quad \forall i \in V, k \in C \tag{11.16}$$

$$\sum_{j \in W} \sum_{k \in C} y_{ijk} = C, \quad \forall i \in V \tag{11.17}$$

$$\sum_{j \in W} t_{ij} y_{ij1} \leqslant t_0, \quad \forall i \in V \tag{11.18}$$

$$\sum_{i \in V} \lambda_i \sum_{k \in C} (1-q) q^{k-1} y_{ijk} \leqslant q \frac{1}{\tau} x_j, \quad \forall j \in W \tag{11.19}$$

$$\sum_{i \in V} \lambda_i \sum_{k \in C} (1-q) q^{k-1} y_{ijk} \geqslant q \frac{1}{\tau} (x_j - 1) + q \frac{1}{\tau} \times 50\%, \quad \forall j \in W \tag{11.20}$$

$$y_{ijk} \leqslant s_j, \quad \forall i \in V, j \in W, k \in C \tag{11.21}$$

$$x_j \geqslant s_j, \quad \forall j \in W \tag{11.22}$$

$$x_j \leqslant M s_j, \quad \forall j \in W \tag{11.23}$$

$$\sum_{j \in W} x_j \leqslant P \tag{11.24}$$

$$\sum_{j \in W} s_j \leqslant S \tag{11.25}$$

$$s_j, y_{ijk} \in \{0,1\}, \quad \forall i \in V, j \in W, k \in C \tag{11.26}$$

$$x_j \in \text{integer}, \quad \forall j \in W \tag{11.27}$$

其中，根据Daskin（1983）的研究内容，系统所需的最小救护车数量可通过式（11.28）求得。

$$N \geqslant \left\lceil \frac{\text{Dem} \times \tau}{q} \right\rceil \tag{11.28}$$

模型中，目标函数（11.14）表示最小化系统的平均响应时间。约束条件（11.15）表示一个站点只能成为一个需求点的备选站点之一，约束条件（11.16）表示只有一个急救站点会被选作一个需求点的第k备选站点。约束条件（11.17）表示任意需求点刚好有C个备选站点。约束条件（11.18）保证任意需求点距离其第一备选站点的行驶时间在预设阈值之内，换言之，至少有（1-q）比例的急救需求可在预设时间阈值之内被响应。约束条件（11.19）和约束条件（11.20）共同保证所分配的救护车数量刚好足以满足急救需求，需要指出的是，约束条件（11.20）是在式（11.13）右边加上q/τ×50%而得到的，这是为了保证只有在多余的需求量超过一辆救护车的服务能力一半时才增加一辆救护车，否则会将多余的需求量分配给其他急救站点的救护车。约束条件（11.21）表明，只有当一个急救站点成为某个需求点的C个备选站点之一时，该急救站点才选择开通。类似地，约束条件（11.22）和约束条件（11.23）共同表明，救护车只能停放在被选择开通的急救站点。最后，约束条件（11.24）给出了救护车资源的限制，约束条件（11.25）则给出了急救站点的资源限制。约束条件（11.26）和约束条件（11.27）为变量取值范围约束。

11.3 PCLM模型与UBUL模型比较实验

11.3.1 实验背景介绍

Shariat-Mohaymany等（2012）提出了上限繁忙率的急救规划（upper-bound unavailability location，UBUL）模型，并且证明该模型比其他院前急救规划的概率模型更能节约救护车资源。Shariat-Mohaymany等在UBUL模型中采用"需求–服务能力"的方法来表达救护车繁忙率的概念，并作为模型的输入参数，给出了救护车繁忙率的上界，称为输入繁忙率。在求解出模型后，可通过总需求和救护车总数得到系统的实际繁忙率（$Dem \times \tau / P$），即输出繁忙率，二者理应在一定程度上接近。Shariat-Mohaymany等的计算结果显示，模型的输入繁忙率远远小于输出繁忙率，表明UBUL模型对系统实际繁忙率的估值严重偏高，由此会导致布局过多救护车资源，使系统产生大量不必要的冗余。

经过分析发现，UBUL模型对救护车繁忙率的高估主要是由严格的"二分覆盖"标准造成的，即急救站点和需求点的关系只存在"完全覆盖"和"完全未被覆盖"的情况。因此，为了满足覆盖的可靠度要求，更多的救护车将会被停靠在急救站点，超过急救需求的需要。这也是为什么在本章提出的PCLM模型中，我们提出用"部分覆盖"来替代严格的"二分覆盖"，即我们认为没有严格的覆盖半径限制，而是通过距离来衡量急救质量，通过这种方法来减少对救护车繁忙率的高估。与UBUL模型不同的是，我们给服务于同一个需求点的急救站点规定了严格的优先顺序。为了比较PCLM模型和UBUL模型的效果，下面给出了大量随机算例的计算结果。

为了使随机算例具备较强的实际意义，本节使用的算例规模与后面所用到的上海市中心城区院前急救系统规模相当，即25km×25km（625km²）大小的区域被抽象成75个急救需求点，并存在45个候选站点可供使用。为不失一般性，我们随机产生3个75×45的坐标网络，4种大小的急救需求规模，以及对应于UBUL模型的两种半径标准。因此，总共有3×4×2=24组实验来比较两个模型的优劣。

根据上海市中心城区院前急救的历史数据，每年大约有3%的人口需要急救服务，考虑到上海中心城区的人口密度偏高，4种需求规模的需求人口比例分别设定为0.75%、1.5%、3%和4.5%。UBUL模型的覆盖半径分别设置为3km和4.8km，对应于上海中心城区的5min和8min路程（救护车时速36km/h）。为了保证较高的急救响应率，两个模型的可靠度均被设定为95%（Borras and Pastor，2002）。根据ReVelle和Hogan（1989）的研究，在救护车繁忙率为q，服务可靠度要求为α的条件下，服务于一个需求点的救护车的数量可通过式（11.29）估计。

$$C = \left\lceil \frac{\log(1-\alpha)}{\log q} \right\rceil \quad (11.29)$$

因此，在可靠度为95%的情况下，每个需求点需要的最少救护车数量和系统繁忙率之间的量化关系如表11.1所示。

表 11.1 可靠度为 95% 时不同繁忙率下所需要的救护车数量

	所需救护车数量/辆				
	1	2	3	4	5
繁忙率	0~0.04	0.05~0.21	0.22~0.36	0.37~0.46	0.47~0.54

11.3.2 实验结果及对比分析

根据以上实验背景介绍可知，在不同的急救网络、不同的急救需求规模及不同半径要求的背景下，一共存在24组算例，本节分别计算每一组算例背景下UBUL模型和PCLM模型的结果，并将其统计入表进行对比分析。覆盖半径为3km、4.8km时，优化软件CPLEX12.6计算的结果分别汇总在表11.2和表11.3中。

表 11.2 覆盖半径为 3km 时 UBUL 模型和 PCLM 模型的计算结果

网络编号	需求大小	UBUL 模型					PCLM 模型				
		输入繁忙率 q	所需救护车数量/辆	平均响应时间/min	输出繁忙率 q	繁忙率间隔	输入繁忙率 q	所需救护车数量/辆	平均响应时间/min	输出繁忙率 q	繁忙率间隔
1	0.75%	0.21	46	3.5789	0.096	54%	0.18	34	3.545	0.126	30%
	1.5%	0.21	57	3.5707	0.156	26%	0.21	44	3.5614	0.193	8%
	3.0%	0.36	74	3.581	0.24	33%	0.25	74	3.6323	0.236	6%
	4.5%	0.36	90	3.5733	0.295	18%	0.3	90	3.6766	0.287	4%
2	0.75%	0.21	45	3.4002	0.099	53%	0.18	33	3.3854	0.13	28%
	1.5%	0.21	55	3.4649	0.161	23%	0.21	44	3.3868	0.193	8%
	3.0%	0.36	72	3.4162	0.246	32%	0.25	72	3.4605	0.242	3%
	4.5%	0.36	90	3.4592	0.295	18%	0.29	90	3.5103	0.288	1%
3	0.75%	0.21	50	3.3054	0.089	58%	0.14	37	3.2953	0.117	16%
	1.5%	0.21	58	3.3329	0.153	27%	0.21	43	3.3019	0.197	6%
	3.0%	0.36	79	3.307	0.224	38%	0.23	79	3.3501	0.222	4%
	4.5%	0.36	93	3.3168	0.286	21%	0.29	93	3.4505	0.279	4%
平均						33%					10%

表 11.3 覆盖半径为 4.8km 时 UBUL 模型和 PCLM 模型的计算结果

网络编号	需求大小	UBUL 模型					PCLM 模型				
		输入繁忙率 q	所需救护车数量/辆	平均响应时间/min	输出繁忙率 q	繁忙率间隔	输入繁忙率 q	所需救护车数量/辆	平均响应时间/min	输出繁忙率 q	繁忙率间隔
1	0.75%	0.21	25	5.0928	0.177	16%	0.21	21	4.1414	0.202	4%
	1.5%	0.36	33	5.1308	0.269	25%	0.36	25	4.3138	0.338	6%
	3.0%	0.46	46	5.175	0.385	16%	0.46	40	4.2623	0.423	8%
	4.5%	0.54	58	5.1744	0.458	15%	0.54	51	4.4818	0.497	8%
2	0.75%	0.21	26	4.9831	0.171	19%	0.21	21	3.8989	0.202	4%
	1.5%	0.36	36	4.9634	0.246	32%	0.36	25	4.1771	0.338	6%
	3.0%	0.46	51	4.8089	0.348	24%	0.46	43	4.098	0.394	14%
	4.5%	0.46	62	4.7161	0.429	7%	0.46	62	3.9648	0.41	11%
3	0.75%	0.21	26	5.2874	0.171	19%	0.21	21	3.8524	0.202	4%
	1.5%	0.36	36	5.1682	0.246	32%	0.36	25	4.1629	0.338	6%
	3.0%	0.46	51	4.8523	0.348	24%	0.46	41	4.085	0.413	10%
	4.5%	0.46	63	5.0057	0.422	8%	0.46	59	3.9943	0.431	6%
平均						20%					7%

每一种需求水平下的输入繁忙率均可通过Shariat-Mohaymany等给出的方法估算出来，为了使结果具有可比性，本节设定PCLM模型的繁忙率与UBUL模型的繁忙率相同，除非在这一输入繁忙率下，得到的平均响应时间大于UBUL模型。如果PCLM模型的平均响应时间大于UBUL模型的平均响应时间，则通过调整其输入繁忙率来保证PCLM模型的响应时间不大于UBUL模型，即在保证平均响应时间相同的条件下，比较二者所需救护车数量。

表11.2和表11.3还列出了输入繁忙率、所需救护车数量、平均响应时间、输出繁忙率及输入繁忙率和输出繁忙率之间的间隔大小。需要强调的是，输入繁忙率和输出繁忙率之间的间隔可作为衡量模型高估实际繁忙率程度的指标。

基于以上实验结果，可以得出以下结论。

（1）总体上看，与UBUL模型相比，PCLM模型使用更少的救护车，且能获得更小的系统平均响应时间。在覆盖半径为4.8km的全部12个算例中，PCLM模型可用更少的救护车获得更短的系统平均响应时间。在覆盖半径为3km的时候，有一半的算例中PCLM模型可用更少的救护车获得更短的系统平均响应时间。

（2）相比于UBUL模型，PCLM模型能够显著地减少对系统实际繁忙率的高估。在其中23个算例中，PCLM模型的输入和输出繁忙率间隔都比UBUL模型的小。在两种覆盖半径水平下，PCLM模型的平均繁忙率间隔分别为10%和7%，大约只有UBUL模型的1/3。换句话说，相比于UBUL模型，PCLM模型能将对系统实际繁忙率的估计准确度更高。

以上结论表明，放弃严格的"二分覆盖"标准，可以保证在系统平均响应时间水平不变的情况下，减少系统中冗余的救护车资源。与"二分覆盖"相比，我们提出的"部分覆盖"可让同一个需求点的急救需求被更多站点的救护车响应，这种协作机制可以大大减少冗余的救护车资源，而且，这种方法也更加符合现实中的救护车调度使用情况。

尽管"部分覆盖"的概念在过去的救护车布局研究中已被提到，但本章首次将其与救护车繁忙率相结合，且创造性地提出具有严格服务优先级顺序的站点响应机制，优先级高的站点将比优先级低的站点响应更多的急救需求。因此，急救站点的服务能力很好地和急救需求量联系起来。随机实验结果表明，与之前的概率模型相比，本章提出的方法能节约许多的救护车资源。

11.4 PCLM模型在上海中心城区的应用

11.4.1 案例背景

本章探索的实际案例来自上海市中心城区的院前急救网络系统，我们采用PCLM模型来规划该区域的院前急救网络。上海市作为全国最大的城市之一，其人口密度较高，特别是中心城区，常住人口超过1000万人。

如图11.2所示，这是一个76×38的网络问题，整个上海中心城区被可抽象成76个急救需求点（图11.2中实心圆），每个需求点代表一个居民区或者人流密集的商业中心。根据上海市急救中心提供的信息，目前该区域共有38座候选医院可用于停靠救护车，即候选站点（图11.2用带字母H的方块表示）。候选站点如果有救护车停靠则是已建站，否则是未建站。

根据上海市急救中心提供的历史数据，我们发现，中心城区每年发生急救需求的数量占人口总数的比例约为3%，相当于每天大约有800多次的急救呼叫。在已知每个需求点的人口数量后，可通过急救需求的人口百分比计算其日均急救需求量。另外，目前该区域内布局了56辆救护车。考虑到上海市区拥堵的交通状况，我们通过百度地图获取了各急救需求点和各急救站点之间的实时行车时间，而不是通过两点之间的欧氏距离来计算时间。根据统计的历史出车数据得知，一辆救护车单次出车所花的全部时间平均为45min。

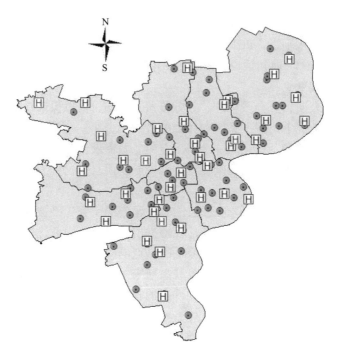

图 11.2 上海中心城区需求点和候选站点位置示意图

根据政府部门的建议，每个需求点的急救需求被其第一备选站点响应的时间不应超过8min，且通过专家经验估算系统的繁忙率约为0.35。根据表11.1，在繁忙率为0.35时，为了保证95%的响应可靠度，每个需求点至少需要3个备选站点为其服务。

11.4.2 计算结果

在11.4.1小节给出的数据基础上，我们通过优化软件CPLEX12.6计算上海市中心城区的院前急救网络规划实例。得到的最优目标，即系统最小平均响应时间为5.693min，约有81.76%的急救需求能够被其第一备选站点响应，即超过80%的急救需求的响应时间小于8min。正常情况下，约有65%的急救需求会被其第一备选站点响应，约22.75%的急救需求会被其第二备选站点响应，只有约7.96%的急救需求会被其第三备选站点响应。相比于将所有急救需求均匀分配给覆盖半径范围内的急救站点响应，这种具有优先级顺序的响应方式可减少系统的平均响应时间。

救护车布局情况如下，一共有56辆救护车被停放在34座急救站点，相较于原来的38座急救站点，共有4座站点因为对于降低系统平均响应时间没有帮助而被取消，分别是仁济医院站、海华站、中医院站、第六人民医院站。如表11.4所示，每个站点所停放的救护车数量及布局后该站点的输出繁忙率均已给出。不难发现，所有站点中最大的输出繁忙率为0.35，与输入繁忙率相同，最小的输出繁忙率为0.248，与输入繁忙率之间存在29%的间隔，所有站点的输出繁忙率和输入繁忙率之间的平均间隔仅为11%。

表 11.4 每个站点所停放救护车数量汇总

急救站点编号	急救站点名称	停放救护车数量/辆	输出繁忙率	急救站点编号	急救站点名称	停放救护车数量/辆	输出繁忙率
S1	新华医院站	3	0.333	S20	复旦大学附属华东医院站	1	0.266
S2	杨浦中心医院站	1	0.304	S21	武警医院站	1	0.342
S3	市东医院站	2	0.265	S22	宜山站	1	0.325
S4	长海医院站	2	0.343	S23	闸北中心医院站	2	0.278
S5	仁济医院站	0	NA	S24	岳阳中西医结合医院站	1	0.258
S6	中西医结合医院站	2	0.283	S25	同济医院站	3	0.321
S7	安图医院站	1	0.333	S26	第十人民医院站	2	0.346
S8	普陀医院站	2	0.35	S27	北站医院站	1	0.349
S9	长宁医院站	1	0.248	S28	闸北区市北医院站	3	0.294
S10	利群医院站	1	0.265	S29	建工医院站	2	0.304
S11	江宁路街道卫生服务中心站	1	0.348	S30	复旦大学附属妇产科医院站	2	0.268
S12	天山中心医院站	1	0.345	S31	黄浦区中心医院站	1	0.346
S13	长征医院站	2	0.345	S32	江湾医院站	2	0.336
S14	桃浦站	1	0.33	S33	中医院站	0	NA
S15	八五医院站	1	0.327	S34	瑞金医院站	1	0.344
S16	大华医院站	2	0.279	S35	静安区中心医院站	2	0.269
S17	海华医院站	0	NA	S36	第二人民医院站	2	0.273
S18	第八人民医院站	2	0.35	S37	中国人民解放军第四五五医院站	2	0.344
S19	龙华医院站	2	0.287	S38	第六人民医院站	0	NA
					合计/平均	56	0.312

注：NA 表示该站点没有建站，故没有繁忙率

表11.5给出了每个需求点的三个具有严格优先级顺序的备选站点，需要指出的是，有些站点可能同时是几个需求点的备选站点。表11.5可为急救中心的调度规划者提供参考。

表 11.5 每个需求点的备选站点及其次序

需求点编号	备选站点优先次序			需求点编号	备选站点优先次序		
	第一备选站点	第二备选站点	第三备选站点		第一备选站点	第二备选站点	第三备选站点
D1	S31	S27	S35	D39	S37	S15	S19
D2	S31	S27	S36	D40	S15	S35	S37
D3	S34	S30	S36	D41	S12	S20	S37
D4	S30	S34	S36	D42	S12	S37	S8
D5	S30	S36	S32	D43	S21	S20	S22
D6	S34	S30	S36	D44	S20	S21	S9
D7	S30	S36	S34	D45	S21	S9	S20
D8	S36	S30	S19	D46	S9	S13	S12
D9	S36	S30	S34	D47	S13	S21	S20
D10	S36	S30	S34	D48	S27	S31	S32
D11	S35	S15	S37	D49	S26	S23	S25
D12	S35	S37	S11	D50	S28	S26	S27
D13	S35	S11	S23	D51	S23	S26	S31
D14	S35	S31	S23	D52	S23	S27	S26
D15	S35	S31	S34	D53	S26	S28	S24
D16	S15	S37	S34	D54	S28	S24	S26
D17	S15	S37	S19	D55	S27	S31	S23
D18	S19	S37	S18	D56	S25	S26	S28
D19	S19	S37	S34	D57	S32	S29	S1
D20	S19	S34	S23	D58	S6	S32	S1
D21	S16	S18	S22	D59	S29	S1	S6
D22	S18	S22	S37	D60	S32	S23	S26
D23	S18	S16	S22	D61	S28	S24	S26
D24	S21	S22	S20	D62	S32	S6	S1
D25	S22	S37	S18	D63	S29	S24	S28
D26	S16	S18	S22	D64	S28	S24	S29
D27	S18	S19	S37	D65	S7	S2	S1
D28	S16	S18	S19	D66	S7	S1	S2
D29	S8	S37	S23	D67	S3	S4	S29
D30	S8	S12	S13	D68	S4	S29	S3
D31	S11	S35	S25	D69	S2	S1	S7
D32	S25	S26	S23	D70	S6	S1	S32
D33	S25	S11	S8	D71	S1	S6	S29
D34	S25	S23	S26	D72	S1	S6	S29
D35	S8	S10	S25	D73	S1	S29	S3
D36	S13	S9	S10	D74	S3	S4	S7
D37	S14	S10	S25	D75	S1	S2	S6
D38	S37	S12	S15	D76	S4	S3	S29

11.4.3 拓展分析

输入繁忙率作为系统的输入参数，在概率模型中，对最终的结果具有较大的影响；此外，急救站点作为具有建设成本的有限资源，其数量大小同样会影响系统效果。本小节将在11.4.2小节的基础上对输入繁忙率和急救站点数量对模型结果的影响作深入分析。

1. 输入繁忙率的影响

在研究输入繁忙率的变化对模型结果的影响的时候，需要保持其他参数不变，故我们对候选站点的使用数量不作限制。输入繁忙率参数范围为0.05~0.54，每次增加0.01。之所以下界和上界分别设为0.05和0.54，是因为根据表11.1，在响应可靠度为95%水平下，繁忙率0.05对应的救护车数量为2，繁忙率0.54对应的救护车数量为5，属于可接受变动范围。在不同的输入繁忙率条件下运行PCLM模型，我们将多次数据实验的运行结果绘成曲线图，如图11.3所示，两条曲线分别描述了随着输入繁忙率的改变，系统平均响应时间和所需救护车总数的变化趋势。

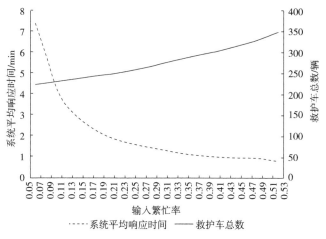

图 11.3 系统平均响应时间和救护车总数与输入繁忙率的关系

图11.3中表示救护车总数的曲线显示，系统所需救护车总数随着输入繁忙率的增加，几乎呈线性增加趋势。根据式（11.7），输入繁忙率的增加使得被第一备选站点响应的需求减少，而第一备选站点通常较其他备选站点更加靠近需求点，故总的响应时间会增加。图11.3中表示系统平均响应时间的曲线表明，系统平均响应时间与输入繁忙率呈负相关。值得注意的是，系统平均响应时间随着输入繁忙率的增加，一开始急剧减少，而后减小趋势平缓。

因此，通过无限减小输入繁忙率来降低系统平均响应时间的做法并不可取，因为繁忙率过低将会导致系统所需救护车数量急剧增加。因此，本章建议，正常情况下用PCLM模型求解院前急救网络规划问题时，输入繁忙率的值可设置在0.21~0.36，相应需求点的备选站点数量为2和3。当然，如果对系统平均响应时间有具体的要求，也可以根据图11.3中的关系曲线，确定满足要求的最高输入繁忙率值及系统中最低所需布局的救护车数量。

2. 急救站点数量的影响

本章的案例背景部分已经提到，上海市院前急救中心总共给出了38个候选急救站点可供使用，而优化结果显示，只需要使用34个急救站点便可得到最小系统平均响应时间，剩余的4个站点对减少平均响应时间并无帮助。

由于建造和运营一个急救站点需要消耗一定的成本，急救规划管理者或许想要知道在不同候选站点数量限制下系统的平均响应时间。为了探索急救站点数量对急救系统的影响，首先要保持其他因素不变。因此，我们将模型的输入繁忙率的值设为0.35，其他参数参照上海中心城区案例。需要指出的是，在本例中至少需要20座急救站点才能保证所有需求点的第一备选站点在8min半径以内，故急救站点数量在20至38之间变化。图11.4显示了不同急救站点数量限制下的系统平均响应时间和所需救护车数量。

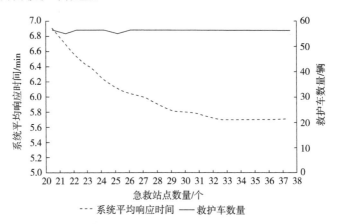

图 11.4 不同急救站点数量限制下的系统平均响应时间和救护车数量

在输入繁忙率固定的条件下，系统所需救护车总数几乎保持不变，这是由于系统总需求保持不变。然而，系统平均响应时间与可使用的急救站点数量呈负相关，即整体上系统平均响应时间随着可用急救站点数量的增加而减少。但是当可用急救站点数量达到34以后，系统平均响应时间基本保持不变，达到最低值。在本书的案例中，34个急救站点是一个分界点，多余急救站点并不能降低系统的平均响应时间。换句话说，一旦急救站点数量达到临界值时，盲目增加急救站点数量并不能改进院前急救系统的效率。

11.5　本章小结

本章主要提出了一种新的院前急救规划概率模型，通过考虑救护车繁忙率来避免出现"一车多应"的状况，而且提出了"部分覆盖"的方法，以响应时间衡量急救质量，该方法可以减少救护车资源的冗余。在模型部分，本章给出了相关假设，并分析构建了模型的目标和约束关系。同时，本章将提出的模型与UBUL模型进行比较，通过大量随机实验证明了PCLM模型的优良之处，并解释了其中的原因。之后，本章将提出的PCLM模型应用到上海市中心城区院前急救网络规划的实际案例中。这是一个76×38的问题网络，在输入繁忙率为0.35的条件下，该模型一共使用了34座急救站点，比目前的急救网络节省了4座急救站点。计算结果给出了每个需求点的3个备选站点的优先级顺序，以供调度人员参考。系统的繁忙率是影响院前急救网络规划概率模型结果的决定性因素，故本章研究了输入繁忙率对系统布局的影响，并将系统平均响应时间和救护车总数与输入繁忙率之间的关系以曲线形式表达。最后，本章还探讨了系统中可用急救站点数量限制对目标函数的影响。

参 考 文 献

Beraldi P，Bruni M E，2009. A probabilistic model applied to emergency service vehicle location. European Journal of Operational Research，196（1）：323-331.

Borras F，Pastor J T. 2002. The ex-post evaluation of the minimum local reliability level：an enhanced probabilistic location set covering model. Annals of Operations Research，111（1）：51-74.

Cho S H，Jang H，Lee T，et al. 2014. Simultaneous location of trauma centers and helicopters for emergency medical service planning. Operations Research，62（4）：751-771.

Daskin M S. 1983.A maximum expected covering location model：formulation，properties and heuristic solution. Transportation Science，17（1）：48-70.

Goldberg J B. 2004. Operations research models for the deployment of emergency services vehicles. EMS management Journal，1（1）：20-39.

ReVelle C，Hogan K. 1989. The maximum availability location problem. Transportation Science，23（3）：192-200.

Schmid V，Doerner K F. 2010. Ambulance location and relocation problems with time-dependent travel times. European Journal of Operational Research，207（3）：1293-1303.

Shariat-Mohaymany A，Babaei M，Moadi S，et al. 2012. Linear upper-bound unavailability set covering models for locating ambulances：application to Tehran rural roads. European Journal of Operational Research，221（1）：263-272.

第12章　考虑救护车行驶时间随机性的急救网络规划

院前急救的响应时间一般包括急救调度中心的反应时间和救护车从急救站点到急救现场的行驶时间，其中，急救中心的反应时间往往很短，因此急救响应时间主要是由救护车在路上的行驶时间决定。通常，我们假定救护车在两个地点之间的行驶时间是由两点之间的距离和估计的平均速度决定。在这种假设条件下，两点之间的行驶时间是固定且已知的值，实际上，救护车在两点之间的行驶时间很容易受到当时的交通状况影响，特别是在交通容易出现拥堵的现代城市。例如，假设救护车在两点之间的平均行驶时间为8min，我们认为响应时间即为8min，但有可能在50%的情况下其行驶时间小于8min，而另外50%情况下大于8min。因此，如果以固定的救护车行驶时间来评价院前急救系统会过于粗略。

基于此，本章试图考虑院前急救规划中的另外一个随机因素——救护车行驶时间。本章提出两种解决方法，第一种方法将行程速度函数引入实时动态路网中，通过利用时间依赖性行程时间函数进行建模，将前人提出的行程速度函数引入实时动态路网中，一方面可以解决原有的行程时间函数无法满足路网先进先出（first in first out，FIFO）的问题，另一方面获得的行车时间更具有可靠性和可操作性。第二种方法认为救护车在固定的两点之间的行驶时间是一个随机变量，并假设在长期的运行中，它服从正态分布，分布参数与行驶距离相关。正态分布是自然界中最为常见的分布之一，它是基于中心极限定律的，反映的是综合平均表现，具有很强的代表性。在这种假设条件下，救护车在两点之间的行驶时间在标准阈值以内情况均是概率事件。另外，我们还通过引入急救延误成本来衡量具体的急救损失，即响应时间在设定的标准阈值内被认为无损失，响应时间在标准阈值外则认为存在由时间延误造成的损失成本，延误时间为实际响应时间与标准阈值之差，而延误成本则根据单位时间延误所造成的救援损失计算。如此，亦消除了"绝对覆盖"的不合理性。

12.1 供需关系分析

本节依旧延续第11章建立的概率模型的思想，认为救护车存在一定的繁忙率，根据救护车的繁忙率可以得到救护车单位时间的服务能力，从而可以建立量化的供需关系。需要指出的是，本章主要关注救护车行驶时间随机性的影响，故在建立急救需求和救护车服务的供需关系时，简化了具体的服务模式，即不再使用不同优先级的服务顺序。在这种情况下，模型只负责建立相应的供需关系，保证能够提供足够的救护车资源。在资源分配问题中，简化的供需关系如图12.1所示。

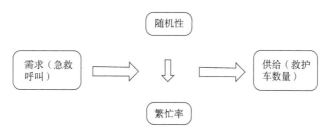

图 12.1 资源分配供需关系图

在传统的资源分配问题中，如指派问题、运输问题等，往往都具有固定的需求，因此不存在随机性，亦不需要引入繁忙率的概念。但在院前急救问题中，急救需求的到达是完全随机的，故救护车不可能完全满载运行。因此，在急救需求和救护车的服务能力之间会有繁忙率作为连接（江镕行，2019）。

另外一个与资源分配密切相关的问题是损失成本，在院前急救规划问题中，我们认为，在某个时间内给患者提供有效的急救措施，其效果是非常显著的，而超过这个时间，则会给急救效果带来严重影响，给患者造成生命健康损失。因此，损失成本指的是某个急救站点的救护车对某个需求点进行响应的时候，可能会带来的生命损失。显然，当响应时间小于某个设定的阈值时，损失成本为0，当响应时间超过阈值时，损失成本由所超过的时间决定，一般按照单位延误时间损失成本线性增加。对于救护车而言，由于响应时间属于随机变量，损失成本由各种情况下的期望值表示。现实中单位延误时间成本可分为两部分进行估计：第一部分是轻症患者，比例较大但单位时间损失成本较小；第二部分是重症患者，比例较小但单位损失成本极大（冯雄锋，2017）。

12.2 行程速度函数刻画随机性法

12.2.1 时变路网的表示

对路网进行建模（李妍峰，2008）时，用$G=(V,A,C)$表示路网信息，其中包括节点集合$V=\{1,2,\cdots,n\}$，路段集合$A=\{1,2,\cdots,m\}$及路段(i,j)行程时间的时间依赖函数集合$C=\left\{c_{ij}(t)\middle|(i,j)\in A\right\}$。

以上海市杨浦区为案例进行分析，利用Arcgis得到该区地图，如图12.2所示。

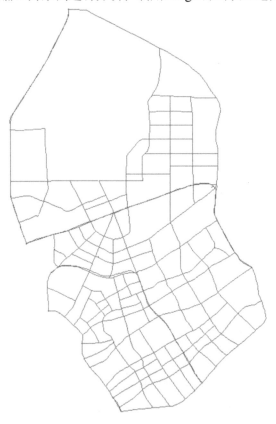

图 12.2   利用 Arcgis 处理得到的上海市杨浦区路网分布图

将Arcgis处理后的图导入TransCAD，对路网节点和路网的各条路段进行编号，同时按实际比例得到具体的路段长度，图12.3为节点和路段编号图，表12.1为整理后得到的路段长度和相应路段节点。

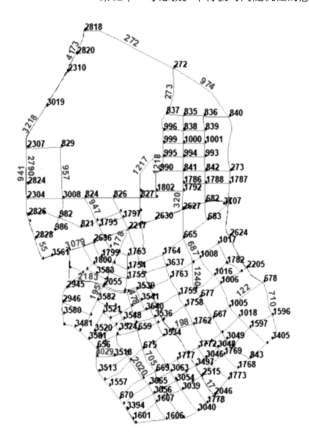

图 12.3　节点和路段编号图

图中所示为 Trans CAD 交通规则软件中导出的上海市杨浦区公路路网简图，利用该软件对各个路段进行了编号

表 12.1　部分路段长度和相应路段节点

路段编号	起始节点	目标节点	路段长度/m
2014	1606	716	914.800
703	674	1606	513.296
3460	3040	674	478.107
2223	1778	3040	340.996
485	555	1778	287.630
2217	1773	555	579.710
2211	1768	1773	396.666
981	843	1768	426.415
1228	1004	843	627.245
3906	3405	1004	203.336

路段编号	起始节点	目标节点	路段长度/m
2000	1596	3405	662.173
1229	1004	1597	657.328
982	843	1598	577.412
2213	1769	1768	545.051
2219	1774	1773	609.537
17	555	1599	621.121
2226	1779	1778	673.745
3459	3039	3040	724.454
2007	1600	674	756.523

12.2.2 时间依赖函数

1. 行车时间依赖函数选择

在时变路网中，各路段的行程时间是一个与时间相关的变量，通常采用确定型时间依赖函数来表示路段的行程时间或成本。目前，时间依赖函数主要有行程时间和行程车速两种形式。

1）FIFO特性

Kaufman和Smith（1993）的研究表明，若时变网络满足FIFO特性，则静态最短路径算法包括：标号设置法、标号修改法、A*算法等。这些方法均可用于求解动态最短路径问题。时变网络的FIFO特性，也被称为一致性条件。

对于路网$G=(V, A)$，V表示节点集合，A表示路段集合；对于任意路段$(i, j) \in A$，若对于出发时刻$t < t'$，式（12.1）成立，则称之为FIFO网络。

$$c_{ij}(t)+t \leqslant c_{ij}(t')+t' \tag{12.1}$$

其中，$c_{ij}(t)$表示路段(i, j)，出发时刻为t，从i到j的行程时间。

FIFO特性表示：对于任意路段(i, j)，若车P、Q都从i到j行走，若P在Q之前从i点出发，那么，P到达j点的时间不会比Q晚。因此，FIFO特性也被称为"不超车"特性（nonovertaking property）。若不考虑个别的超车行为，交通网络可以看作FIFO网络。

2）基于行程时间的时间依赖函数

Malandraki和Daskin（1992）的研究中首次提出了基于行程时间的时间依赖函数，函数形式为分段函数，可直接根据不同的时刻得到相应各路段行程时间，但该方法未满足路网的FIFO特性，且需要假定车辆在节点处等待一定时间，这与实际情形不太相符。

3）基于行程车速的时间依赖函数

Ichoua等（2003）的研究中提出了基于行程车速的时间依赖函数，该函数也是分段函数，并认为不同时间各路段的行程车速不同，通过计算可以得到相应的行程时间，该方法使路网满足了FIFO特性，克服了Malandraki和Daskin（1992）研究中的不足，同时路段行程时间函数满足连续性，也解决了分段行程时间函数会产生跳跃的问题。

4）时间依赖函数与FIFO特性

Ichoua等（2003）提出的基于行程车速的时间依赖函数，解决了Malandraki和Daskin研究中（1992）模型不满足FIFO特性的问题，图12.4为Malandraki和Daskin模型的时间依赖函数，图12.5为Ichoua等基于行程车速的时间依赖函数。

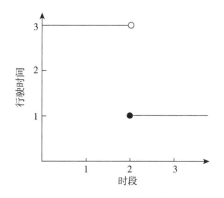

图 12.4　Malandraki 和 Daskin 模型的时间依赖函数

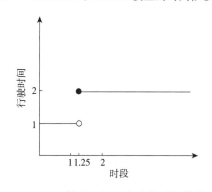

图 12.5　Ichoua 等基于行程车速的时间依赖函数

对于图12.4，若某车辆在$t=1$时刻从i点出发，那么到达j点的时刻为$t=4$，若其从$t'=2$时刻出发，那么到达j点的时刻$t'=3<4$，这违反了FIFO特性。

考虑到后者更符合实际情形，因此，本书建议采用基于行程车速的时间依赖函数进行路网的标定。

2. 路网时间依赖函数的表示

目前采用的时间依赖函数的表示方法主要有两种：一种是基于道路分级的时间依赖函数，另一种是采用浮动车数据进行时间分段得到时间依赖函数。

基于道路分级的时间依赖函数通常将道路路网分为3~5类，每类道路采用相同的时间依赖函数，而时间依赖函数通常分为4~5个分段，用阶梯函数或线性分段函数表示。

采用浮动车数据的方法通常是在得到浮动车车速数据后进行整理，之后可以利用相应的拟合算法得到相应的各路段的时间依赖函数，也可以直接利用数据得到分段函数。例如，利用差异序列法、Fisher二分法得到阶梯函数，利用Douglas-Peucker算法、分段线性最优拟合法得到线性分段函数。

前者的时间依赖函数的表示方法较为粗糙，在实际路网应用中会产生较大的误差，故本书采用后者，利用浮动车数据，进行清洗整理之后，得到以5min为时间间隔的行程车速，并用它表示路网的时间依赖函数。

3. 浮动车数据采集技术

浮动车数据采集技术是近年来逐渐兴起的国际智能交通系统（intelligence transportation system，ITS）中用于获取道路交通信息的先进技术手段，相对于定位感应器，该技术通过少量装有卫星定位（GPS）的车载设备的浮动车获得准确的、实时的动态交通信息，具有覆盖面广、实时性强、运营成本低等优势。

浮动车数据采集技术的数据来自安装有GPS设备的车辆（主要为出租车），通过地图匹配，数据范围可以遍布整个地区，能全天候24小时进行数据采集；该技术可以测量车辆的瞬时状态数据，准确地反映交通流速度的变化，并且利用无线网络进行实时传输、中心式地处理，大大提高了信息采集的效率。

综上所述，通过浮动车数据采集技术采集全天路网行车车速数据以反映实时路况信息具有较大的可行性。

12.2.3 浮动车数据处理和函数标定

行车车速的时变规律在图形上表现为连续的曲线，但曲线的标定、处理及储存都较为困难，故本章采用分段函数的方式对曲线进行拟合，理论上，只要分段足够精细，就能在精度上逼近曲线，同时，分段函数的数据便于处理和储存，故选择分段函数对浮动车速进行拟合以便下一步分析。

1. 数据来源

本章采用的浮动车数据来自上海市6000余辆装有GPS设备的出租车，以5min为单位时间间隔，将一天划分为288个时段，再对原始数据进行过滤、位置的地图匹配等操作，计算得到各路段在各个时段的空间平均车速，具体的数据格式如

表12.2所示。

表 12.2　浮动车数据格式

字段名称	字段描述	数据类型	示例
FCD-Data	日期	Datatime	2008-9-18
TimeNum	时段编号	Int	22
Link-ID	路段编号	Int	1032
Length	路段长度	Float	1036.56
FNode	起始节点	Int	46
TNode	目标节点	Int	792
Speed1	上行速度/（km/h）	Float	20.6
Speed2	下行速度/（km/h）	Float	32.3

需要注意的是，因浮动车数据中上行、下行定义不明确，故本书定义FNode小于TNode的方向为上行，否则为下行。

2. 缺失数据处理

对于缺失数据，参考段征宇（2015）在《基于动态交通信息的车辆路径优化》中采用的方法，在缺失不多的情况下，使用线性插值的方法进行修复，如果数据缺失过多，则采用同一路段相同周的工作日的历史数据进行修复。

根据数据缺失的时段，可分为"两头数据缺失"和"中间数据缺失"两种情况：第一个时段无大于0的数据或最后一个时段无大于0的数据，则出现"两头数据缺失"；若缺失数据不在第一个或最后一个时段，则属于"中间数据缺失"。

1）两头数据缺失

"两头数据缺失"处于早上6:00之前、晚11:00之后的深夜时段，我们可以认为是自由流状态，可以根据道路等级和方向的85%位车速进行修复。

段征宇（2015）通过对上海路网2008年9月20日至2008年10月26日的浮动车数据进行统计分析，得到了表12.3所示的行程车速的特征值数据。

表 12.3　上海路网行程车速统计特征值

类型	行驶方向速度	15%	30%	50%	85%
高架	上行速度	43.3km/h	56.6km/h	64.7km/h	75.8km/h
	下行速度	43.7km/h	56.6km/h	64.7km/h	76.1km/h
快速路	上行速度	30km/h	41.5km/h	56.1km/h	80.1km/h
	下行速度	27.3km/h	40.3km/h	55.5km/h	80.8km/h

续表

类型	行驶方向速度	15%	30%	50%	85%
干线主干道	上行速度	14.8km/h	20.5km/h	26.6km/h	40.9km/h
	下行速度	14.9km/h	20.4km/h	26.5km/h	40.8km/h
主干道	上行速度	14.5km/h	20.4km/h	26.5km/h	40.6km/h
	下行速度	14.8km/h	20.6km/h	26.8km/h	40.9km/h
次干道	上行速度	12.1km/h	17.3km/h	23.1km/h	35.2km/h
	下行速度	12.6km/h	17.7km/h	23.2km/h	35.2km/h
支路	上行速度	11.8km/h	17.2km/h	23km/h	35km/h
	下行速度	12km/h	17.3km/h	23.1km/h	35.1km/h

2）中间数据缺失

对于中间数据缺失，我们采用线性插值的方法进行修复。假设第一个时段为 t_1，最后一个时段为 t_2，缺失数据的时段为 t，其对应的车速分别为 v_1、v_2 和 v，那么可通过式（12.2）修复缺失数据 v。

$$v = \frac{(v_2 - v_1)(t - t_1)}{(t_2 - t_1)} \tag{12.2}$$

12.2.4 路径行程时间的可靠性

1. 行程时间计算

对于路网 $G=(V, A, C)$，其中包括节点集合 $V=\{1,2,\cdots,n\}$，路段集合 $A=\{1,2,\cdots,m\}$ 及路段 (i,j) 行程时间的时间依赖函数集合 $C=\left\{c_{ij}(t)\middle|(i,j)\in A\right\}$。

假定 $v_{ij}(t)$ 采用阶梯函数的形式，定义 k 个时间间隔 $\{(0,s_1),(s_1,s_2),\cdots,(s_{k-1},s_k)\}$，每个时间间隔对应一个行程车速值。

设 P 为连接起点和终点的一条路径，$T(P,t)$ 表示在时刻 t 从起点出发，经过路径 P 的行程时间；$(i,j)\in P$，表示路径 P 的一个组成路段，设 t_i 为到达节点 i 的时间，$c_{ij}(t)$ 表示时刻 t 从节点 i 出发到达节点 j 的行程时间，那么

$$T(P,t) = \sum_{(i,j)\in P} c_{ij}(t_i) \tag{12.3}$$

$c_{ij}(t_i)$ 由 (i,j) 对应的时间依赖函数 $v_{ij}(t_i)$ 确定，令 l_{ij} 表示路段 (i,j) 的长度，$v_{ij}(s_k)$ 表示时间间隔 (s_{k-1},s_k) 内路段 (i,j) 的行程车速，则 $c_{ij}(t_i)$ 的计算方法如下。

设 $t_i \geqslant s_k$，那么

Begin

    $l = l_{ij}$

    $t = t_i$

$c_{ij}(t_i)= 0$

$\text{While}(t +1/v_{ij}(s_k))>s_{k+1}$

$\quad c_{ij}(t_i)=c_{ij}(t_i)+s_{k+1}-t$

$\quad 1=1-v_{ij}(s_k)(s_{k+1}-t)$

$\quad t=s_{k+1}$

$\quad k = k + 1$

End while

$c_{ij}(t_i)=c_{ij}(t_i)+1/v_{ij}(s_k)$

End

2. 统计指标——平均标准差

标准差在概率统计中常用于测量总体内个体间的离散程度，是反映数据波动程度的统计特征值。本书参考Recker等（2008）的方法，采用平均标准差作为行程时间可靠性的分析指标，对逐日行程时间和日内行程时间的可靠性进行分析。

1）逐日行程时间可靠性

分析指标包括逐日平均行程时间、逐日行程时间标准差、逐日行程时间的平均标准差，其计算公式如下：

$$\overline{t}_{p\tau} = \frac{\sum\limits_{d \in D} t_{pd\tau}}{N_T} \tag{12.4}$$

$$\sigma_{p\tau}^{\text{DTD}} = \sqrt{\frac{\sum\limits_{\tau \in T}\left(t_{pd\tau} - \overline{t}_{p\tau}\right)^2}{N_T}} \tag{12.5}$$

$$\sigma_p^{\text{DTD}} = \frac{\sum\limits_{\tau \in T} \sigma_{p\tau}^{\text{DTD}}}{N_T} \tag{12.6}$$

其中，τ表示出发时刻；D表示分析的日期集合；T表示分析时段集合，包含N_T个时间间隔；N_T表示时间间隔总数；$t_{pd\tau}$表示路径p在第d天τ时刻的行程时间；$\overline{t}_{p\tau}$表示路径p在τ时刻的逐日平均行程时间；$\sigma_{p\tau}^{\text{DTD}}$表示路径$p$在$\tau$时刻的逐日行程时间标准差；$\sigma_p^{\text{DTD}}$表示路径$p$逐日行程时间的平均标准差。

2）日内行程时间可靠性

分析指标为平均行程时间、行程时间标准差、行程时间的平均标准差，计算公式如下：

$$\overline{t}_{pds} = \frac{\sum\limits_{\tau \in T} t_{pd\tau}}{N_s} \tag{12.7}$$

$$\sigma_{pds}^{\text{WID}} = \sqrt{\frac{\sum_{\tau \in T}\left(t_{pd\tau} - \overline{t}_{pds}\right)^2}{N_s}} \qquad (12.8)$$

$$\sigma_{ps}^{\text{WID}} = \frac{\sum_{d \in D}\sigma_{pds}^{\text{WID}}}{N_s} \qquad (12.9)$$

其中，s表示分析的时段；N_s表示给定时段s内分析的时间间隔数；$\overline{t}_{pds}$表示第d天路径p在时段s中的平均行程时间；$\sigma_{pds}^{\text{WID}}$表示第$d$天路径$p$在时段$s$中的行程时间标准差；$\sigma_{ps}^{\text{WID}}$表示路径$p$在时段$s$中的行程时间的平均标准差。

3. 行程时间可靠性分析

本节选取上海杨浦区五条路径，实验路径信息具体如表12.4所示。

表 12.4　实验路径信息

路段编号	路名	路段类型	路段长度/米	路段数
1	杨浦路	主干道	4768.2	10
2	平凉路	支路	4204	9
3	大连路	主干道	3621.2	13
4	周家嘴路	干线主干道	5407.8	9
5	四平路	干线主干道	5548.575	9

注：表中路段的长度是软件处理后得出的，和实际长度会有出入

计算各路径在各时段的行程时间，时间间隔设为2min。为使研究对象具有可比性和普遍性，本节根据不同路径的行程时间的时变特性，确定了早晚高峰的时段。

根据早晚高峰的位置，对五条路径划分了4个时段进行研究，如表12.5所示。每个时段时间跨度为3h，涵盖了一天中的平峰、早高峰及晚高峰时段。

表 12.5　实验时段信息

时段 1	时段 2	时段 3	时段 4
1:00—4:00	7:00—10:00	16:00—19:00	21:00—24:00

本节采用了2018年9月15日~9月21日上海市浮动车数据，时间间隔设为2min，上述路径的行程时间可靠性分析结果如表12.6所示。σ_p^{DTD}为p路段的行程时间的逐日平均标准差，变异系数1为σ_p^{DTD}/平均用时。σ_{ps}^{WID}为p路段在s时段的行程时间的日内标准差，变异系数2为σ_{ps}^{WID}/平均用时。

表12.6 行程时间可靠性分析

路段编号	时段	工作日					双休日				
		σ_p^{DTD}	σ_{ps}^{WID}	平均用时	变异系数1	变异系数2	σ_p^{DTD}	σ_{ps}^{WID}	平均用时	变异系数1	变异系数2
1	时段1	1.60	2.32	39.99	0.04	0.06	1.14	2.81	39.88	0.03	0.07
	时段2	5.37	5.48	51.57	0.10	0.11	2.27	4.05	46.71	0.05	0.08
	时段3	3.45	4.10	44.35	0.08	0.09	2.13	4.26	44.65	0.05	0.10
	时段4	3.09	3.48	38.76	0.08	0.09	2.29	4.09	38.63	0.06	0.11
2	时段1	0.91	1.30	24.74	0.04	0.05	0.66	1.47	25.04	0.03	0.06
	时段2	4.71	4.64	32.62	0.14	0.14	1.30	2.69	27.89	0.05	0.08
	时段3	2.01	2.33	27.74	0.07	0.08	1.47	2.14	29.37	0.05	0.07
	时段4	1.87	2.45	25.32	0.07	0.10	1.09	2.18	25.94	0.04	0.09
3	时段1	2.66	3.99	66.63	0.04	0.06	2.45	3.86	69.00	0.04	0.06
	时段2	11.35	11.30	91.71	0.12	0.12	4.74	6.88	78.38	0.06	0.08
	时段3	5.59	6.20	76.87	0.07	0.08	4.06	6.20	82.96	0.05	0.08
	时段4	3.88	5.29	69.44	0.06	0.08	3.10	6.46	71.76	0.04	0.09
4	时段1	1.11	1.40	24.93	0.04	0.06	0.89	1.68	25.90	0.03	0.07
	时段2	4.05	4.38	32.55	0.12	0.13	1.22	2.12	28.37	0.04	0.06
	时段3	1.94	2.21	27.74	0.07	0.08	1.04	2.10	28.26	0.04	0.07
	时段4	1.56	2.10	24.53	0.06	0.91	1.05	2.30	25.67	0.04	0.09
5	时段1	0.88	1.05	6.26	0.14	0.17	0.65	1.06	7.12	0.09	0.17
	时段2	1.95	2.02	9.8	0.20	0.21	1.30	2.11	9.26	0.14	0.22
	时段3	1.67	1.88	10.21	0.16	0.18	1.48	1.76	11.67	0.13	0.17
	时段4	1.17	1.40	8.67	0.13	0.16	0.93	1.65	9.02	0.10	0.19

从表12.6可以看出，约88%的路段-时段的平均标准差小于5min，同时其与路段平均用时的比值（变异系数）有69%小于0.1，故可认为本节构建的时变路网在计算行程时间时具有较好的可靠性。

12.3 正态分布行驶时间的随机性刻画

在较长的统计时间里，我们可以假设救护车在固定两点之间的行驶时间服从正态分布，正态分布的一般形式为

$$f(t) = \frac{1}{\sqrt{2\pi}\sigma} \exp\left(-\frac{(t-\mu)^2}{2\sigma^2}\right) \qquad (12.10)$$

其中，平均时间μ可由实际的市区行车速度来估计，与两点间的行车距离成

正比；标准差 σ 可通过 Budge 等（2010）的研究修正后得到，不随两点间行车距离的变化而变化。

　　救护车在固定的两点之间的行驶时间可以通过正态分布的累计函数得到。假设响应时间在 t_0 以内则认为无延误损失成本，则需求点 i 和急救站点 j 之间的急救不发生延误成本的概率为

$$P\left(t\leqslant t_0\right)=\frac{1}{\sqrt{2\pi}\sigma}\int_{-\infty}^{t_0}\exp\left(-\frac{\left(t-\mu_{ij}\right)^2}{2\sigma^2}\right)\mathrm{d}t \tag{12.11}$$

而需求点 i 和急救站点 j 之间的急救可能发生响应时间的延误，其延误时间的期望值 $\mathrm{ta\_delay}_{ij}$ 为

$$E\left(\mathrm{ta\_delay}_{ij}\right)=\frac{\left(t-t_0\right)}{\sqrt{2\pi}\sigma}\int_{t_0}^{+\infty}\exp\left(-\frac{\left(x-\mu_{ij}\right)^2}{2\sigma^2}\right)\mathrm{d}t \tag{12.12}$$

　　一条路线的延误时间乘以单位时间的延误损失成本，即可得到该路线的延误损失成本。

12.3.1　成本模型

　　除了考虑急救延误所造成的损失成本，模型中还加入了救护车的运营成本，以及急救站点的均摊成本，并以最小化总成本为目标对院前急救规划问题进行优化。该问题的符号说明如下：

I——需求点集合；

J——急救站点集合；

dem_i——需求点 i 的急救需求数量；

t_0——设定的标准时间阈值；

c_a——救护车年运营成本；

c_{site}——急救站点年运营成本；

c_s——严重患者急救时，单位延误时间带来的损失成本；

c_r——一般患者急救时，单位延误时间带来的损失成本；

p_s——严重患者需求比例；

p_r——一般患者需求比例；

p_{ij}——需求点 i 被急救站点 j 响应的时间不超过 t_0 的概率；

r——在给定繁忙率的条件下，救护车的服务能力；

α——能够被救护车无延误响应的急救需求比例；

M——一个极大的正数；

x_j——整数变量，表示站点 j 停放的救护车数量；

s_j—— 0-1变量，使用急救站点 j，则为1，否则为0；

z_{ij}—— 实数变量，表示需求点 i 被站点 j 响应的需求数量。

考虑行驶时间随机性的模型如下：

$$\min \sum_j \left(c_a x_j + c_{\text{site}} s_j \right) + \left(c_s p_s + c_r p_r \right) \sum_i \sum_j z_{ij} E\left(\text{ta\_delay}_{ij} \right) \qquad (12.13)$$

约束条件为

$$\sum_j z_{ij} \geqslant \text{dem}_i, \quad \forall i \qquad (12.14)$$

$$\sum_i z_{ij} \leqslant rx_j, \quad \forall j \qquad (12.15)$$

$$z_{ij} \leqslant Mx_j, \quad \forall i, j \qquad (12.16)$$

$$\sum_j p_{ij} z_{ij} \geqslant \alpha \times \text{dem}_i, \quad \forall i \qquad (12.17)$$

$$Ms_j \geqslant x_j, \quad \forall j \qquad (12.18)$$

$$x_j \geqslant 0, \quad \forall j \qquad (12.19)$$

$$z_{ij} \geqslant 0, \quad \forall i, j \qquad (12.20)$$

$$x_j \in \text{integer} \qquad (12.21)$$

$$s_j \in \text{binary} \qquad (12.22)$$

$$z_{ij} \in \text{continious} \qquad (12.23)$$

其中，目标函数为最小化院前网络系统的总成本，式（12.13）的前半部分表示救护车和急救站点的运营成本，后半部分表示系统中由急救响应不及时而造成的延误损失成本。约束条件（12.14）表示任意需求点的需求都能够被响应，需求必须被完全满足。约束条件（12.15）表示救护车的服务能力需大于急救任务量，即救护车资源供给需保证充足。约束条件（12.16）表示只有停放了救护车的急救站点才有服务能力，才能响应急救需求。约束条件（12.17）规定了被救护车无延误响应的急救需求比例最低为 α，从而确保一定数量的需求能够被及时响应。约束条件（12.18）表明，当候选站点有救护车停放时，该急救站点被建立。约束条件（12.19）和约束条件（12.20）分别表示救护车数量和转移急救需求数量均为不小于0的数。约束条件（12.21）、约束条件（12.22）和约束条件（12.23）分别表示急救站点停放的救护车数量为整数变量、急救站点是否建立为0-1变量、从需求点到站点转移的急救需求为连续变量。

由于考虑了救护车行驶时间的随机性，该模型能够较为真实地反映院前急救系统的效果，特别是能够被无延误响应的需求的比例。但由于两点之间救护车的行驶时间不再是取平均值，模型中能够被无延误响应的需求比例较之前可能会偏小。

12.3.2 模型计算与结果分析

1. 参数估计

本节使用的案例仍然是上海市中心城区的院前急救网络系统，只是新增了5座医院作为候选站点，需求点的数量及各个需求点的需求数量均保持不变。其他参数设置如下：

t_0——根据上海市实际情况，无延误时间阈值设为6min；

c_a——救护车年运营成本，包括救护车的使用费用及随车人员的薪酬，通过以下方法计算，每辆救护车的购置费用为400 000元（包含相关车载医用设备），平均使用年限为10年，急救人员（包括司机）薪酬总共大约300 000元一年，汽油费及相关维护费约60 000元一年，因此，c_a=400 000/10+300 000+60 000=400 000元（以上数据估算均来自对医院相关人员的咨询）；

c_{site}——急救站点的运营成本主要包括建设费用和土地使用费用，站点的初始建设费用为1 500 000元，土地租借费用每年为100 000元，假定租借30年，则c_{site}=1 500 000/30+100 000=150 000元；

c_s——通过查阅近年来国内因为救护车响应时间过长而导致的诉讼赔偿，以及向急救中心工作人员咨询可知，严重患者急救延误导致的损失成本大约是5 000元/分钟；

c_r——一般患者急救延误导致的损失成本大约是500元/min；

p_s——根据历史急救数据统计，严重患者呼叫比例约为0.076 62；

p_r——一般患者呼叫比例约为0.923 38；

r——系统繁忙率和单次需求平均服务时间分别为0.35和1/32，故r=0.35×32=11.2次/天。

另外，根据上海市区的交通状况，以及考虑急救调度人员的临时反应时间，我们假设救护车平均车速为30km/h，救护车行驶时间的分布的标准差为2min。

2. 计算结果与分析

根据以上输入数据，用CPLEX12.6求解模型，结果如表12.7所示。

表 12.7　基本规模（43 个候选站点）下的模型结果

使用救护车数量	使用急救站点数量	无延误响应百分比 α	车辆和站点成本	急救响应延误损失成本	总成本
59辆	34座	70%	2870 万元	3609.7 万元	6479.7 万元

急救站点和需求点之间距离过大是造成急救响应时间过高的原因，而急救站点的位置则是造成距离过大的主要因素。通过与急救中心管理人员的交流，我们发现城市的社区服务中心或许可以作为停靠救护车的候选站点，这些社区服务中心分布在市内的各个区域，可以与医院急救站点形成互补，减少需求点到最近急救站点的距离。于是，我们搜集了上海市中心城区所有社区服务中心的位置信息，并得到新的需求点—急救站点距离矩阵。社区服务中心共86个，加上已有的43个医院候选站点，最终得到129个候选急救站点。在129个候选站点基础上，我们求解模型后得到的结果如表12.8所示。

表 12.8　增加社区服务中心（129 个候选站点）后的模型结果

使用救护车数量	使用急救站点数量	无延误响应百分比 α	车辆和站点成本	急救响应延误损失成本	总成本
62 辆	43 座	85%	3125 万元	588 万元	3713 万元

从表12.8可以看出，增加社区服务中心后，急救响应延误损失成本较低，占总成本的比例远远小于对应的车辆和站点成本占总成本的比例。车辆和站点成本变化不大，急救响应延误损失成本降低约84%，总成本降低约43%，无延误响应百分比则从70%上升到85%。因此，急救延误损失成本是决定院前急救系统总成本的关键，在急救需求总量确定的情况下，车辆和站点的成本变化不大，可以通过增加社区服务中心作为候选急救站点的方案来降低急救延误造成的损失成本。

12.4　本章小结

本章主要研究了院前急救网络规划中其他一些随机性的因素，即救护车在行驶过程中受交通状况影响而出现的行驶时间波动性。本章提出了两种研究方法。

第一种方法通过行程速度函数刻画随机性。用节点、路段及时间依赖函数表示时变路网，用节点和路段表示路网的连通特征，用时间依赖函数表示路网的时变特征。通过研究现有的时间依赖函数类型，我们发现，基于行程速度的时间依赖函数符合FIFO特性，更符合实际，故选择该方法进行路网的标定。为了获得路网中每条路段的时间依赖函数，本章采用了覆盖面广、实时性强、运营成本低的浮动车数据采集技术进行数据的采集，并对数据进行处理，使用5min时间间隔的路段平均车速标定了较为完整的上海市时变路网。最后，选取了上海市杨浦区五条路径进行测试，通过行程时间可靠性分析，我们发现88%的路段-路径行程时间标准差小于5min，其与路段平均用时的比值有66%小于0.1，故认为目前的时变路网具有良好的可靠性。

第二种方法通过时间正态分布刻画随机性。用具有代表性的正态分布来刻画救护车行驶时间的随机性，并在实际规划模型中加入这一随机性。为了减少急救需求的响应时间，通过量化车辆、站点成本及急救响应延误损失成本来评判规划方案的优劣，并通过增加社区服务中心作为候选站点来探讨急救站点位置对系统总成本的影响。

参 考 文 献

段征宇. 2015. 基于动态交通信息的车辆路径优化. 上海：同济大学.

冯雄锋. 2017. 考虑救护车繁忙及行驶时间随机的院前急救网络规划研究. 上海：同济大学.

江镕行. 2019. 城市内救护车车路路径优化研究. 上海：同济大学.

李妍峰. 2008. 时变网络环境下车辆调度问题研究. 成都：西南交通大学.

Budge S，Ingolfsson A，Zerom D. 2010. Empirical analysis of ambulance travel times：the case of Calgary emergency medical services. Management Science，56（4）：716-723.

Ichoua S，Gendreau M，Potvin J-Y. 2003. Vehicle dispatching with time-dependent travel times. European Journal of Operational Research，144（2）：379-396.

Kaufman D E，Smith R L. 1993. Fastest paths in time-dependent networks for intelligent vehicle-highway systems application. Journal of Intelligent Transportation Systems，1（1）：1-11.

Malandraki C，Daskin M S. 1992. Time dependent vehicle routing problems：formulations，properties and heuristic algorithms. Transportation Science，26（3）：185-200.

Recker W，Jin W L，Yang X，et al. 2008. Autonet：inter-vehicle communication and network vehicular traffic. International Journal of Vehicle Information and Communication Systems，1（3/4）：306.

Su Q，Luo Q Y，Huang S H. 2015. Cost-effective analyses for emergency medical services deployment：a case study in Shanghai. International Journal of Production Economics，163：112-123.

第13章 考虑多种急救方式的网络优化

近年来，为了提高紧急救援的有效性，许多地区或城市在急救中使用急救摩托和直升机对急救需求进行响应。急救摩托车与直升机和救护车相比，在响应时间与反应速度上具有各自的优越性。研究表明，与救护车相比，急救摩托车在交通拥堵的情况下，能更快速地抵达紧急需求地点，及时提供紧急救护。直升机可以实施空中救援，扩大响应范围，提高响应速度。相关数据表明，直升机救援比地面救援快3~5倍，可以有效降低事故死亡率。尤其是在地面交通复杂的情况下，直升机救援的优势显而易见。本章将分别讨论考虑急救摩托和直升机与救护车联合调度时，急救网络的配置与布局，这属于院前急救网络优化研究的前沿和热点问题。

13.1 考虑急救摩托车和救护车联合调度的急救网络优化

紧急医疗服务在维持公众健康和安全方面发挥着至关重要的作用。EMS作为城市医疗卫生系统的重要组成部分，其目标是及时为患者提供急救和医疗援助。由于应急资源的有限性，优化应急管理与运行势在必行。

为了提高紧急救援的效果，紧急救援中使用了摩托车。急救摩托车可以载一名护理人员或一名急救人员到病人身边。在交通拥挤时，急救摩托车对医疗紧急情况的反应比救护车要快得多，这可以提高病人的存活率。已有研究人员对EMS中摩托车的有效性进行了研究。例如，Van der Pols等（2011）将荷兰莱城的急救摩托车与普通救护车进行了比较。结果表明，急救摩托车比大型救护车更容易克服交通拥堵。在荷兰，使用急救摩托车有助于提高紧急情况的响应时间。研究表明，急救摩托车在EMS中表现良好。急救摩托车虽然具有应急响应的优势，但也存在一定的局限性。首先，急救摩托车缺乏将病人送往医院的能力。其次，它不能携带复杂的医疗设备来处理复杂的情况，这使得急救摩托车即使能够及时做出反应也无法完全满足实际需求。这些特点要求急救摩托车在应急系统中应与救护车协同工作。自20世纪60年代以来，人们对救护车定位问题进行了大量的研究。

此外，还对直升机、基础救护车和先进救护车等多种应急车辆的定位问题进行了研究。然而，如何在EMS中优化急救摩托车的位置以配合救护车的使用，目前的研究还很少。另外，急救摩托车不仅有不同的需求覆盖范围，而且缺乏运送复杂需求患者的能力，这使得问题更加复杂。因此，对EMS中急救摩托车与救护车的联合定位问题进行建模是十分必要的。

本章的目的是在EMS网络中同时优化救护车和急救摩托车的位置。为了合理安排急救摩托车、救护车的应急调度，我们设计了专用调度规则。首先，将急救需求分为两类：危重需求和一般需求。危重需求表示病人具有危及生命的疾病或受伤严重，需要快速反应以获得基本的生命支持。一般需求表示情况并不紧急，但需要将患者送往医院。其次，通过不同的服务模式来满足不同类型的需求。危重需求可以由救护车在预先指定的时间内提供服务，也可以先由急救摩托车提供服务，然后在一定的时间内由救护车提供服务。一般需求只能由救护车来响应。在此调度规则下，模型同时优化了急救摩托车和救护车的位置。模型的目标是在保持需求覆盖率的同时最小化成本，包括延迟损失成本和运营成本。运营成本是急救摩托车和救护车的运营成本，延迟损失成本是对应急效果的定量评估。该模型的结果可用于评估将急救摩托车纳入应急医疗网络的成本效益。再次，由于无法预先准确估计繁忙率，模型将繁忙率作为内生变量来计算，从而对车辆的随机可用性进行建模。最后，在现实中，车辆的速度、分布和需求量在一天中都有很大的变化。因此，仅以固定的速度和平均需求量来求解最优解是不够的。模型考虑了与时间相关的车辆速度、需求分布和数量，并允许应急车辆根据速度和需求的变化进行重新定位。本章将该模型应用于上海市松江区的实际案例的研究中，设计了求解大规模混合整数非线性规划（mixed integer nonlinear programming，MINLP）问题的启发式算法。结果显示，与只使用救护车的情况相比，急救系统绩效大有改善。

13.1.1　问题描述

问题是要确定救护车和急救摩托车的使用数量，以及定位 k 辆救护车和 p 辆急救摩托车停靠的站点位置。救护车和急救摩托车有 $\bar{s}$ 个候选站，每个站最多可以停放 μ_a 辆救护车和 μ_m 辆急救摩托车。候选站集合 $j \in S = \{1, 2, \cdots, \bar{s}\}$。地区的需求集合 $i \in I = \{1, 2, \cdots, \bar{i}\}$。

急救摩托车的使用取决于急救需求的类型。应急需求可以分为危重需求和一般需求两种类型。有危重需求的病人遭受了危及生命的疾病或伤害，需要基本生命支持来增加生存的机会。由于急救摩托车的特性，在交通堵塞时它们对紧急需求的响应速度比救护车要快，这使得它们能够提供一些基本的生命支持。但是，急救摩托车不能用于运送病人,在这种情况下,需要救护车共同为病人提供服务。另外,一般需求的患者的情况并不紧急,因此,只需要救护车将他们送往医院治疗即可。在这种情况下,只需要救护车。

如果救护车辆能在合理时间r内抵达,则可覆盖i个需求地区。设d_i^e为需求区域i中需求类型e的值,$e=1$表示危重需求,$e=2$表示一般需求。设v_a和v_m分别表示救护车和急救摩托车的速度。需求区域i到车辆站点j的道路距离用l_{ij}表示。因此,救护车和急救摩托车从需求区域i到站点j的行驶时间分别用$r_{ij}^a=l_{ij}/v_a$和$r_{ij}^m=l_{ij}/v_m$表示。

对于在需求区域i的紧急需求而言,如果站点j有一辆救护车使得$r_{ij}^a\leqslant r$(r为急救响应标准时间),则该需求区域的紧急需求被覆盖。如果没有救护车能及时响应,则判断站点j'中是否有一辆急救摩托使得$r_{ij'}^m\leqslant r$,并且同时在站点j''中存在一辆救护车使得$r_{ij''}^a\leqslant r'$,如果满足条件则该需求点被覆盖,上述条件可以保证急救摩托能在r时间内及时提供急救,并且救护车能在$r'-r$时间内将病人及时运送到医院。对于在需求区域i的一般需求而言,如果站点j中存在一辆救护车使得$r_{ij}^a\leqslant r$,则需求被覆盖。根据上述覆盖规则,这里存在两种服务模式。一种是只派遣救护车响应急救需求,另一种是同时派遣救护车和急救摩托车响应急救需求。急救车辆响应需求的流程如图13.1所示。

考虑急救摩托车和救护车联合调度的急救网络规划模型的目标是将预期总成本降至最低。总成本包括运营成本和延迟损失成本。运营成本是急救摩托车和救护车的运行成本,延迟损失成本是应急效果的定量评价。这一目标不仅有助于找到一个解决方案以在应急社会成本和应急资源之间找到一个平衡,而且有助于分析EMS系统中的急救摩托车是否能够有效地扩大覆盖范围,急救摩托车的使用是否具有经济合理性。救护车和急救摩托车的年运营成本分别用C_a和C_m表示。对于每一个延迟需求,需求类型e的延迟损失成本记为D^e。延迟损失成本只发生在需求未被覆盖的情况下。每一延迟案件的延迟费用系数使用有关诉讼的罚款和人命损失等措施来估计。

为了考虑EMS车辆的随机可用性,ReVelle和Hogan(1989)提出了繁忙率的概念,并得到了广泛的应用。Liu等(2016)对局部繁忙率的定义进行了修改,将该概念嵌入到所提出的模型中。以估计服务可靠性水平作为约束条件,局部繁忙率的定义可以用本章的模型来计算每个需求的期望覆盖率。繁忙率是EMS车辆由于忙于另一项任务而不能及时响应需求的概率。在优化问题中,繁忙部分的计算是内生性的。基于繁忙率,定义期望覆盖需求来估计延迟损失成本。繁忙率的计算是用需求区域i周围竞争需求区域所需的总服务时间除以需求区域i周围EMS车

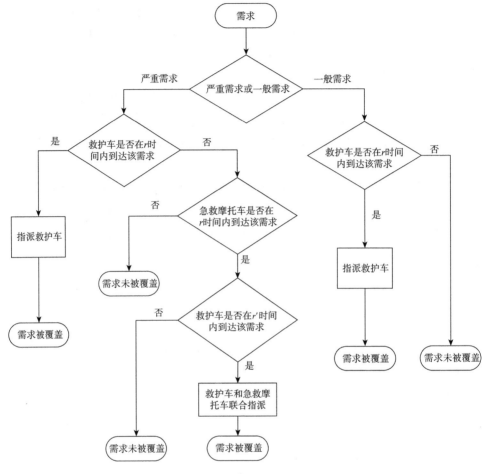

图 13.1　需求响应流程

辆的总服务时间。两种服务模式的繁忙率的详细公式定义如下：

$$\lambda_i = \frac{\hat{\gamma}^1 \times \sum_{\omega \in C_i^1} f_\omega}{\gamma \times \sum_{j \in S_{i,r}} a_j} \tag{13.1}$$

$$\lambda_i' = \frac{\hat{\gamma}^2 \times \sum_{\omega \in C_i^2} f_\omega}{\gamma \times \min\left(\sum_{j \in S_{i,r}} m_j, \sum_{j \in S_{i,r'}} a_j\right)} \tag{13.2}$$

其中，λ_i 表示只派出救护车服务急救需求的繁忙率；λ_i' 表示派出救护车和一个急救摩托车共同为急救需求服务的繁忙率；$\hat{\gamma}^1$ 和 $\hat{\gamma}^2$ 分别表示两种服务模式的平均服务时间；γ 表示整个服务的时间；C_i^1 和 C_i^2 分别表示两种服务模式所服务的需求区域 i 周围的竞争需求区域集合；$S_{i,r}$ 和 $S_{i,r'}$ 分别表示 r 和 r' 内可服务于需求区域 i 的站点集；f_ω 表示调用的频率；ω 表示竞争的需求区域；a_j 表示 j 站点的救护车数量；m_j 表示 j 站点的急救摩托车数量。

为了解决一天多时段的问题，需要考虑车速和急救需求的变化。因此，上面定义的符号需要与时间段相关联。设时间集合 $t \in T = \{1, 2, \cdots, \overline{t}\}$，$v_a^t$ 和 v_m^t 是 t 时段救护车和急救摩托车的平均速度，$d_i^{e,t}$ 表示 t 时段 i 区域内需求类型 e 的需求量，其他变量也将以类似的方式转换为时间依赖形式。

13.1.2 优化模型和算法

1. 优化模型

在本模型中，救护车和急救摩托车的数量和位置是随着时间和需求及不同服务模式的繁忙程度同时优化的。优化的解决方案是在车辆运营成本和延迟损失成本之间进行权衡。目标是将一天的预期总费用降至最低。决策变量和基本符号如下：

i——需求区域，$i \in I = \{1, 2, \cdots, \overline{i}\}$；

j——救护站点，$j \in S = \{1, 2, \cdots, \overline{s}\}$；

t——时间段，$t \in T = \{1, 2, \cdots, \overline{t}\}$；

e——需求类型，$e=1$ 为危重病情，$e=2$ 为一般病情，$e \in E = \{1, 2\}$；

k——救护车数量；

p——摩托车数量；

o_a——站点救护车容量；

o_m——站点摩托车容量；

C_a^t——在时段 t 每辆救护车的运营成本；

C_m^t——在时段 t 每辆急救摩托车的运营成本；

$D^{e,t}$——在时段 t，e 类需求的单位延误成本；

$r_{ij}^{a,t}$——在时段 t，救护车从站点 j 到需求区域 i 的行驶时间；

$r_{ij}^{m,t}$——在时段 t，急救摩托车从站点 j 到需求区域 i 的行驶时间；

$d_i^{e,t}$——时段 t 需求区域 i 中 e 类需求的数量；

$\sigma^{e,t}$——在时段 t，e 类需求的总需求量；

$\lambda_i^{e,t}$——时段 t，需求区域 i 中 e 类需求无法被响应的概率；

$x_i^{e,t}$——0-1变量，在时段 t，若需求区域 i 的 e 类需求在 r 时间内被响应，则为1，否则为0；

a_j^t——时段t站点j内的救护车数量；

m_j^t——时段t站点j内的急救摩托车数量。

根据问题描述，模型可表示为

$$\min \sum_{t \in T}\left(\sum_{e \in E}\left(D^{e,t}\left(\sigma^{e,t} - \sum_{i \in I} x_i^{e,t} d_i^{e,t}\left(1 - \lambda_i^{e,t} \right) \right) \right) + C_a^t \sum_{j \in S} a_j^t + C_m^t \sum_{j \in S} m_j^t \right) \quad （13.3）$$

约束条件为

$$\sum_{j \in S} a_j^t \leqslant k, \quad \forall t \in T \qquad （13.4）$$

$$\sum_{j \in S} m_j^t \leqslant p, \quad \forall t \in T \qquad （13.5）$$

$$a_j^t \leqslant o_a, \quad \forall t \in T \qquad （13.6）$$

$$m_j^t \leqslant o_m, \quad \forall t \in T \qquad （13.7）$$

$$x_i^{e,t} \in \{0,1\}, \quad \forall t \in T, i \in I, e \in E \qquad （13.8）$$

$$a_j^t \in \text{integer} \qquad （13.9）$$

$$m_j^t \in \text{integer} \qquad （13.10）$$

目标函数包括两部分：延迟损失成本和运营成本。$\sum_{e \in E} D^{e,t}\left(\sigma^{e,t} - \sum_{i \in I} x_i^{e,t} d_i^{e,t} \right.$ $\left. \left(1 - \lambda_i^{e,t} \right) \right)$ 表示两类需求的延迟损失成本，$\sum_{i \in I} x_i^{e,t} d_i^{e,t}\left(1 - \lambda_i^{e,t} \right)$ 是预期的覆盖需求值，可以单独输出来分析和比较。$C_a^t \sum_{j \in S} a_j^t + C_m^t \sum_{j \in S} m_j^t$ 表示救护车和急救摩托车的运营成本。$\lambda_i^{e,t}$ 表示不同服务模式下需求区域i中e类需求被延误的概率是模型内生变量。

约束条件（13.4）及约束条件（13.5）确保每个时间段救护车及急救摩托车的总数不得超过可供使用的车辆数目上限。约束条件（13.6）及约束条件（13.7）确保救护车及急救摩托车数目在站点容量限制之内。约束条件（13.8）定义了$x_i^{e,t}$的变量类型。约束条件（13.9）和约束条件（13.10）确保要定位的救护车和急救摩托车数量为整数。

2. 启发式算法

本章提出的救护车与摩托车联合定位问题是一个大规模的混合整数非线性规划问题。这类问题常被认为是NP-难问题，难以在多项式时间内获得问题的精确解。为此，我们设计了一种启发式算法，即在原蚁群算法的基础上，设计了一种改进的蚁群算法来求解该模型，以在可接受的时间内获得近似最优解。

在蚁群算法中，每只蚂蚁都携带了救护车和急救摩托车的位置信息，这是定位问题的一种解决方案。蚂蚁搜索的过程如下：首先，将 $\bar{Z}$ 只蚂蚁放在最初的站点，并且每只蚂蚁随机选择对应站点的救护车和急救摩托车数量。其次，蚂蚁 $z(z=1,2,\cdots,\bar{Z})$ 随机选择下一个备选站点的车辆数量。信息矩阵的初值是相同的，这表明一开始车辆数量的选择在概率上是相等的。初始信息矩阵定义为 $\mu_{vj}(0)=\mu_0$，表示某位置的车辆数量，j 代表候选站点。选定车辆数目的概率计算如下：

$$p_{ij}^z(n)=\begin{cases}\dfrac{\left[\mu_{vj}(n)\right]^\alpha\left[\eta_{vj}(n)\right]^\beta}{\sum\limits_{j\in S}\left[\mu_{vj}(n)\right]^\alpha\left[\eta_{vj}(n)\right]^\beta}, & j\in S \\ 0, & \text{其他}\end{cases} \qquad (13.11)$$

其中，μ_{vj} 表示 (v,j) 边上的信息素；η_{vj} 表示启发式因素；n 表示迭代次数；S 表示候选站点集。

为了确保所有候选站点的车辆都被蚂蚁访问，我们使用禁忌表来记录蚂蚁 z 在每个备选站点所选择的车辆数量。每个蚂蚁 z 代表一个车辆布局图。当所有蚂蚁完成搜索后，就可以计算出蚂蚁所携带的每个解决方案的预期总成本，保留使成本最低的解决方案。同时，更新 (v,j) 中的信息素。信息素更新公式为

$$\mu_{vj}=(1-\rho)\mu_{vj} \qquad (13.12)$$

其中，ρ 表示信息素挥发系数（$0<\rho\leq1$）。

$$\mu_{vj}=\mu_{vj}+\sum_{z=1}^{\bar{Z}}\Delta\mu_{vj}^z \qquad (13.13)$$

其中，$\Delta\mu_{vj}^z$ 表示蚂蚁 $z(v,j)$ 释放的信息素，定义为

$$\Delta\mu_{vj}^z=\begin{cases}\dfrac{1}{C_z}, & \text{如果}(v,j)\text{被蚂蚁}z\text{选择} \\ 0, & \text{其他}\end{cases} \qquad (13.14)$$

其中，C_z 表示解决方案的预期总成本。可以看出，总成本越低，(v,j) 积累的信息素越多，则在后续迭代中更有可能被其他蚂蚁选择，这形成了一个正反馈机制。

当 $\bar{Z}$ 只蚂蚁经过所有的站点，完成一次迭代后，$\bar{Z}$ 只蚂蚁在这次迭代过程中的最优解被保留。禁忌表被清除，蚂蚁返回初始站开始下一次迭代，直到预置的迭代次数完成。为了解决时间依赖问题，算法中嵌套了一个时间周期循环。蚁群算法流程如表13.1所示。

表 13.1　蚁群算法流程

蚁群算法流程
初始化时段 t 的救护车和急救摩托车速度
初始化时段 t 的需求矩阵
初始化信息素矩阵，设定蚂蚁数 $\bar{Z}$ 和迭代次数 N
While 迭代次数 $n \leqslant N$
While 蚂蚁数 $z \leqslant \bar{Z}$
随机选择每个站点的救护车数和急救摩托车数
If 蚂蚁 z 的解满足约束条件
计算需求覆盖范围与繁忙率，记录解与目标函数值 $z \leftarrow z+1$
Else
重新生成解
End if
End while
保存最优解，记录相应的目标函数值，更新信息素矩阵
End while
记录所有迭代中的最优解

13.1.3　实例应用

1. 数据

本小节将该模型和求解方法应用于上海市松江区。数据来自松江区应急中心，主要包括症状、发生地点、发生时间等信息。数据选取了 2014 年一整年的数据。该年的数据共包括 25 414 例急救病例。将这 25 414 个离散需求点聚合成预先指定的地理网格，以减小空间分布随机性的影响。将松江区划分为 2.5km×2.5km 的 144 个网格。根据患者的症状，将需求点分为危重需求点和一般需求点，并将需求点汇总成网格。为了考虑与时间相关的因素，我们将一天分成 6 个相等的时间段，每个时间段是 4 个小时。因此，有时间段 $t \in T = \{1, 2, \cdots, 6\}$，且需求区域 $i \in I = \{1, 2, \cdots, 144\}$ 中的需求值和分布可以确定。

我们假设急救摩托车的速度是恒定的，因为急救摩托车的行驶较为灵活，在交通拥堵的高峰时间也能保持正常的速度。救护车的速度是通过历史车速来衡量的，可以从上海交通网站上收集到。各时段车辆行驶速度的详细数据如表 13.2 所示。

表 13.2　各个时段车辆行驶速度

时段	救护车速度/（km/h）	急救摩托车速度/（km/h）	时速差距
00:00~04:00	58	60	3.33%
04:00~08:00	56	60	6.67%

续表

时段	救护车速度/（km/h）	急救摩托车速度/（km/h）	时速差距
08:00~12:00	38	60	36.67%
12:00~16:00	45	60	25.00%
16:00~20:00	34	60	43.33%
20:00~24:00	50	60	16.67%

根据我们对上海市应急中心的实地调查，每辆救护车和摩托车的年平均运营成本分别约为40万元和10万元。我们收集并统计了因紧急服务延误而引起的诉讼案例的赔偿金额，根据补偿数据，每个危重患者和一般患者的平均延迟损失成本分别设定为1万元和1000元。

松江区现有8个应急站点。每个时段最多只能分配24辆救护车和24辆急救摩托车。救护车和急救摩托车的站点容量分别设置为3。覆盖时间r设置为10min，r'设置为15min。平均服务时间设置为1h。此外还考虑了医护人员、设备、救护车车辆和急救摩托车车辆的准备时间，根据历史数据分别设置为救护车2min和急救摩托车1min。

2. 结果

结果如表13.3所示。在不同时段，救护车和急救摩托车的位置和数量随着行驶速度、需求数量和分布的不同而变化，导致了不同的运营成本、延迟损失成本和总成本。如前所述，我们通过计算繁忙率来估计预期覆盖率。在0:00~4:00、4:00~8:00时段，行驶速度相对较快，需求量较小，救护车、急救摩托车数量相对较少，预期覆盖率较高，总成本相对较低。在其他时段，特别是在交通繁忙、紧急呼叫量大的8:00~20:00，预期覆盖率相对较小，总成本较高。从整体规划来看，平均使用救护车20辆，急救摩托车15辆，运营成本为9 283 333元/年，延迟损失成本为26 605 582元/年，总成本约为35 888 913元/年，预期覆盖率，即覆盖的需求占总需求的比例约为73.97%。显然，我们的优化模型更倾向配置救护车以满足危重需求，这主要是因为危重需求可能导致更严重的损失。从结果来看，危重需求的预期覆盖率总是大于一般需求的预期覆盖率，特别是在需求量高、出行速度慢的8:00~12:00时段。在8:00~12:00期间，危重需求的期望覆盖率与一般需求的期望覆盖率之差高达21.66%。危重需求和一般需求的期望覆盖率与不同需求的单位延迟损失成本相关。危重需求的单位延迟损失成本与一般需求单位延迟损失成本之间的差值越大，越有可能派遣救护车为危重需求服务。在现实生活中，充分利用有限的应急资源，为重症患者服务具有重要意义。

表 13.3　优化布局结果

时段	救护车数/辆	急救摩托车数/辆	运营成本/（元/年）	延误损失成本/（元/年）	总成本/（元/年）	预期覆盖率	危重需求预期覆盖率	一般需求预期覆盖率
0:00~4:00	13	4	933 333	1 206 153	2 139 486	80.40%	89.96%	75.02%
4:00~8:00	18	8	1 333 333	2 276 561	3 609 894	82.18%	85.18%	78.87%
8:00~12:00	23	19	1 850 000	6 912 782	8 762 782	66.49%	79.67%	58.01%
12:00~16:00	22	20	1 800 000	6 011 213	7 811 213	70.78%	79.13%	64.10%
16:00~20:00	21	21	1 750 000	6 647 487	8 397 487	74.16%	75.80%	70.60%
20:00~24:00	20	13	1 616 667	3 551 384	5 168 051	79.90%	85.80%	75.45%
总计			9 283 333	26 605 582	35 888 913	73.97%	82.59%	70.34%

　　为了考察救护车与急救摩托车联合调度的有效性，我们将其与仅使用救护车的场景进行了对比。单独使用救护车时的分析结果如表13.4所示。模型其他设置是相同的，只是没有对急救摩托车进行配置。由表13.4可知，单独使用救护车时，全年运营成本为7 800 000元，年延迟损失成本为39 730 320元，总成本为47 530 320元。显然，只使用救护车的运营成本低于联合调度成本，这主要是因为急救摩托车的使用会增加运营成本；而只使用救护车的延误损失成本远远高于联合调度时的损失成本，这主要是因为联合调度可以在10min内响应更多的需求，从而减少延误损失费用。延迟损失成本的降低幅度大于运营成本的增加幅度，因而救护车和急救摩托车联合调度的总成本降低了。结果表明，增加急救摩托车的使用具有成本效益。

表 13.4　单独使用救护车的情况

时段	救护车数/辆	运营成本/（元/年）	延误损失成本/（元/年）	总成本/（元/年）	预期覆盖率
0:00~4:00	13	866 667	1 397 693	2 264 360	79.80%
4:00~8:00	18	1 200 000	3 119 676	4 319 676	78.88%
8:00~12:00	23	1 533 333	11 173 785	12 707 118	59.51%
12:00~16:00	22	1 466 667	8 585 307	10 051 974	66.06%
16:00~20:00	21	1 400 000	10 557 376	11 957 376	65.94%
20:00~24:00	20	1 333 333	4 896 483	6 229 816	76.61%
总计		7 800 000	39 730 320	47 530 320	68.82%

　　所有时段累加的总运营成本差别是19.02%，联合调度比只使用救护车的延误损失成本降低了33.03%，联合调度比只使用救护车的总成本降低了24.49%。此外，联合调度的预期覆盖率比仅使用救护车的预期覆盖率高了5.15个百分点。因此，我们可以得出结论，联合调度比只使用救护车更节省成本。从结果来看，8:00~12:00和16:00~20:00这两个时段差异较大。在这两个时段，联合调度的总成

本分别比仅使用救护车的费用低31.04%和29.77%，联合调度的预期覆盖率分别比单纯使用救护车高6.98个百分点和8.22个百分点。这两个时段交通繁忙，车速较低，分别为38km/h和34km/h。联合调度优化模型在交通高峰时段的运行效果较好。

救护车和急救摩托车的速度差的影响如图13.2所示。图13.2（a）表明，救护车与急救摩托车的速度差越大，联合调度模式的社会总成本越低。图13.2（b）显示，救护车与急救摩托车的速度差越大，10min内无延误覆盖的需求就越多。这是因为急救摩托车比较灵活，可以在交通拥挤的情况下保持速度，从而可以扩大应急服务的覆盖面，减少延误损失。结果表明，在交通拥挤的情况下，急救摩托车和救护车的联合调度比单纯使用救护车要好。

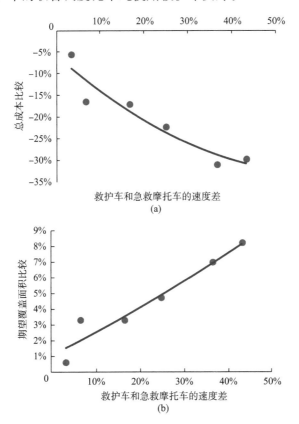

图 13.2　救护车和急救摩托车的速度差的影响

13.2　考虑直升机与救护车联合调度的急救网络优化

救援直升机是把直升机应用于应急救援，直升机能快速到达陆路、水路不可通达的急救需求现场。直升机在院前急救、响应各种突发事件时，具有快速、高效、受地理空间限制少等优势，能够垂直起飞降落、不用大面积机场、能批量运载物资和伤员。本节主要将直升机考虑进院前急救网络，与救护车进行联合调度，对直升机站点与救护车站点的选址布局与调度进行综合考虑。

与13.1节类似，本节介绍的模型将布局优化问题中的繁忙率部分的计算内部化，并将该问题转化为一个混合整数非线性规划问题，目标是最大化一小时内成功运送的创伤患者的期望（近似）数目。由于繁忙率计算存在内在依赖性，且MINLP模型中具有非凸双线性项，这给计算带来了严峻的挑战。本节将介绍一个集成方法，也称为移位二次包络（shifting quadratic envelope，SQE）算法。该方法利用问题特定的结构，迭代地解决一系列问题的松弛和约束，在每次迭代中创建和移动二次包络，从而确定模型目标的边界。已有学者证明了本节介绍的SQE算法产生的外部近似比经典的线性McCormick包络方法更严格，并且优于基于广义Benders分解（generalized Benders decomposition，GBD）切割生成的方案。

本节采用仿真方法评估决策方案的绩效。给定一个创伤中心和直升机的定位方案，并从输入数据获取呼叫产生的时间和地点，模拟呼叫到达过程，仿真模拟将每个患者转移到创伤中心的实时过程，并将每个患者分为成功（≤60min内将患者转移到有能力处理的创伤中心）或不成功（未能在60min内将患者转移到有能力处理的创伤中心）。

13.2.1 问题描述

考虑 k 个创伤中心和 m 架直升机的选址问题。直升机的基地称为"直升机场"。有 $\bar{J}(\geqslant k)$ 个候选的创伤中心和 h 个候选的直升机场。直升机停机坪可以建在开放式创伤中心的屋顶上，也可以建在单独的允许直升机起降的地点（如机场）。需求区域为 $i \in I = \{1, 2, \cdots, \bar{i}\}$，直升机用 $h \in H = \{1, 2, \cdots, \bar{h}\}$ 表示，创伤中心表示为 $j \in J = \{1, 2, \cdots, \bar{j}\}$。不失一般性，直升机场1~$\bar{j}$ 位于创伤中心1~$\bar{j}$ 的屋顶上，而直升机场 $\bar{j}+1$~h 不在创伤中心的位置上。每个需求区域 i 有期望需求率 λ_i，每个创伤中心 j 有固定的治疗能力，每单位时间最高可处理 c_j 个病人。来自任何需求区域的创伤患者都可以由救护车或直升机运送到创伤中心。

如果病人能在60min内被转移到被启用的创伤中心，那么病人在地理上是可以被覆盖的。为了定义这些患者的集合及其交通方式，我们将行驶时间（如60min）转换为位置之间的距离。设 d_i^r 为需求区域 i 与其最近的急救站之间的道路距离，d_{ij}^r 为需求区域 i 与创伤中心 j 之间的道路距离，d_{ij} 表示需求区域 i 与创伤中心 j 之间的欧氏距离，d_{hi} 表示直升飞机场 h 和需求区域 i 之间的欧氏距离。如果存在创伤中心 j 使得 $d_i^r + d_{ij}^r \leqslant d_{\text{ground}}$，则救护车可以覆盖需求区域 i；如果存在一个直升机停机坪和创伤中心对（h,j），有 $d_{hi}+d_{ij}\leqslant d_{air}$，则需求区域 i 被直升机覆盖。这里设置 $d_{ground}=$46km，d_{air}=120km，每一步的操作 al~a3 及 h1~h5 所花费的平均时间，分别如下：

救护车：al——从最近的站点行驶到病人所在的需求区域 i [$d_i^r/(50/60)$ min]，救护车平均行驶速度为50km/h；a2——将患者送入救护车（5min）；a3——从患者所在地 i 行驶到创伤中心 j [$d_{ij}^r/(50/60)$ min]。

直升机：h1——从直升机场 h 起飞（6min）；h2——从直升机场 h 到患者位置 i [$d_{hi}/(180/60)$ min]，直升机平均速度为180km/h；h3——将患者送入直升机（8min）；h4——从患者位置 i 飞往创伤中心 j [$d_{ij}/(180/60)$ min]；h5——降落并将患者送到创伤中心（6min）。这里假设在直升机场 h 的直升机只在 $d_i^r+d_{ij}^r>d_{ground}$ 时才覆盖需求区域 i。

定义以下几组被覆盖患者及其运输方式的集合。

$F^G=\left\{(i,j)\middle|i\in I,j\in J,d_i^r+d_{ij}^r\leqslant d_{ground}\right\}$：所有可行的救护车路线 (i,j)，其中需求区域 i 患者可以在60min内从 i 区转移到创伤中心 j。

$F_i^G=\left\{j\in J\middle|d_i^r+d_{ij}^r\leqslant d_{ground},对于特定的i\right\}$：可以在60min内由救护车将患者从需求区域 i 运送到的创伤中心的集合。

$F_j^G=\left\{i\in I\middle|d_i^r+d_{ij}^r\leqslant d_{ground},对于特定的j\right\}$：可在60min内由救护车将患者送往创伤中心 j 的需求区域子集。

$F=\left\{(h,i,j)\middle|h\in H,i\in I,j\in J,d_i^r+d_{ij}^r>d_{ground},d_{hi}+d_{ij}\leqslant d_{air}\right\}$：所有可行的直升机路线 (h,i,j)，其中可以在60min内从直升机场 h 派出直升机将患者从需求区域 i 运送到创伤中心 j，但不包括任何救护车覆盖范围内的路线。

$F_h=\left\{(i,j)\middle|d_i^r+d_{ij}^r>d_{ground},d_{hi}+d_{ij}\leqslant d_{air},对于特定的h\right\}$：需求区域 i 与创伤中心 j 的集合，对 (i,j) 满足来自直升机场 h 的直升机可以在60min内将患者从需求区域 i 运送到创伤中心 j。

$F_i=\left\{(j,h)\middle|d_i^r+d_{ij}^r>d_{ground},d_{hi}+d_{ij}\leqslant d_{air},对于特定的i\right\}$：创伤中心与直升机场对的集合，对 (j,h) 满足可在60min内将患者从 i 需求区域空运到创伤中心 j（使用 $h\rightarrow i\rightarrow j$ 路线）。

$F_j=\left\{(h,i)\middle|d_i^r+d_{ij}^r>d_{ground},d_{hi}+d_{ij}\leqslant d_{air},对于特定的j\right\}$：直升机和需求区域对的集合，对 (h,i) 满足可以在60min内直升机可以从停机坪 h 到需求区域 i 将患者运送至创伤中心 j（使用路径 $h\rightarrow i\rightarrow j$）。

地理上的覆盖是一个可行性标准，并没有考虑到病人可能因为拥挤而延误的可能性。例如，如果最近的直升机已经在运送另一名患者，则必须等待直升机完成在途任务，即部分地理范围内覆盖的患者可能无法得到预期的及时服务。考虑到这种拥挤效应，本章将期望覆盖需求定义为能够在60min内被送到创伤中心的期望患者人数。最终的目标是确定 k 个创伤中心和 m 个直升机的位置，最大化在60min的时间标准内覆盖的需求，并在模型中考虑了直升机可用性的随机性影响（Daskin，1983）。与救护车类似，从救护和运输资源的角度来看，直升机是对创伤中心的补充。然而，与救护车不同的是，直升机也可以作为创伤中心的替代品，允许使用更少的创伤中心为更大的覆盖区域服务。为了考虑直升机的可用性，在计算直升机飞行的平均服务时间 τ_{hij} 时，需要考虑路径 $h \to i \to j \to h$，除了包括上述步骤h1~h5外，还要考虑额外的步骤：h6——从创伤中心 j 飞回到飞机场 h［当 $j \neq h$ 或 $j \neq 0$ 时，行驶时间= $d_{jh}/$（180/60）min］；h7——直升机降落在飞机场 h 和加油（5min）。在此服务期间内，直升机处于繁忙状态，因此不能为其他病人提供服务。

在创伤中心和直升机联合选址模型中，我们提出以下假设。首先，不考虑救护车可用性的随机性，即忽略所有救护车的繁忙情况和路由细节。该模型以韩国的主要城市为应用背景，在这些城市，救护车从接到病人呼叫，至到达病人所在位置的平均时间是10min，这表明救护车的可用性并不是一个严重的问题。当然也可以考虑救护车的随机可用性，方法与我们对直升机的随机可用性建模完全相同。其次，假设每个直升机场最多可以有一架直升机。在韩国，38家创伤中心候选医院最多只能运行一架直升机，而16个单独的直升机场可以运行不止一架直升机。此外，直升机主要在人口比较稀少的地区帮助农村病人，因此，假设直升机是一种稀缺资源，它们更应该分散布局，而不是聚集在一起。在数值研究中，规划空间内的可供选择的候选停机坪（54个）比直升机（5~25架）的数量更多。

13.2.2　优化模型和算法

集成模型和方法将一个优化问题中的繁忙率计算内部化，并将其表示为一个混合整数非线性规划，将病人需求明确地分配给创伤中心及救护车和直升机。这个分配是长期平均分配，而不是实时分配。因此，数学规划有以下四个主要的决策变量。

（1）二元变量 y_j 表示是否应该在 j 点开设创伤中心。

（2）二元变量 x_h 表示直升机是否驻扎在直升机场 h。

（3）连续变量 s_{ij}^G 表示单位时间内从需求区域 i 乘救护车到创伤中心 j 的期望患者人数。

（4）连续变量 s_{hij} 表示单位时间内来自直升机场 h 的直升机从需求区域 i 运送到创伤中心 j 的期望患者数量。

定义以下辅助决策变量：

$$\lambda^G = \sum_{i \in I, j \in F_i^G} s_{ij}^G \tag{13.15}$$

$$\lambda_h = \sum_{(i,j) \in F_h} s_{hij}, \quad \forall h \in H \tag{13.16}$$

$$\lambda_j = \sum_{i \in F_j^G} s_{ij}^G + \sum_{(h,i) \in F_j} s_{hij}, \quad \forall j \in J \tag{13.17}$$

$$r_h = \sum_{(i,j) \in F_h} \tau_{hij} s_{hij}, \quad \forall h \in H \tag{13.18}$$

约束条件（13.15）中的 λ^G 表示计划使用救护车运送的患者总数；约束条件（13.16）中的 λ_h 表示计划使用直升机场 h 运输的患者总数；约束条件（13.17）中的 λ_j 表示计划运送到创伤中心 j 的患者总数；约束条件（13.18）中的 r_h 表示分配给直升机场 h 的工作量，可以解释为每个被分配到直升机场 h 服务的病人都会占用一定的直升机可用时间。具体地说，一名患者使用来自直升机场 h 的直升机将其从需求区域 i 运往创伤中心 j，使直升机在 τ_{hij} 时间（即飞行路径 $h \to i \to j \to h$ 所花费的时间，加上装载、卸载和清理的时间）内被占用。所有从需求区域 i 乘直升机（来自直升机场 h）飞往创伤中心 j 的患者产生的总工作量为 $\tau_{hij} s_{hij}$，它是无单位的，因为 τ_{hij} 是以时间/患者为单位计算的，s_{hij} 是以患者/时间为单位计算的。分配给直升机场 h 的工作负载是计划分配给直升机场 h 的所有患者工作负载的总和。

问题的目标是最大化在 60min 的阈值内运送至创伤中心接受治疗的患者数量。这样的目标需要考虑直升机停机坪和创伤中心的拥堵情况，且目标的表达式涉及随机变量的卷积，太复杂而难以处理。本小节介绍的模型最大限度地增加了不延误运送患者的期望数量，并使用一个约束来确保每个创伤中心都有足够的容量，这样患者到达创伤中心后就不需要等待创伤中心的床位。需要注意的是，当直升机场 h 被启用时，直升机场 h 可以认为是一个单服务器队列，直升机作为服务器，到达率为 λ_h，平均服务时间为 $\tau_h = r_h / \lambda_h$，利用率为 r_h（在单个服务器队列中，工作负载和利用率相等）。在以下两个假设下，直升机机场 h 繁忙率等于直升机机场利用率 r_h：①患者将根据需要等待直升机（需求在机场形成等待队列，该排队系统不是一个损失系统）；②病人到达服从泊松分布，换言之，r_h 是直升机场 h 的特定站点繁忙率，它是内生计算的，依赖于决策变量 s_{hij}。因此，不延误运送的期望患者总数（直升机或救护车）为

$$\sum_{h \in H} (1 - r_h) \lambda_h + \lambda^G \tag{13.19}$$

其中，假设有足够的救护车，所有 λ^G 救护车运送的病人都被及时运送。目标是最大化式（13.19），即最大化 60min 内被运送的期望病人数量。该目标与 Daskin（1983）研究中普遍使用的"预期覆盖需求"目标相一致。

但本章模型与 Daskin（1983）模型有一个重要的区别，即直升机的繁忙率 r_h

是内生的，而不是针对每个需求区域i来估计直升机的繁忙率。

为避免创伤中心出现堵塞情况，我们预先为创伤中心j确定了一个合适的有效容量c_j。使用$M/M/k$排队模型来近似通过创伤中心的患者流，概率约束Prob（在创伤中心j的等待时间$\leqslant\omega$）$\geqslant\xi$，可表示为$\rho_j\leqslant\rho_j^{\omega,\xi}$，其中$\rho_j$为分配给创伤中心$j$的总工作量，$\rho_j^{\omega,\xi}$是一个常数，与$\omega$和$\xi$相关。此外，定义$\mu_j$为创伤中心$j$的服务率，约束条件$\rho_j\leqslant\rho_j^{\omega,\xi}$可以写为$\lambda_j\leqslant\mu_j\rho_j^{\omega,\xi}$。最后，将创伤中心$j$的有效容量定义为$c_j=\mu_j\rho_j^{\omega,\xi}$，即创伤中心$j$启用时的患者数量限制为$c_j$，关闭时为0。综上所述，完整的MINLP模型如下：

$$(P)\ \max\left\{\lambda^G+\sum_{h\in H}(1-r_h)\lambda_h\right\}\qquad(13.20)$$

约束条件为

$$r_h\leqslant x_h,\quad\forall h\in H\qquad(13.21)$$

$$\sum_{j\in J}y_j\leqslant k\qquad(13.22)$$

$$\sum_{h\in H}x_h\leqslant m\qquad(13.23)$$

$$\sum_{j\in F_i^G}s_{ij}^G+\sum_{(h,j)\in F_i}s_{hij}\leqslant\lambda_i,\quad\forall i\in I\qquad(13.24)$$

$$\lambda_j\leqslant c_jy_j,\quad\forall j\in J\qquad(13.25)$$

$$x_j\leqslant y_j,\quad\forall j\in J\qquad(13.26)$$

$$s_{ij}^G\geqslant0,\quad\forall(i,j)\in F^G\qquad(13.27)$$

$$s_{hij}\geqslant0,\quad\forall(h,i,j)\in F\qquad(13.28)$$

$$y_j\in\{0,1\},\quad\forall j\in J\qquad(13.29)$$

$$x_h\in\{0,1\},\quad\forall h\in H\qquad(13.30)$$

约束条件（13.21）确保直升机场h的繁忙率r_h（或利用率）小于等于1；约束条件（13.22）和约束条件（13.23）确保最多只有k个创伤中心被启用，最多可以配置m架直升机；约束条件（13.24）表示计划服务需求区域i的患者数量不能超过i地区的预期需求量λ_i；约束条件（13.25）是容量约束，表示创伤中心j的服务能力；约束条件（13.26）确保创伤中心j未开启时，也不会配置直升机在该创伤中心；约束条件（13.27）和约束条件（13.28）确保所有交通方式运输的患者数量都是非负的；约束条件（13.29）表示决策为每个备选创伤中心启用或不启用；约束条件（13.30）表示每个机场会被配置1架直升机或不配置直升机。

与现有的其他模型不同，上述模型没有将整个规划空间预先分组为若干个区域，并假设每个区域都有一架直升机提供服务（在文献中称为"分区假设"），而是允许数学模型通过决策变量s_{hij}来分派服务特定区域病人的直升机（所在的机场或创伤中心）。在上述模型中，假设每个直升机场都是单独的一个服务器的排队系统。如果允许每个直升机场有多架直升机，就可以对直升机之间的服务依赖关系进行建模，从而转换为一个多服务器排队系统。但在上述模型中，因为繁忙率是内生的，所以还有另一种服务器之间的依赖关系，即不同直升机机场之间在服务时会相互影响。假设一个需求区域可以由两个直升机场提供服务，h_1（较近的）和h_2（较远的），最初，最优策略是由h_1来服务患者，但随着利用率r_{h1}的增加，h_1的繁忙程度增加，模型开始倾向将患者分派到h_2处（增加了r_{h2}）。

上述模型的主要计算难点是目标函数中存在一系列非凸的双线性项$\lambda_h r_h$。双线性项被公认是较难处理的。在本小节的例子中，双线性项被引入到一个设施选址问题中，即同时优化创伤中心和直升机停机坪的位置，并确定直升机和救护车的路径。该问题比规范的设施选址问题的线性目标更难以解决（Owen and Daskin, 1998），但可以利用问题特定的结构来获取模型的近似最优。

本小节将介绍一种迭代求解方法来解决上述选址问题，该方法通过迭代解决一系列问题的松弛和约束，得到原问题的解，这些松弛和约束都是凸优化问题，可以用CPLEX等混合整数二次规划求解器求解。事实证明，本小节采用的迭代求解方法是一种比使用一般全局优化求解器更有效的计算方法，一般全局优化求解器具有处理非凸性的能力，但没有利用问题的特定结构。本小节介绍的方法总体方案如下：要使目标最大化，任何松弛都有一个有效的上界，任何约束都会产生一个下界。在每个时间点，通过计算到目前为止找到的最佳（最低）上界和最佳（最高）下界之间的差来计算最优性差距，并用这个差距来确定是继续迭代还是停止。下面，首先引入（P）的松弛条件，然后再引入（P）的约束条件。

1）松弛

首先使用McCormick包络线松弛问题(P)，使其线性外部近似于双线性项$\lambda_h r_h$。则（P）的一个混合整数线性规划松弛为

$$\left(P_{\text{McCormick}}\right) \max \left\{ \lambda^G + \sum_{h \in H} \lambda_h - \sum_{h \in H} w_h \right\} \tag{13.31}$$

约束条件为

$$w_h \geqslant \lambda_h^{\max} r_h + r_h^{\max} \lambda_h - \lambda_h^{\max} r_h^{\max}, \forall h \in H \tag{13.32}$$

$$w_h \geqslant 0, \forall h \in H \tag{13.33}$$

McCormick包络线是利用已知常数分配的需求率和工作负荷，即利用$\lambda_h^{\max}$、$\lambda_h^{\max}$、$r_h^{\max}$、$r_h^{\max}$进行推导的。具体地说，双线性表达式$w_h = \lambda_h r_h$的McCormick包络线为

$$w_h \geqslant \lambda_h^{\max} r_h + r_h^{\max} \lambda_h - \lambda_h^{\max} r_h^{\max} \tag{13.34}$$

$$w_h \geqslant \lambda_h^{\min} r_h + r_h^{\min} \lambda_h - \lambda_h^{\min} r_h^{\min} \tag{13.35}$$

$$w_h \leqslant \lambda_h^{\max} r_h + r_h^{\min} \lambda_h - \lambda_h^{\max} r_h^{\min} \tag{13.36}$$

$$w_h \leqslant \lambda_h^{\min} r_h + r_h^{\max} \lambda_h - \lambda_h^{\min} r_h^{\max} \tag{13.37}$$

目标是使 w_h 尽可能小，所以公式中只需要 w_h 的下界。因此，在（$P_{\mathrm{McCormick}}$）中只包含式（13.32）和式（13.33），其中式（13.32）是对所有直升机场的约束集合［式（13.34）这一类型的约束］，式（13.33）通过将 $\lambda_h^{\min} = r_h^{\min} = 0$ 代入式（13.35）得到。$\lambda_h^{\max}$ 和 $r_h^{\max}$ 的值是特定于实例的，例如，可以定义 $r_h^{\max} = 1$ 为直升机场 h 的最大负荷，定义 $\lambda_h^{\max} = \sum_{i \in I:(i,j) \in F_h} \lambda_i$ 为直升飞机场 h 附近需求区域的需求总数。一般来说，可以通过设定更小范围的 $\lambda_h^{\max}$ 和 $r_h^{\max}$ 来获取更加严格的松弛问题（$P_{\mathrm{McCormick}}$）。然而，结果表明，无论定界如何取值，松弛问题（$P_{\mathrm{McCormick}}$）仍然是不够严格的。

为了得到一个更加严格的松弛，可以利用变量 $\lambda_h = \sum_{i,j} s_{hij}$ 和 $r_h = \sum_{i,j} \tau_{hij} s_{hij}$ 都被定义为 s_{hij} 变量的线性组合这一特性。可以将 $\tau_h = r_h / \lambda_h$ 解释为直升机场 h 的平均服务时间，即驻在直升机场 h 的直升机飞行 $h \rightarrow i \rightarrow j \rightarrow h$ 路线所需的平均时间。定义 $\tau_h^{\max} = \max_{i,j} \tau_{hij}$ 和 $\tau_h^{\min} = \min_{i,j} \tau_{hij}$ 分别为最大和最小的平均服务时间，将双线性项 $\lambda_h r_h$ 夹在中间，得到一个二次外部近似如下：

$$\tau_h^{\min} \leqslant r_h / \lambda_h \leqslant \tau_h^{\max} \Leftrightarrow \tau_h^{\min} \lambda_h^2 \leqslant \lambda_h r_h \leqslant \tau_h^{\max} \lambda_h^2$$

$\lambda_h r_h$ 的下界给出 (P) 的混合整数二次规划松弛，即

$$\left(P_M^{\mathrm{SQE}}\right) \max \left\{ \lambda^G + \sum_{h \in H} \lambda_h - \sum_{h \in H} \tau_h^{\min} \lambda_h^2 \right\} \tag{13.38}$$

问题的连续松弛将需求分散地分配给许多直升机场，从而使得 λ_h 处于较低的位置，二次包络线更严格。通过同时使用二次包络和 McCormick 包络可以得到更好的效果，具体如下所示：

$$\left(P_M^{\mathrm{GBD}}\right) \max \left\{ \lambda^G + \sum_{h \in H} \lambda_h - \sum_{h \in H} w_h \right\} \tag{13.39}$$

约束条件为

$$w_h \geqslant \tau_h^{\max} \lambda_h^2, \quad \forall h \in H \tag{13.40}$$

$$w_h \geqslant \lambda_h^{\max} r_h + r_h^{\max} \lambda_h - \lambda_h^{\max} r_h^{\max} \tag{13.41}$$

$$w_h \geqslant 0, \quad \forall h \in H \tag{13.42}$$

SQE 表示移动二次包络，GBD 表示广义 Benders 分解。CPLEX 在处理（P_M^{SQE}）的二次目标方面比（P_M^{GBD}）中的二次约束更好。因此，后续将使用（P_M^{SQE}）作为介绍的主要问题。

2）约束

求解主问题（P_M^{SQE}）可以给出（P）的一个可行解，因为（P）的所有约束条件也都存在于（P_M^{SQE}）中，所以可以用（P）的目标函数来评价这一解的质量，即 $\lambda^G + \sum_h \lambda_h - \sum_h \lambda_h r_h$。该解的最优性差距为（$P_M^{\text{SQE}}$）的最优值与该解的真值之差，

即 $\left(\lambda^G + \sum_h \lambda_h - \sum_h \tau_h^{\min} \lambda_h^2 \right) - \left(\lambda^G + \sum_h \lambda_h - \sum_h \lambda_h r_h \right) = \sum_h \left(\lambda_h r_h - \tau_h^{\min} \lambda_h^2 \right)$。因为 $r_h / \lambda_h \geqslant \tau_h^{\min}$，所以最优性差距总是非负的。

虽然可以直接使用来自（P_M^{SQE}）的可行解，但是通过对决策变量子集进行重新优化，常常可以找到（P）的更好的可行解。具体来说，从（P_M^{SQE}）的可行解决方案着手，固定启用的创伤中心 $\{y_j\}$，直升机的选址 $\{x_h\}$，直升机服务的需求 $\{\lambda_h\}$，以及救护车服务的需求 $\{\lambda^G\}$，然后忽略主问题给出的直升机路径模式 $\{s_{hij}\}$，并在机场和创伤中心中重新分配由直升机运送的患者，目标是将工作量 $\{r_h\}$ 转移给没有充分利用的直升机场。也就是说，给定主问题变量集合 $\Theta = \left\{ \{y_j\}, \{x_h\}, \lambda^G, \{\lambda_h\}, \{s_{ij}^G\} \right\}$，优化（$P$）中的其余变量 $\left\{ \{s_{hij}\}, \{r_h\} \right\}$。在变量 Θ 固定的情况下，可以忽略（P）中的一些约束，因为主问题的可行解决方案已经满足了这些约束。为简便起见，定义常数 $a_j = c_j y_j - \sum_i s_{ij}^G, \forall j$ 和 $b_i = \lambda_i - \sum_j s_{ij}^G, \forall i$，它们只依赖于问题数据和固定变量 Θ。（P）约束（子问题）对变量 $\left\{ \{s_{hij}\}, \{r_h\} \right\}$ 进行优化，定义如下线性规划：

$$\left(P_S^{\Theta} \right) \min \sum_{h \in H} \lambda_h r_h \tag{13.43}$$

约束条件为

$$\sum_{(h,i) \in F_j} s_{hij} \leqslant a_j, \quad \forall j \in J \tag{13.44}$$

$$\sum_{(j,h) \in F_i} s_{hij} \leqslant b_i, \quad \forall i \in I \tag{13.45}$$

$$\sum_{(i,j) \in F_h} s_{hij} = \lambda_h, \quad \forall h \in H \tag{13.46}$$

$$\sum_{(i,j) \in F_h} \tau_{hij} s_{hij} - r_h = 0, \quad \forall h \in H \tag{13.47}$$

$$r_h \leqslant x_h, \quad \forall h \in H \tag{13.48}$$

$$s_{hij} \geqslant 0, \quad \forall (h,i,j) \in F \tag{13.49}$$

主问题和子问题之间的最优性差距仍然用下式测量。

$$\left(\lambda^G + \sum_{h \in H} \lambda_h - \sum_{h \in H} \tau_h^{min} \lambda_h^2\right) - \left(\lambda^G + \sum_{h \in H} \lambda_h - \sum_{h \in H} \lambda_h r_h\right) = \sum_{h \in H} \left(\lambda_h r_h - \tau_h^{min} \lambda_h^2\right)$$

现在用子问题中较小的$\{r_h\}$值来替代主问题中的取值,因此最优解差距会减小。

13.2.3 实例应用

本小节将上述建立的模型和解决方法应用到韩国全国创伤护理系统的设计中。首先,简要介绍用于分析的数据。其次,提出一个系统仿真模型,以数学优化模型的选址方案的解作为输入,模拟创伤患者的到达和服务过程。最后,给出解决方案,并通过模拟来获取方案的绩效。

1. 数据

本小节主要使用急救中心提供的以下两方面的数据:①需求数据,即韩国全国范围内一年的创伤患者呼叫量,包括事件发生的时间和地点;②供方数据,即候选创伤中心和直升机停机坪的数量和位置。

1)需求数据

评估需求侧数据涉及许多挑战,如破碎的数据源和缺乏用于测量损伤严重程度评分的临床信息。下面,简要描述主要的数据问题。

对每年创伤患者总数的估计来自两个数据源:国家急诊部门信息系统(National Emergency Department Information System,NEDIS)和国民健康保险(National Health Insurance,NHI)。共有1 223 750例,其中,只有伤害严重程度评分高于15的患者才被归为创伤患者,共产生190 193例创伤病例。

NEDIS和NHI数据集虽然有助于准确计算患者总量,但缺少对患者到达情况建模所需的细粒度。创伤事件发生的具体地点和时间来自全国紧急电话数据。该数据集包括现场分诊记录,其中80 300例为外伤病例。此外,从NEDIS的数据中,确定了32 630名创伤患者是自运或从其他当地医院转来的。对于这些患者,事件发生的地点和时间被假定为他们急诊就诊的时间和地点。对于剩余的77 263名(190 193-80 300-32 630)创伤患者,我们通过对112 930名(80 300+32 630)创伤患者进行小样本抽样,分配了他们的位置和时间,同时注意匹配原始数据中的区域需求率。

在测试中,将一年分为两个阶段:1~6月和7~12月。可以使用1~6月的数据优化创伤中心和直升机场的位置,然后使用1~6月的数据模拟评估该解决方案的绩效,还可以使用1~6月的数据进行优化,然后使用7~12月的数据进行评估。这里只报告1~6月数据集的样本内结果。

最后,根据地理区域划分患者需求,以保持优化模型的可处理性。在咨询了从业人员后,使用一个25km×25km的网格将韩国细分为204个需求区域。优化模型使用累积需求率λ_i,对于每个区域$i \in I = \{1, 2, \cdots, \bar{i}\}$,假设某一区域内的所有患者需求均来自其区域的中心，另外还求解了其他规模的网格（如15km×15km和20km×20km）下的优化模型，发现解决方案相似，即合理的需求数据分配似乎对解决方案的质量只有很小的影响。

2）供应方面的数据

急救中心提供了一份38个候选创伤中心的名单。这些医院是综合医院，设有急诊科。图13.3（a）显示了这些候选创伤中心的位置。为了控制创伤中心的拥堵情况，每个中心的有效容量C被设置为每天50名患者。对于候选的直升机场，使用韩国国家应急管理局（National Emergency Management Agency，NEMA）目前正在运行的16个直升机场；有关它们的位置，请参见图13.3（b）。直升机也可以驻扎在启用的创伤中心，因此，候选直升机场位置的总数为54（38+16）。目前，NEMA的直升机主要用于灭火和紧急救援任务，所以它的直升机并不是专门为运送创伤患者而设计的。因此，韩国卫生福利部（Korea Ministry of Health and Welfare）有兴趣探索新型EMS专用直升机的最佳配置方案。

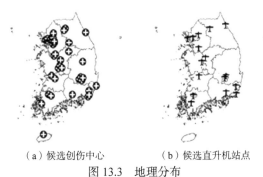

（a）候选创伤中心　　　（b）候选直升机站点
图13.3　地理分布

2. 仿真模型

为了将集成SQE方法生成的布局解决方案的绩效与启发式方法生成的布局解决方案进行对比，本节使用了系统仿真的方法。给定创伤中心的选址和直升机的布局方案，从历史数据集中依次处理每个患者的呼叫。根据图13.4所示的流程图，模拟为每个患者服务的实时流程，并将每个患者分为成功和不成功两类。成功的病人是那些在60min内被送到可用的（尚有剩余服务能力的）创伤中心的病人。处理完所有病人后，计算整个系统创伤患者成功救援的比例。

在优化模型和启发式算法中，仿真抽象出以下特征，这些特征捕获了实际中的实时决策过程。

（1）直升机作业。跟踪每架直升机在每个时间点的可用性。当一架直升机将一名患者送往创伤中心或返回其所在的直升机机场时，它暂时无法为另一名患者提供服务。如果队列中患者人数大于1，则必须等待，并按照先进先出原则获得服务。

（2）多个资源。当多种资源可用来为病人提供服务时（如多个在其能力范围内运作的创伤中心，多架直升机/救护车），总是以最快的速度将病人送到最近的且有足够服务能力的创伤中心。

3. 结果

测试方法包括：集成方法、无拥塞启发式方法和解耦启发式方法。为探索不同数量的创伤中心（k）和直升机（m）情况下的解决方案，下文将展现k=10，12，14；m=5，10，15，20，25时的测试结果。定义TkHm表示k个创伤中心和m个直升机的情况。

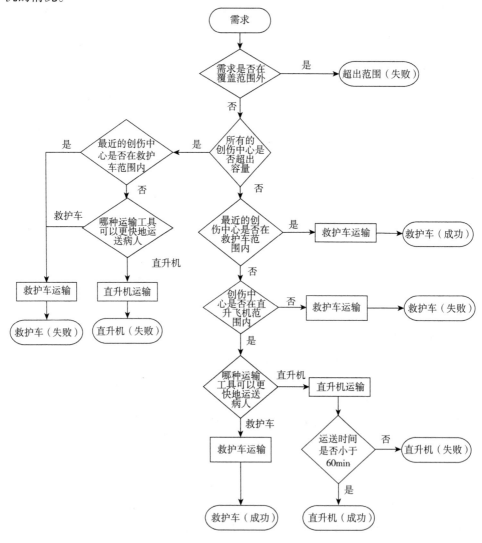

图 13.4 需求响应仿真流程

如图13.5所示，根据这三种方法确定的创伤中心和直升机的布局方案来验证成功转运病人的百分比。当直升机的数量非常少（如TkH5）时，三种方法的绩效相差不多。因为只有少量的直升机，大多数病人是由救护车运送的，这三种方法的情况大致相同。随着直升机数量的增加，集成方法的绩效显著优于两种启发式方法。此外，由于有更多的直升机可用，集成方法布局方案成功运送病人的百分比得以增加，而在某些情况下，两种启发式方法得到的方案百分比则有所减少（这是反直观的）。

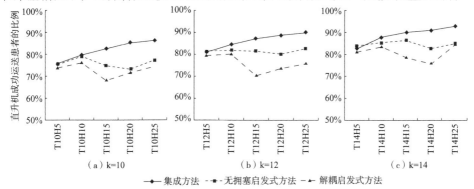

图 13.5　直升机数量不同时，直升机成功运送患者的比例

为了解释这些直观和反直观的结果，需要剖析直升机运输的作用，以及繁忙率如何影响创伤救援系统的绩效。图13.6显示了不同直升机数量时，直升机运送的患者总数。当有足够的直升机时（如m=10、15、20或25），两种启发式方法分配给直升机的患者数量显著高于集成方法，而在启发式解决方案下，有更多的患者未能在60min内到达创伤中心。启发式方法失败次数较多主要是由直升机繁忙引起的延迟造成的。从图13.7中可以明显看出，在启发式方案下，直升机运输的患者运送延误的比例高于在集成方案下的比例。此外，在集成方法下，由于有更多的直升机可用，病人的延误也会减少，而在启发式方法的方案下，使用更多的直升机并不总能使延误的情况减少。

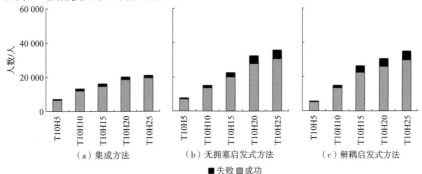

图 13.6　直升机数量不同时，直升机运输成功和失败的患者的数量

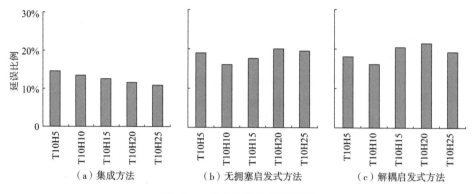

图 13.7　直升机运输延误比例

仿真结果表明了集成方法的优越性。首先，通过同时布局创伤中心和直升机，集成方法明显优于解耦启发式方法，后者按顺序布局创伤中心和直升机。其次，考虑直升机繁忙率，集成方法明显优于无拥塞启发式方法。

13.3　本章小结

首先，本章对救护车与急救摩托车联合调度的网络布局问题进行了优化。为了充分利用急救摩托车对患者的快速反应，解决急救摩托车无法将患者送往医院的问题，本书设计了一种具体的调度规则。在调度规则中，根据患者的症状将需求分为危重需求和一般需求。危重需求应在标准时间内由救护车提供服务，或先由急救摩托车提供服务，急救摩托车可载着医护人员或急救人员进行急救，然后再由救护车运送。一般需求只由救护车提供服务，因为它并不紧急或只需要被送往医院。基于调度规则，模型旨在找到合适的救护车和急救摩托车位置，确保需求区域能够在 r 时间内被EMS车辆响应。该模型的目标是尽量减少预期的社会总成本，其中包括运营成本和延迟损失成本。此外，模型考虑了EMS车辆的随机性、不可用性及全天速度和需求的变化。该模型的应用为救护车与急救摩托车联合调度的应急服务管理提供了重要的思路。将模型应用于上海市松江区，该区全年突发事件25 414起。结果表明，联合调度总成本为35 888 915元/年，其中运营成本为9 283 333元/年，延迟损失成本为26 605 582元/年。与仅使用救护车的情况相比，EMS中增加急救摩托车的使用，预期覆盖率提高5.15个百分点，总成本降低24.49%，说明联合调度具有成本效益。根据不同时期的情况，当救护车与急救摩托车速度相差较大时，救护车与摩托车联合调度效果较好，说明联合调度适用于交通繁忙、交通拥堵地区。

其次，介绍了一个集成优化方法，用来解决救护车与直升机联合调度的网络布局问题的优化。这一方法将优化问题中的繁忙率作为内生变量进行计算，并开发了一个移动二次包络算法，该算法的性能优于Benders分解方法。本章对一整年的患者数据进行了跟踪模拟，进行了几个测试案例的验证，案例表明，模型生成的解决方案显著有效。

参 考 文 献

Branas C C，ReVelle C S. 2001. An iterative switching heuristic to locate hospitals and helicopters. Socio-Economic Planning Sciences，35（1）：11-30.

Cho S-H，Jang H，Lee T，et al. 2014. Simultaneous location of trauma centers and helicopters for emergency medical service planning. Operations Research，62（4）：751-771.

Church R，ReVelle C. 1974. The maximal covering location problem. Papers of the Regional Science. 32（1）：101-118.

Daskin M S. 1983. A maximum expected covering location model：formulation，properties and heuristic solution. Transportation Science，17（1）：48-70.

Degel D，Wiesche L，Rachuba S，et al. 2015. Time-dependent ambulance allocation considering data-driven empirically required coverage. Health Care Management Science，18（4）：444-458.

Liu M，Lee C Y，Zhang Z Z，et al. 2016. Bi-objective optimization for the container terminal integrated planning. Transportation Research Part B：Methodological，93：720-749.

Owen S H，Daskin M S. 1998. Strategic facility location：a review. European Journal of Operational Research，111（3）：423-447.

ReVelle C，Hogan K. 1989. The maximum availability location problem. Transportation Science，23（3）：192-200.

Sorensen P，Church R. 2010. Integrating expected coverage and local reliability for emergency medical services location problems. Socio-Economic Planning Sciences，44（1）：8-18.

Su Q，Luo Q Y，Huang S H. 2015. Cost-effective analyses for emergency medical services deployment：a case study in Shanghai. International Journal of Production Economics，163：112-123.

Van der Pols H，Mencl F，de Vos R. 2011. The impact of an emergency motorcycle response vehicle on prehospital care in an urban area. European Journal of Emergency Medicine Official，18（6）：328-333.